MÉMOIRES

SUR

LA NATURE ET LE TRAITEMENT

DE PLUSIEURS MALADIES.

MÉMOIRES

SUR

LA NATURE ET LE TRAITEMENT

DE PLUSIEURS MALADIES;

PAR ANTOINE PORTAL,

PREMIER MÉDECIN DU ROI,

Professeur de Médecine au Collége royal de France, d'Anatomie au Jardin du Roi, Chevalier de l'Ordre de Saint-Michel et de la Légion-d'Honneur, Membre de l'Académie royale des Sciences de l'Institut de France et de Bologne, des Académies de Turin, de Copenhague, de Pétersbourg, de Wilna, de Berlin, de Venise, d'Edimbourg, de Harlem, d'Anvers, de Bruxelles, de Montpellier, etc., Président d'honneur et perpétuel du Cercle médical, Membre du Conseil général des Hospices civils de Paris.

TOME QUATRIÈME,

Contenant des Observations et des Remarques sur plusieurs Maladies du cœur, sur les Inflammations des membranes, le Vomissement, les Antidotes ou Contre-poisons, et sur quelques autres points d'anatomie médicale.

A PARIS,

CHEZ ARTHUS BERTRAND, LIBRAIRE,

RUE HAUTEFEUILLE, N° 13.

1819.

AVIS DE L'ÉDITEUR.

Les trois premiers volumes de cet ouvrage contiennent plusieurs Mémoires académiques du docteur *Portal*, ainsi que plusieurs extraits de ses leçons au collége royal de France sur des matières relatives à l'anatomie médicale, aux progrès et à la propagation de laquelle notre auteur a été toujours très-attaché. Il en a commencé l'enseignement dans un temps où cette étude était entièrement méconnue dans les écoles, non-seulement de Paris, mais dans celles de toute l'Europe, quoique l'on eût déjà de grands ouvrages sur cette importante partie de l'art de guérir. C'est au collége royal de France, en 1768, où M. *Portal* a commencé d'en faire l'objet de ses leçons, deux cents ans après que le célèbre *Riolan* y avait essayé ce genre d'enseignement, qu'il considérait, avec juste raison, comme la base de la médecine, mais dont il ne publia qu'un petit extrait (1).

(1) *Encheiridion anatomicum*, in-8°, 1648, *Paris*, et en français : *Manuel anatomique*, 1653. *Harvée* avait déjà commencé un grand travail sur l'anatomie médicale, lorsque la mort l'enleva, pour le malheur de la médecine. *Quàm utinam*, disait *Morgagni* (Epist. dedic. ad Bromfeild, lib. II, De sed. et caus. morb.), *anatomiam medicam, sicut habebat in animo, edidisset; certè ipso dignam.*

M. *Portal* a, depuis cette époque, non-seulement continué d'enseigner cette utile partie de la médecine dans ses cours, non interrompus, malgré les obstacles causés par les événements qui ont si cruellement agité notre malheureuse patrie et l'Europe entière, mais, de plus, il a publié plusieurs écrits (1) sur divers points de cette science, qui ont été accueillis en France et dans les pays étrangers. Enfin il a publié son grand et important ouvrage sur l'Anatomie médicale (2), qui contient les résultats de ses nombreuses démonstrations anatomiques des parties de l'homme, considérées dans l'état naturel, et de ses remarques physiologiques et pathologiques sur chacune d'elles ; ouvrage devenu aujourd'hui classique dans la plupart des facultés de l'Europe ; ce qui prouvera toujours que c'est au docteur *Portal* que l'on doit cet utile enseignement, ainsi que plusieurs belles observations publiées dans ces derniers temps par des médecins, la plupart ses disciples, dont quelques-uns ont voulu changer en quelque manière la doctrine qui leur avait été enseignée : mais leur zèle pour les pro-

(1) On en trouvera les titres dans le Catalogue des ouvrages de l'auteur, qu'on a joint à ce volume.

(2) Cinq volumes in-4° et in-8°, 1804.

grès de l'anatomie médicale, ne les a-t-il pas plusieurs fois entraînés au delà du but qu'ils devaient se proposer ? Leur exemple n'a pu séduire les bons esprits. Les praticiens français ni ceux des pays étrangers n'ont pas changé de doctrine, qui est celle des *Valsalva*, *Morgagni*, *Senac*, *Lieutaud*, etc., que M. *Portal* a adoptée et répandue dans ses ouvrages et ses leçons, d'après les résultats confirmatifs de ses nombreuses observations. Cependant, l'auteur, toujours pénétré du désir d'embrasser les opinions bien confirmées par l'anatomie et conformes à la bonne pratique, nonobstant les nombreux témoignages bien connus de plusieurs grands praticiens sur la validité de sa doctrine (1), a cru devoir la soumettre encore à un ultérieur examen ; ses nouvelles recherches ont donné lieu à plusieurs Mémoires que nous avons cru devoir réunir pour en former ce quatrième volume.

(1) On peut voir les écrits des savants médecins. M. *Federigo*, célèbre médecin de Venise, et de M. *Muhry*, savant professeur de médecine, et médecin du roi d'Angleterre à Hanovre, ainsi que ceux de plusieurs autres médecins qui sont très-estimés par leurs travaux et par leur bonne clinique.

TABLE.

FIN DE LA TABLE.

MÉMOIRES

SUR

LA NATURE ET LE TRAITEMENT

DE PLUSIEURS MALADIES.

~~~~~~

QUELQUES REMARQUES

Sur l'Inflammation du Péricarde, Pleuritis Pericardii *de Sauvages* (1), ou *la Péricardite de quelques auteurs modernes* (2).

LES plus grands médecins anatomistes , parmi lesquels on peut comprendre *Valsalva*, *Morgagni*, *Senac*, *Haller*, *Lieutaud*, etc. ; ont reconnu que la phrénésie et la paraphrénésie , dont quelques anciens avaient fixé le siége dans les membranes du cerveau , n'y résidaient pas, mais qu'elles existaient dans le cerveau même, particulièrement dans la substance médullaire la plus sensible ; que la pleurésie, qu'on croyait généralement résider dans

(1) Nosol. Méthod. , tom. I , class. III. Cet auteur comprend sous le nom de *carditis* l'inflammation du péricarde et du cœur, sans distinction.

(2) PINEL, Nosogr. philosoph. , tom. II , p. 331 , 4ᵉ édit.
~~~~~~

la plèvre, ne survenait réellement, avec tous les symptômes qu'on lui attribue, que lorsqu'il y avait une inflammation des poumons, et que cette maladie était ainsi une espèce de pneumonie et non une maladie distincte.

J'ai donné à ce sujet, pour le prouver, en 1789, un mémoire à l'académie royale des sciences ; et sans doute que j'avais assez bien traité cet objet, puisque, depuis cette époque, plusieurs médecins ont adopté la même doctrine, et que *Tissot* a fait imprimer dans une lettre sur ce mémoire, qu'il ne doutait pas que dans peu cette doctrine ne fût celle de tous les médecins ; ce qui n'a cependant pas eu lieu généralement.

J'ai lu, il y a peu de temps (octobre 1817), un mémoire à l'académie des sciences, dans lequel j'ai établi et prouvé, à ce que je crois, par des faits nombreux bien constatés que j'ai recueillis dans ma clinique, ou que l'ouverture des corps m'a fait connaître, et même encore par ceux que des auteurs recommandables m'ont fournis, que l'inflammation du péritoine ou la maladie qu'on a nommée *peritonitis*, *avec les symptômes qu'on lui a nouvellement attribués*, ne résidait pas particulièrement et exclusivement dans le péritoine, mais conjointement dans plusieurs autres viscères abdominaux, soit membraneux, tels que l'estomac, les intestins, le mésentère, la vessie ; soit parenchymateux, comme le foie, la rate, les reins, etc., etc. ; distinction adoptée par *Sauvages* et par d'autres pathologistes, quoiqu'elle ne soit pas exempte d'erreur relativement à l'anatomie et relativement à la pathologie.

Si, lorsque les symptômes de la péritonite qu'on a admis ont existé, le péritoine est trouvé enflammé, c'est toujours en même temps que l'inflammation a son siége dans quelques autres organes abdominaux; jamais alors le péritoine n'a été reconnu enflammé seul ; c'est ce qui est prouvé par les résultats de la meilleure clinique et par ceux des ouvertures des corps les plus exactes.

Pour finir ce genre d'examen, mon intention est de démontrer dans ce petit mémoire, 1° que l'inflammation du péricarde ou la *péricardite*, avec l'appareil des symptômes d'après lesquels on croit la reconnaître, ne peut jamais être ainsi différenciée de celle du cœur ou de la *cardite*, ces symptômes n'ayant lieu que lorsque le cœur est lui-même atteint d'inflammation ;

2° Que l'inflammation du péricarde est encore souvent réunie à celle des poumons moyennant le médiastin et les plèvres, dont les vaisseaux et les nerfs ont de fréquentes communications avec ceux des poumons ;

3° Que la péricardite enfin ne peut pas être mieux différenciée de la cardite que la pleurésie ne peut l'être de la pneumonie.

Nous allons, pour le prouver, soumettre à quelques considérations les symptômes d'après lesquels on a cru reconnaître la péricardite. Ils consistent,

a-t-on dit, « en une véritable fièvre, une soif brû-
» lante, dureté du pouls, difficulté de respirer ,
» douleur vers le sternum , toux sèche , oppression,
» défaillance. » Dans ces circonstances , a-t-on dit
encore , « la violence des mouvements du cœur se
» fait ressentir dans toute la région précordiale ; il
» y a même des battements à l'épigastre. »

C'est par ces symptômes qu'on a cru reconnaître
l'inflammation du péricarde ; mais y est-on parvenu ? On ne peut le croire quand on rapproche et
que l'on compare ces symptômes avec ceux qui
sont réellement caractéristiques de l'inflammation
du cœur ou de la *cardite* reconnus par *Senac* et
Morgagni particulièrement.

Ces auteurs avouent , avec leur véracité ordinaire , que ces symptômes sont tellement semblables, qu'on ne peut trouver en eux des signes
d'après lesquels on puisse différencier ces deux maladies.

On a dit , depuis ces grands médecins , pour y
trouver quelque différence, que les symptômes de
l'inflammation du cœur étaient plus intenses que
ceux de l'inflammation du péricarde ; et c'est par
cette seule distinction que quelques - uns croient
encore aujourd'hui connaître l'une et l'autre inflammation , et les différencier assez bien pour ne
pas les confondre.

Mais comme le plus ou le moins d'intensité dans
les symptômes d'une maladie ne changent pas leur
nature et n'indiquent pas non plus la différence

de leur siége , sur-tout les douleurs qui peuvent être
très-vives, sans qu'il y ait inflammation , ou être peu
intenses , même nulles, quoique l'inflammation soit
très-considérable , j'ai voulu , par diverses ouvertures des corps , quelquefois de ceux auxquels j'avais
donné des soins inutiles pour les soustraire à la mort,
acquérir des lumières plus positives sur cette question , et je me suis en effet pleinement convaincu
que lorsque les symptômes auxquels on avait cru
reconnaître la péricardite avaient réellement existé,
les palpitations du cœur et les syncopes sur-tout ,
c'était le cœur qu'on trouvait malade souvent avec
altération dans sa substance , quelquefois sans aucune altération remarquable dans le péricarde; ce
qui m'a convaincu que cette symptomatologie n'é-
tait pas exacte; d'où il est résulté , comme je l'ai
vu dans la clinique , qu'on avait attribué au péricarde des lésions qui n'existaient que dans le
cœur.

Qu'on ouvre les grands répertoires des Observations anatomico-médicales de *Manget* , de *Bonnet* , de *Morgagni*, de *Lieutaud* , et d'autres auteurs très-estimés qui ont écrit sur les maladies du
cœur , *Senac* particulièrement , et l'on se convaincra que les résultats de leurs observations confirment pleinement ceux que les nôtres nous ont
fournis.

Aucun fait , je le répète , ne prouve que la mort
ait été produite par l'inflammation seule du péricarde ; celle du cœur y est toujours plus ou moins

réunie, et quelquefois encore celle des poumons, du médiastin et des plèvres, comme cela a lieu fréquemment dans les pneumonies qu'on a quelquefois, sans raison, considérées comme des pleurésies ou comme des péricardites; c'est sans doute ce qui a déterminé *Sauvages*, d'après l'examen seul des symptômes et sans s'appuyer sur les résultats de l'ouverture des corps, à prononcer que la *péricardite* était une espèce de pleurésie, qu'il a nommée *pleuritis pericardis;* car il n'a pas osé en faire une maladie particulière ou propre au péricarde, ce qui est bien remarquable dans un médecin auquel on a reproché, et non toujours sans raison, d'avoir admis inutilement plusieurs espèces de maladies qui ne devaient pas être différenciées des autres; mais comme cette espèce de *pleurésie péricardiaque* est toujours caractérisée par les symptômes de l'inflammation des poumons et par ceux de l'inflammation du cœur, il en résulte que cette dénomination n'est pas exacte, non-seulement parce qu'elle n'indique pas les vrais signes de la maladie, mais encore parce qu'elle ne donne pas une idée précise de son vrai siége.

Ce n'est qu'au prélude de la maladie, lorsqu'il n'y a qu'une légère irritation ou chaleur dans la région du sternum, une petite toux et une très-légère difficulté de respirer, et sans fièvre aiguë, qu'on peut croire que le péricarde commence d'être affecté, et qu'il l'est peut-être alors uniquement; mais on doit être certain, si les palpitations surviennent avec fièvre aiguë , et s'il y a encore des syncopes , que la maladie a son siége principal dans le cœur ; et que si la respiration est laborieuse et aussi avec fièvre plus ou moins aiguë, que l'inflammation des poumons existe. C'est ce qu'ont bien prouvé les observations anatomico-médicales des savants médecins *de Haën*, *Hazenorhl*, et celles d'autres auteurs , parmi lesquels nous pourrions comprendre quelques faits que nous avons vus ; d'où nous croyons pouvoir conclure qu'ils infirment tout ce qui a été dit dans ces derniers temps à l'égard de l'isolement de la péricardite , de l'inflammation du cœur et des poumons.

Nous dirons plus , nous ne croyons pas qu'on puisse mieux différencier les inflammations des autres viscères membraneux de celles des viscères parenchymateux. Ces inflammations étant toujours réunies , sinon à leur origine , du moins quand leurs symptômes sont bien prononcés et jusqu'à leur fâcheuse terminaison.

Tout ce qu'on a dit sur l'existence des douleurs aiguës, du pouls serré et fréquent, lorsque les membranes sont enflammées , ainsi que ce qui a été dit sur la douleur obtuse et le pouls gros , développé, lorsque l'inflammation réside dans un viscère parenchymateux, est très-souvent infirmé par l'inspection du vrai siége de la maladie , qu'on trouve alors dans les viscères appelés parenchymateux , quelquefois conjointement à la portion des membranes qui les revêtent ; mais jamais l'in-

flammation n'a alors un siége borné dans ces membranes.

On conçoit, quand on réfléchit à la nature des
symptômes qu'on a cru caractéristiques de l'inflammation du péricarde, que les palpitations du
cœur et les syncopes ne proviennent que parce que
le cœur est affecté ; et comment cela pourrait-il
être autrement, le cœur recevant son enveloppe
externe du péricarde, et ayant des nerfs qui y parviennent moyennant cet intermède; nerfs qui proviennent des mêmes plexus, les pulmonaires et les
cardiaques, lesquels communiquent encore entre
eux par divers rameaux.

On conçoit que la difficulté extrême de la respiration ne provient que parce que les poumons sont
dans un état d'altération plus ou moins inflammatoire, le péricarde ayant avec eux les plus intimes
correspondances par les nerfs et les vaisseaux.

On conçoit aussi que la soif, regardée par *Salius-
Diversus* comme un signe pathognomonique de
l'inflammation du péricarde, doit être moins rapportée à cet organe et au médiastin encore qui
la revêt et qui est contigu à l'œsophage par un tissu
cellulaire commun, qu'aux vaisseaux et nerfs qui
sont les mêmes dans toutes ces parties, ou qui ont
entre eux des communications très-multipliées ; et
qu'il faut enfin rapporter à la même cause la chaleur que les malades ressentent à la partie antérieure
et postérieure de la poitrine, ainsi que les douleurs de
la région épigastrique, des hypochondres, et d'au-

tres parties du bas-ventre, que les malades éprouvent quelquefois.

Mais ce qu'il y a de bien remarquable c'est que
l'inflammation du péricarde et du cœur peut aussi
se faire ressentir dans les organes de la voix et de
la déglutition, en même temps qu'elle est elle-même
si peu prononcée ou si cachée, *latente*, comme on
le dit, par ses symptômes, qu'on peut facilement la
méconnaître. En voici deux exemples qui me paraissent dignes d'être rapportés.

Madame Saillant, femme d'un ancien libraire
de Paris, demeurant rue Saint-Jean-de-Beauvais,
mère d'un de mes disciples, M. Saillant, devenu
ensuite docteur régent de l'ancienne Faculté de
médecine de Paris, fut atteinte d'une vive douleur
dans la région du pharynx et du larynx, avec
difficulté de parler, d'avaler et de respirer ; sa
voix était quelquefois très-rauque, et d'autrefois
si aiguë qu'elle ressemblait au son d'un sifflet ; la
déglutition était aussi très-difficile, sur-tout celle
des liquides, qui refluaient souvent dans les fosses
nasales : la malade éprouvait une grande soif, la
fièvre était vive, le pouls étant serré et fréquent,
cependant quelquefois avec relâche, et le pouls
étant alors plus développé, plus lent, un peu intermittent, avec des faiblesses fréquentes qui deve-
naient intenses de plus-en plus, sans aucune sensation douloureuse dans la région du cœur. M. *Cochu*, praticien de Paris très-connu, ainsi que moi

qui voyions la malade, crûmes qu'elle était atteinte d'une forte esquinancie. Trois saignées du bras qui furent faites donnèrent un sang très-couenneux, mais ne diminuèrent pas les accidens. Des rafraîchissants et relâchants furent prescrits, autant que la malade pouvait les avaler; des bains de pieds légèrement sinapisés, des lavements émollients nombreux; des vésicatoires aux jambes et un autre à la région de la nuque furent apposés. Vains secours; le pouls s'affaiblit, et fut non-seulement moins fréquent, mais même se ralentit considérablement; la difficulté de respirer augmenta; les urines étaient toujours très-rouges et foncées, les selles supprimées, les syncopes plus graves, et madame *Saillant* mourut le septième jour de la maladie.

Je témoignai à son fils, qui cultivait avec zèle l'anatomie médicale, que je commençais d'enseigner, le désir que j'avais de faire l'ouverture de ce corps. Il consulta la famille et il l'obtint, mais non sans peine, car alors on ne faisait pas facilement à Paris cette sorte de recherches anatomiques. M. *Cochu* fut appelé à cette ouverture. Il croyait, ainsi que moi, que nous allions trouver le siége de la maladie dans le larynx et dans la trachée-artère, ainsi que quelque phlogose dans le pharynx et l'œsophage; mais point du tout, ces parties nous parurent dans l'état naturel. C'était dans le péricarde et le cœur qu'était le siége de la maladie. Le péricarde était très-enflammé, d'un rouge violet; ses

parois étaient épaisses et ramollies , ayant contracté des adhérences avec le cœur par des concrétions albumineuses très-dures.

La surface extérieure du cœur était couverte
d'une pareille humeur albumineuse concrétée ; les
cavités de cet organe étaient plus amples que dans
l'état naturel, et contenaient beaucoup de sang noir
ainsi que des concrétions albumineuses ; son tissu
était d'un rouge très-foncé , et si relâché qu'on le
déchirait sans peine ; les viscères du bas-ventre nous
parurent dans l'état naturel.

On pense bien que le résultat de cette autopsie
nous étonna. Nous vîmes clairement que nous nous
étions mépris sur le siége de la maladie , mais non
sur sa nature , l'ayant considérée comme véritablement inflammatoire, et l'ayant traitée en conséquence , et malheureusement sans succès.

J'attribuai la vive douleur que la malade avait
ressentie dans la région du larynx et du pharynx ,
ainsi que la difficulté de parler et d'avaler qu'elle
avait éprouvée, à l'extrême irritation de ces parties,
qui lui avait été transmise par les nerfs récur-
rents , lesquels s'y distribuent d'une part , tandis
que de l'autre part ils répandent des rameaux sur
le péricarde et dans le cœur.

Je puis joindre à cet exemple d'inflammation
du cœur et du péricarde , sans douleur notable
dans la région de ces parties, un autre fait à-peu-
près semblable observé dans une fille de sept ans ,
morte dans la rue Saint-Denis, après avoir éprouvé

les symptômes du croup les plus caractéristiques, douleur vive dans la région du larynx, quintes de toux fréquentes, voix glapissante, difficulté de respirer, saignement du nez à plusieurs récidives.

Le chirurgien *Fabas* vint me consulter pour cet enfant : je lui conseillai de faire une saignée du bras en même temps que l'enfant aurait les pieds et les jambes dans de l'eau chaude ; de lui prescrire ensuite un vomitif s'il y avait du relâche dans le pouls, sinon de réitérer la saignée, ou bien de lui apposer plusieurs sangsues autour du cou, vers la région du larynx, après quoi un vésicatoire à la nuque serait établi : mais ces remèdes furent sans succès. Le chirurgien qui les avait administrés vint le surlendemain m'annoncer que cette jeune fille était morte après avoir éprouvé *plusieurs syncopes* qui avaient été progressivement plus intenses. Je lui témoignai le désir que j'avais qu'il en fît l'ouverture : elle fut faite. Ce chirurgien ayant recherché, dans le larynx, le siége de la maladie, fut fort étonné de n'y rien trouver qui ne fût naturel, seulement un peu plus de rougeur. Il reconnut que le péricarde était d'un rouge violet, ainsi que le cœur qui était aussi très-ramolli. Le larynx et la trachée-artère ayant été détachés du corps me furent apportés, et je n'y reconnus rien qui ne fût naturel.

On ne peut trouver une explication probable de ces faits et de beaucoup d'autres à-peu-près semblables, qu'on pourrait rapporter et rapprocher de

ceux-ci, que dans la communication des vaisseaux
et des nerfs de l'organe malade, moyennant le tissu
cellulaire et les membranes, avec ceux des parties
dont les fonctions ont été troublées, de manière
à en imposer aux médecins, et à leur faire croire
que le siége principal de la maladie réside en
elles. C'est ainsi que ces correspondances ont été
expliquées par *Willis*, *Vieussens*, *Valsalva*,
Morgagni, *Senac*, *Haller*, *Meckel*, *Witt*, *Comparetti*, et par tant d'autres habiles anatomistes et
savants médecins dont il serait impossible de faire
une complète énumération.

On ne peut les expliquer, ces correspondances,
d'une manière aussi satisfaisante, par les tissus qu'on
a trop considérés, dans ces derniers temps, comme
isolés, se trouvant cependant réunis entre eux par
l'un d'eux qui leur est commun, le tissu cellulaire,
et encore par une multitude de vaisseaux et de nerfs
qui les traversent en tous sens et qui souvent finissent-en eux.

Mais les inflammations des organes membraneux
sont-elles aussi souvent isolées qu'on le dit généralement aujourd'hui, de celles des organes parenchymateux? Nous ne le croyons pas : elles sont, au
contraire, presque toujours réunies ; tellement ,
qu'il est aussi rare de trouver les membranes enflammées sans que les viscères parenchymateux correspondants ne le soient aussi, qu'il l'est, dit
Tissot, après de savants médecins d'*Edimbourg*,

de voir un phénix qui naît une fois en cinq cents ans (1).

Nous ne parlerons pas d'une manière si hyperbolique, mais nous dirons que l'on trouve très-rarement l'inflammation bornée aux seules membranes, et que lorsque cela a lieu, alors l'inflammation *n'a été nullement annoncée par les symptômes* auxquels quelques médecins modernes, d'ailleurs fort estimables par leurs lumières, assurent la reconnaître. Nous croyons, au contraire, que lorsque l'inflammation des membranes qui recouvrent immédiatement les cavités du crâne, de la poitrine et du bas-ventre sont enflammées seules, sans inflammation des viscères contenus dans ces cavités, il n'y a, relativement aux membranes du crâne, qu'une céphalalgie plus ou moins intense.

Relativement à l'inflammation de la plèvre costale, qu'il n'y a qu'une pleurodynie, et quant à l'inflammation de la portion seule du péritoine qui revêt immédiatement la cavité de l'abdomen, il n'y a qu'un lombago avec des douleurs dans les parties musculaires ou membraneuses du bas-ventre, souvent sans fièvre.

Mais quant à l'inflammation des membranes qui revêtent immédiatement les organes, ou qui même en font partie, nous sommes intimement convain-

(1) Lettre de M. *Tissot* à M. Pinel, notre très-savant confrère. Lausanne, in-8°, octobre 1789.

cus, 1° que jamais, lorsqu'il y a eu une fièvre aiguë avec délire, convulsion ou assoupissement,
douleur à la tête lancinante ou gravative, on n'a
trouvé les membranes du cerveau enflammées
seules, sans qu'il n'y eût des traces d'inflammation
dans le cerveau même plus ou moins considérables,
tandis qu'au contraire très-souvent ces symptômes
ont existé sans qu'on ait reconnu, après la mort,
la moindre inflammation dans les membranes.

2° Que jamais on n'a trouvé d'inflammation
dans la plèvre seule : lorsqu'il y a eu une fièvre aiguë, difficulté de respirer, toux, crachement de
sang, douleur à la poitrine, aiguë ou gravative,
alors il existe toujours une inflammation plus ou
moins prononcée dans les poumons ; enfin que de tels
malades sont morts de pneumonie et non de la seule
pleurésie.

3° Que jamais personne n'a péri après avoir
éprouvé les symptômes qu'on croit caractériser l'inflammation du péricarde, c'est-à-dire la douleur
très-vive de la région inférieure, antérieure et un
peu à gauche de la poitrine, une difficulté extrême
de respirer, frémissements ou palpitations du cœur,
et fièvre, sans qu'il n'y eût en même temps une inflammation bien prononcée dans cet organe, et
très-souvent encore dans le médiastin, les plèvres
et les poumons.

4° Que jamais enfin aucun malade n'est mort de la
seule inflammation du péritoine, si, avant de mourir, il avait éprouvé une fièvre aiguë, de la tension

dàns le bas-ventre, des nausées, des vomissements, des coliques violentes, des suppressions de l'urine, des selles, des règles ; symptômes d'après lesquels on caractérise la péritonite, quoiqu'ils ne puissent provenir que de l'inflammation plus ou moins intense des viscères abdominaux eux-mêmes, et toujours par leurs correspondances avec le péritoine, moyennant les vaisseaux et les nerfs nombreux qui ont encore entre eux des communications intimes et fréquentes.

Tel est le résultat de mes remarques sur la nouvelle division des inflammations : ne reconnaissant pas son exactitude, je n'en ai tenu aucun compte dans la pratique. Je n'ai agi que d'après les symptômes qui annoncent une inflammation plus ou moins forte, avec ou sans complication, et je l'ai traitée en conséquence, sans m'enquérir si elle résidait dans des organes membraneux ou dans des viscères parenchymateux, et toutefois sans négliger de prendre en considération la nature de la maladie et l'état du malade, autant que je pouvais l'apprécier relativement à son âge, son sexe et sa constitution. Les succès que j'ai obtenus de cette méthode me donnent lieu de croire que j'ai suivi la meilleure, du moins celle qui jusqu'ici a été la plus heureusement éprouvée.

MÉMOIRE

SUR LES ANÉVRISMES DU CŒUR,

Dans lesquels les parois de cet organe , au lieu d'être amincies , ont conservé leur épaisseur ordinaire , ou en ont acquis une plus grande.

(Lu à l'Institut , mois d'avril 1817.)

Rien ne paraît plus naturel que de trouver les parois des oreillettes et des ventricules du cœur amincies , lorsque ces cavités sont plus amples qu'elles ne devraient être. On n'est pas non plus surpris qu'après avoir été plus ou moins agrandies , elles se soient rompues dans les endroits où elles sont naturellement le plus minces. On observe cependant très-souvent le contraire, puisqu'on trouve quelquefois alors les parois du cœur aussi épaisses , ou même beaucoup plus qu'elles ne le sont ordinairement ; et que , presque toujours , si elles sont rompues , c'est dans les parties les plus épaisses que ces ruptures ont lieu.

Ces faits, bien constatés par les résultats de l'ouverture des corps , m'ont frappé il y a beaucoup d'années. J'en ai fait la remarque dans mon mémoire sur des morts subites occasionées par la *rupture du ventricule gauche du cœur,* imprimé dans le volume de l'académie des sciences, an-

née 1784 ; mémoire qui contient plusieurs observations de ce genre, que j'avais recueillies dans un
temps où l'on croyait généralement à Paris que
les ruptures du ventricule gauche étaient rares (1).
Je n'ai, depuis cette époque, perdu aucune occa-
sion d'examiner l'état du cœur dans toutes les circonstances où j'ai été appelé pour assister à l'ouverture des corps des personnes mortes de diverses maladies, et auxquelles j'avais donné des soins, ou
qui avaient été traitées par d'autres médecins. J'ai
encore été occupé de ces mêmes observations, soit
au Jardin des Plantes, soit au collége de France,
à l'ouverture des corps qui devaient servir à mes
démonstrations ou aux dissections pour quelques
élèves, sans rappeler ici les recherches sur des cœurs
malades, que j'ai faites dans ma première jeunesse
médicale avec mes illustres maîtres MM. *Senac* et
Lieutaud, dont je m'honore d'avoir publié les ouvrages de leur vivant. Ce que je vais dire est le
résultat de mes observations anatomiques et cliniques.

Je crois pouvoir en conclure que les parois des
cavités du cœur, quoique très-agrandies, peuvent
non-seulement conserver leur épaisseur ordinaire,
mais même en acquérir une plus grande ; et par les
causes suivantes :

(1) Morgagni (Epist. XXVII, art. 10) en avait cependant
rapporté plusieurs exemples, la plupart tirés de divers auteurs. Nous en avions observé quatre.

1° Par rapport à l'intumescence de la propre substance de ce viscère, par un vice stéatomateux;

2° Par des substances graisseuses, soit extérieures au cœur, soit dans les parois de cet organe;

3° Par de fausses membranes qui se sont formées à l'extérieur du cœur ou dans l'intérieur de ses cavités;

4° Par l'engorgement sanguin des artères et des veines coronaires;

5° Par des infiltrations séreuses, purulentes, et quelquefois par des hydatides.

Ces diverses altérations du cœur, qui n'ont pas, à beaucoup près, été reconnues, ou du moins décrites d'une manière méthodique, et d'après de bonnes observations, m'ont paru mériter une attention particulière, tant pour la physiologie que pour le traitement des maladies de cet organe. Je vais donner à l'académie un précis de mes recherches à ce sujet.

ARTICLE 1er.

Une des causes les plus remarquables qui produisent un surcroît d'épaisseur dans les parois du cœur, souvent avec augmentation de capacité des oreillettes et des ventricules, c'est la conversion du cœur en une substance *stéatomateuse*.

Combien de fois n'avons-nous pas reconnu cette espèce d'altération du cœur, sur laquelle les auteurs gardent cependant le plus grand silence! Nous l'avons comparée à celle qu'on observe quelquefois à la matrice, ainsi qu'à celle qu'on a vue dans les parois plus ou moins dilatées du péricarde, des plèvres, de l'estomac ; des épiploons, du mésentère et de la vessie. Et dans quelles parties ne l'a-t-on pas observée ? J'ai pu fixer l'attention des anatomistes à cet égard, dans mon mémoire sur les maladies de l'épiploon, imprimé dans le volume de l'académie des sciences, année 1771.

En examinant les parois du cœur ainsi épaissies, j'ai plusieurs fois reconnu que leurs trousseaux musculeux étaient beaucoup plus gros, ainsi que les fibres dont ils sont composés, que dans l'état naturel. J'ai pu quelquefois en détacher une matière plus ou moins glutineuse qui les enduisait ou qui en remplissait les intervalles, sur-tout à sa base et dans le reste des parois du cœur ; bien plus, dans quelques cadavres, j'ai reconnu que des ruptures du cœur s'étaient faites en ces parties mêmes, et qu'elles n'avaient pas eu lieu dans celles qui étaient naturellement les plus amincies.

Cet excès d'épaisseur dans les parois du cœur, nous a paru provenir d'un engorgement pareil à celui qui se fait souvent dans diverses parties du corps, par des matières ressemblant à de la bouillie, à du suif ou à du miel, que les médecins ont appelées *athérômes*, *stéatômes*, *meliceris* ; et comme alors très-souvent dans ces mêmes sujets on trouve les glandes du mésentère ou autres glandes et vaisseaux lymphatiques, atteints de pareilles congestions, j'ai cru pouvoir considérer cette altération du cœur comme véritablement stéatomateuse ou scrophuleuse.

Telles étaient les substances qu'on a reconnues dans les parois épaisses du cœur de plusieurs personnes mortes de palpitations de cet organe, et dont quelques-unes même avaient péri par sa rupture, après des maladies scrophuleuses dont plusieurs étaient survenues après des gales, des dartres, des rougeoles, des petites-véroles ; après des maladies vénériennes, scorbutiques souvent mal traitées. Je l'ai encore reconnue, cette altération stéatomateuse, dans plusieurs personnes qui avaient long-temps éprouvé de violentes palpitations du cœur, et par des causes souvent inconnues ou bien extraordinaires. En voici un exemple remarquable.

M. et madame *Villement*, marchands parfumeurs, marché Saint - Martin, en commençant ce commerce, jouissaient tous deux d'une très-bonne santé ; ils étaient plutôt fluets et maigres que trop gras. Peu-à-peu ils acquirent de l'embonpoint ; ils se félicitaient de leur belle santé : cependant madame *Villement*, parvenue à son âge critique, ressentit quelques palpitations du cœur qui finirent par être très-violentes. Il survint de l'enflure aux extrémités inférieures, avec difficulté de respirer : les palpitations redoublèrent ; la malade éprouva diverses hémoptysies ; l'hydropisie devint générale avec une violente orthopnée, et cette dame périt. J'en fis faire l'ouverture sous mes yeux, et je

reconnus que les cavités du cœur étaient très-agrandies, quoique leurs parois fussent très-épaisses,
mais ramollies en divers endroits. -

Le mari, M. *Villement*, a eu le même sort; des
palpitations du cœur affreuses, une difficulté extrême
de respirer, une leucophlegmatie, et enfin il a péri
suffoqué. Son corps ayant été ouvert en ma présence
par MM. *Cornac* et Pierre *Boyer*, nous reconnûmes également que le cœur était très-gras, ses
cavités étant agrandies, quoique leurs parois fussent considérablement épaissies; leur substance était
molle, les trousseaux musculeux, ligamenteux et
membraneux formant les colonnes du cœur étaient
très-gonflés et ramollis; le foie était d'un énorme
volume et d'une texture molle; le mésentère contenait beaucoup de graisse, et, en général, les
glandes lymphatiques étaient tuméfiées.

Une sœur de madame *Villement* est morte de la
même manière. J'ai attribué ces trois morts à l'at-
mosphère pulvérulente des substances amilacées et
nutritives des corps plus ou moins odorants, dans
laquelle ces personnes étaient continuellement déte-
nues; ce qui m'a paru d'autant plus vraisemblable
que, généralement, tous les ouvriers et ouvrières
qui étaient dans ces ateliers paraissaient plus gras,
mais pâles et comme bouffis, et qu'il était probable que s'ils n'en avaient pas été aussi malheureusement affectés que les maîtres des laboratoires,
c'est qu'ils n'habitaient pas la même maison, et
qu'ils respiraient souvent un air plus pur.

Plusieurs observations prouvent que les poussières très-ténues peuvent être absorbées par les vaisseaux lymphatiques de la peau et des voies aériennes. M. *Desgenettes* en a donné la démonstration dans un petit ouvrage qu'il a publié à ce sujet. J'ai aussi, en parlant de la phthisie pulmonaire des perruquiers, des meuniers, des vanneurs, des cribleurs de blé, etc., rapporté plusieurs faits qui prouvent évidemment que cette absorption des corps pulvérulents par les vaisseaux lymphatiques a lieu, et qu'elle est funeste à la plupart de ces ouvriers (1). Celle qui a fait périr la famille *Villement* n'étant pas aussi malfaisante, mais nutritive, a pu, après avoir donné au corps un énorme accroissement, sur-tout à la partie graisseuse, occasioner un épaississement des parois du cœur avec ramollissement qui aura facilité l'agrandissement de ses cavités, et enfin aura produit la désorganisation que nous y avons observée.

Autre exemple d'ampliation des ventricules et des oreillettes du cœur avec épaississement de ses parois. M. le comte *de Lal...*, âgé d'environ cinquante ans, d'une forte constitution, très-gras et sur-tout avec un ventre très-proéminent, ou qui était atteint de *physconie*, avait depuis long-temps divers engorgements extérieurs qui paraissaient stéatomateux; plusieurs étant en forme de loupes au cou, aux aisselles, aux aines; et encore à d'au-

(1) Observations sur la nature et le traitement de la phthisie pulmonaire, 2ᵉ édit., tom. II, p. 49.

tres endroits du corps. Ces tumeurs, plus ou moins considérables, disparurent après des traitements divers; mais sa santé ne se maintint pas long-temps. M. le comte *de Lal...* maigrit et eut une légère toux, de la gêne dans la respiration, et des palpitations du cœur qui devinrent en peu de temps très-violentes, et qui augmentèrent de plus en plus, nonobstant divers remèdes que je lui prescrivis avec M. *Maloët*. Les jambes s'enflèrent, une leucophlegmatie générale survint, les palpitations du cœur et l'oppression de la poitrine étant extrêmes, on ne pouvait les diminuer que par les saignées; enfin le malade périt avec tous les signes d'une hydropisie de poitrine, les palpitations du cœur ayant considérablement diminué, comme cela arrive souvent quand la maladie est avancée, ou que le cœur est dilaté outre mesure.

Le corps de ce malade fut ouvert par M. *Cagnard*, son chirurgien. Il reconnut, ainsi que M. *Maloët* et moi qui étions présents à cette ouverture, qu'il y avait beaucoup d'eau épanchée dans la cavité de la poitrine; que le cœur était d'un énorme volume et avait perdu sa forme naturelle; ses quatre cavités étant très-amples et ses parois cependant considérablement épaissies; car celles des ventricules avaient en quelques endroits près d'un pouce d'épaisseur, et celles des oreillettes, qui étaient très-amples, avaient aussi pris un accroissement extrême; les trousseaux charnus des cavités du cœur étaient généralement très-gros; les colonnes

des ventricules paraissaient gonflées et ramollies.
Il nous a paru que quelques-unes avaient éprouvé
une solution de continuité.

On voyait dans les parois, après les avoir inci-
sées en divers sens, des interstices entre les trousseaux musculeux qui étaient remplis de substances
diverses en couleur et en consistance, comme elles
sont dans les stéatômes. Ce cœur, après l'avoir vidé
du sang qu'il contenait dans ses cavités, nous parut
peser huit à neuf livres. Le mésentère était, dans sa
totalité, très-épaissi et durci, et contenait de pareilles matières; mais l'épiploon était si gros qu'on
en évalua le poids de sept à huit livres. Il était plein
de substances pareilles à celles dont j'ai reconnu la
nature albumineuse, gélatineuse, muqueuse et
graisseuse dans divers sujets, comme je l'ai dit dans
mon mémoire sur les maladies de l'épiploon, imprimé dans le volume de l'académie des sciences
(1771) que j'ai déjà cité.

Je rappellerai ici la mort des deux frères *Vitel*,
demeurant dans la rue des Saints-Pères, qui m'ont
consulté à peu de distance l'un de l'autre, pour des
palpitations affreuses du cœur, dont ils sont morts
à l'âge de trente à quarante ans. M. Claude-Michel
Martin, leur chirurgien, qui en a fait l'ouverture,
a reconnu que les cavités de leur cœur étaient très-
amples et leurs parois très-épaisses, sur-tout celles
du ventricule gauche. Ces parois étaient généralement ramollies, très-inégales intérieurement, étant
en quelques endroits fort saillantes, et en d'autres

très-creusées , endroits dans lesquels les parois
étaient si minces , qu'on voyait facilement le jour
à travers; il s'écoulait de ces parois une humeur
semblable à celle de certaines loupes.

J'ai vu d'autres familles chez lesquelles les palpitations du cœur étaient comme héréditaires, et je
l'ai attribué à la même cause (1). Je l'ai combattue
par le traitement anti-scrophuleux; et j'ai eu des
succès non équivoques.

Je ne doute donc pas, d'après le résultat de ces
observations et d'autres que je pourrais rapporter ,
que ce ne soit à une espèce de vice stéatomateux
dans le cœur, qui en amplifie et désorganise les parois , qu'il faut rapporter la cause fréquente de la
dilatation de ses cavités , non-seulement sans diminution dans l'épaisseur de leurs parois, mais même
avec augmentation.

Un tel développement dans les parois du cœur
n'empêche pas quelquefois qu'elles ne soient intérieurement et extérieurement recouvertes d'excroissances fongueuses en forme de végétations (2). J'en
ai vu de bien remarquables , elles ressemblaient à

(1) J'ai dit , dans ma Dissertation sur les maladies héréditaires ; que les vices dartreux et scrophuleux étaient
ceux qui se transmettent communément des pères aux enfants , ou des nourrices à leurs nourrissons.

(2) Vesale a dit , dans son immortel ouvrage sur la structure du corps humain, avoir trouvé des excroissances
charnues (*carnosas excrescentias*) dans les ventricules
d'un homme qui s'était long-temps plaint de douleurs du

celles qu'on trouve quelquefois à la face interne de
la matrice , dans le nez , dans les voies aériennes ,
urinaires , alimentaires sur-tout. J'ai parlé de ces
fongosités dans mon mémoire sur les excroissances
fongueuses des-intestins et autres , imprimé dans le
volume de l'Institut , année 1808 ; mais je n'y ai
point parlé de celles du cœur : je me suis cependant
convaincu qu'il s'y en formait quelquefois de semblables.

J'ai prouvé par le résultat de plusieurs observations, que quelques-unes des excroissances formées
dans les voies alimentaires , aériennes et autres ,
s'étaient quelquefois détachées de la paroi à laquelle
elles adhéraient par parties plus ou moins considérables, et avaient été rejetées par l'expectoration ,
par le vomissement , ainsi que par les selles et les
voies urinaires et génitales.

Ne pourrait – on pas croire que le même effet
pourrait avoir lieu quelquefois à l'égard des fongosités survenues à la face interne des cavités du cœur,
et donner lieu aux accidents les plus graves (1) ?
Mais, pour avoir une opinion à cet égard , il faut
que de nouvelles observations nous instruisent encore. Ce qu'il y a de certain , c'est que le vice stéa-

cœur, et qui avait éprouvé des lipothymies formidables.
Ce grand anatomiste aurait-il pu confondre ces excroissances fongueuses avec de simples concrétions lymphatiques ?

(1) Riolan en était persuadé. *Voyez* Manuel anatomique, p. 354.

tomateux occasione l'intumescence des parois du
cœur d'une manière quelquefois si inégale , qu'il y
a des parties de cet organe qui sont très-épaisses ,
tandis que d'autres ne le sont pas , ou sont même
plus ou moins amincies et affaiblies dans leur texture , ce qui les dispose à l'extension et enfin à la
rupture , d'autant plus quelquefois que les substances stéatomateuses, en s'altérant , produisent
l'érosion ou l'ulcération des parois du cœur , en y
comprenant les cloisons même des oreillettes et des
ventricules, comme l'inspection de ces parties nous
l'a prouvé.

N'est-ce pas à cette cause qu'on peut rapporter
celle du trou dans le *septum* des ventricules du cœur,
que quelques anatomistes ont observé dans des
cadavres , particulièrement MM. *Caillot* , professeur d'anatomie à Strasbourg , et *Corvisart ?* J'ai
aussi reconnu deux ou trois fois dans la cloison des
ventricules du cœur , dont les cavités étaient très-
dilatées et leurs parois considérablement augmentées d'épaisseur, que la cloison avait acquis un très-
grand surcroît d'épaisseur , et qu'ainsi que le reste
des parois du cœur il y avait en elle des élévations et
des excavations contre nature , et que , parmi celles-
ci , il y en avait de si profondes , que la cloison
paraissait en être presque ouverte; à peine restait-
il quelque lamelle de sa substance. Dans un de ces
cœurs que j'ai bien examiné , il y avait au milieu de la cloison une perforation complète dans
laquelle on aurait pu introduire le petit doigt ; ainsi

les deux ventricules communiquaient librement
ensemble. Je crois que cette ouverture était un effet de la désorganisation morbide du cœur, d'autant plus que cette cloison et le reste des parois du
cœur étaient considérablement épaissies et ramollies, et avec de grandes inégalités en élévation ou
en excavation : mais alors le sang rouge du ventricule gauche et le sang noir du ventricule droit ne
se mêlaient-ils pas ensemble ? Cela n'est pas bien
prouvé, ou du moins ce mélange paraît devoir être
bien peu considérable, quand on sait que les deux
colonnes de ce liquide parvenues en même temps
dans le ventricule, en sont expulsées à-la-fois par la
contraction de leurs parois et par celle de la cloison
du cœur elle-même, qui se resserre alors dans tous
les sens. Je ne suis pas convaincu, comme l'ont été
quelques médecins, que ce mélange du sang puisse
être assez considérable pour donner à sa masse une
couleur bleuâtre, et je doute beaucoup que ce fût
par pareille cause que fut produite la couleur bleue
qu'on a reconnue au menton d'un individu dont on
a tant parlé. Ne provenait-elle pas plutôt de quelque
altération de la bile ? Ce qu'il y a de certain, c'est
que beaucoup de personnes chez lesquelles on a
trouvé le trou ovale bien ouvert, n'avaient pas eu
la barbe *bleue*. Je reviens à l'objet principal de ce
mémoire, et je dis que l'altération stéatomateuse
du cœur n'a rien de plus particulier que celle qu'on
a observé dans tant d'autres parties qui contiennent, comme cet organe, beaucoup de glandes et

de vaisseaux lymphatiques ; elle peut être produite par les mêmes causes : peut-être cependant qu'une dilatation forcée des parois du cœur par la violence de la circulation peut la disposer, en occasionant la stagnation et l'altération du sang contre les parois dilatées; ce qu'il y a cependant de certain, c'est que quelquefois l'affection stéatomateuse du cœur n'est nullement secondaire à cette cause, mais primitive, puisqu'on a trouvé les parois du cœur malades désorganisées par le vice stéatomateux sans aucune ampliation de ses cavités.

C'est par cette altération avec intumescence de ses parois, que le cœur prend quelquefois une forme très-bizarre, qu'il acquiert un grand poids et un volume énorme. On a vu des cœurs dont la pointe était presque aussi large que la base, et même plus large (*Mucrone quàm basi latiùs*, disait *de Haën*, *Ratio medendi*, *pars* IV), dont l'un ou l'autre ventricule était extérieurement très-tuméfié ; quoique sa cavité ne fût pas plus grande. Des cœurs ont pesé, au rapport de *Senac*, plus de quinze livres, quoiqu'ils fussent bien vides de sang. On en a vu qui avaient un volume si monstrueux, qu'ils soulevaient considérablement le sternum, les fausses côtes gauches, qui les avaient même détachées de leurs cartilages, s'ils ne les avaient fracturées après y avoir produit des caries, non-seulement de ces mêmes côtes, mais même du sternum, des dernières vertèbres dorsales et des premières lombaires ; ainsi qu'on l'a reconnu dans des sujets dont le cœur ou ses gros vaisseaux étaient énormément amplifiés.

Des anatomistes, pour donner une idée du volume de ce viscère, l'ont appelé *cor bubulum*, ou de bœuf (1). *Senac* dit qu'un cœur était si volumineux, qu'il avait enfoncé le diaphragme et s'en était fait une espèce de *capuchon*, pour me servir de sa propre expression.

C'est enfin aux substances stéatomateuses qu'il faut alors attribuer cet accroissement extrême du cœur, plutôt qu'à l'excès de dilatation de ces cavités par le sang contenu en elles, puisque dans de pareils cœurs monstrueux par leur volume, très-souvent ces cavités ne sont pas plus amples que dans l'état naturel.

ARTICLE II.

L'affection stéatomateuse du cœur ne doit pas être confondue, comme cela pourrait être fait facilement, avec les congestions morbides de *graisse* qu'on trouve quelquefois sur cet organe ou dans sa propre substance (2).

En général, dans des personnes même assez grasses, on ne trouve que très-peu de véritable graisse à la base du cœur et le long du sillon lon-

---

(1) *Cor bovino majus.* Pozzi, cité par Lieutaud, Hist. anat. med., obs. 425.

(2) *Voyez* les grandes recherches de Morgagni à ce sujet : *Cor præpingue. De sed. et caussis morborum.*

gitudinal qu'on observe à sa face convexe et à sa face plane ; sillon qui désigne le *septum* ou la cloison des ventricules du cœur ; mais dans quelques autres cadavres, cette graisse, sans aucune proportion avec celle du reste du corps, se rassemble en une quantité si grande que le volume du cœur en est considérablement augmenté, *cor adipe obrutum*, dit *Lieutaud* (1) ; et par conséquent cette graisse gêne et trouble ses mouvements. Mais ce n'est pas seulement à l'extérieur du cœur que la graisse s'accumule, on en trouve encore une quantité plus ou moins grande dans le tissu cellulaire qui contient ses fibres musculaires ; ce qui ne peut avoir lieu sans mettre quelque obstacle à leur mobilité, de manière à l'affaiblir considérablement, ainsi qu'on voit que les gens très-gras, qui ont des muscles surchargés de graisse, sont moins agiles et moins forts que ceux qui en ont beaucoup moins, sans cependant être trop maigres ; car alors les fibres musculaires, trop rapprochées les unes contre les autres, ne jouissant plus de leur souplesse naturelle, sont moins susceptibles d'opérer de fortes contractions. Nous ajouterons encore que dans des sujets trop gras, les muscles sont en général plus mous et plus relâchés que dans l'état naturel ; ramollissement qui a été particulièrement reconnu par *Morgagni* dans les fibres du cœur. J'en ai vu qui se rompaient à la plus légère distension ; d'où il est résulté que les cavités de ce viscère, trop chargé de graisse, se sont di-

(1) Hist. anat. méd., tom. II, p. 18.

latées sans quelquefois que leurs parois se fussent amincies, ou même quoiqu'elles eussent acquis plus d'épaisseur qu'elles n'en auraient eu sans cette cause morbide.

On s'est assuré, par l'ouverture des corps, que l'altération du cœur dont je viens de parler, était réellement produite par la graisse, parce que non-seulement cette substance se fondait dans de l'eau bouillante, et surnageait quand elle était refroidie, mais encore parce qu'elle s'enflammait lorsqu'on la jetait sur des charbons allumés.

Ce n'est pas seulement dans les personnes très-grasses, qui ont le bas-ventre proéminent, ou qui sont atteintes de *physconie*, dont le tissu cellulaire extérieur du corps en général est plein de graisse, ainsi que le mésentère et le médiastin, etc., qu'on trouve le plus de graisse dans le cœur; on en trouve aussi quelquefois beaucoup dans des corps très-maigres, chez des phthisiques même, et chez ceux qui avaient éprouvé, pendant le cours de leur maladie, de violentes palpitations du cœur.

J'ai remarqué, dans quelques cœurs couverts extérieurement de graisse, et qui en contenaient dans leurs parois, que leur cavité était plus dilatée dans les endroits graisseux que dans les autres; ce qui m'a paru démontrer que les parties saines du cœur avaient conservé plus de force que celles qui étaient graisseuses; d'ailleurs on pouvait déchirer ces dernières beaucoup plus facilement que les autres.

Je finirai cet article sur l'intumescence du cœur

4.

par de la graisse, en faisant remarquer qu'on a
trouvé cet organe, dans quelques cadavres, con-
verti en une substance qui, au premier aspect,
avait beaucoup de rapport avec la graisse, mais
qui, étant soumise à un examen plus précis, n'en
avait nullement le caractère. Elle ressemblait à celle
que *Thouret* a reconnu dans les cadavres exhumés
du cimetière des Innocents, et à laquelle on a
donné le nom d'*adipocire*, substance que *Vicq-
d'Azir* avait aussi reconnue dans quelques muscles des moignons des extrémités amputées.

Les parois du cœur d'une vieille femme, morte
de palpitations de cet organe, que j'ai bien exa-
minées, étaient converties en une pareille substance presque dans toute leur étendue, à la pointe
complétement. Je n'ai pu la comparer, ni avec la
graisse, ni avec la substance des stéatômes du
cœur, dont j'ai parlé précédemment ; mais je pré-
sume qu'elle avait quelques rapports avec elle.
M. *Corvisart* a cité un exemple de cette conversion
du cœur en *adipocire*, dans son ouvrage sur les
maladies du cœur (page 185).

ARTICLE III.

*De l'augmentation d'épaisseur des parois du cœur
par de fausses membranes.*

Les ouvrages d'anatomie médicale contiennent
divers faits qui prouvent que le cœur a été plusieurs
fois trouvé recouvert, soit extérieurement, soit intérieurement, par de fausses membranes, et que ses

parois étaient ainsi plus ou moins épaissies et aussi plus ou moins dures. Ces membranes sont quelquefois si fortement adhérentes et continues aux parois du cœur, qu'elles paraissent en faire une partie naturelle ; l'externe sur-tout est quelquefois si intimement réunie à cet organe, en même temps qu'elle est tellement inhérente à la lame interne du péricarde, que le cœur a paru à quelques anatomistes, tels que *Duvernoi* (1) et *Littre* (2), pour n'en pas citer d'autres, manquer entièrement dans quelques sujets. Bien plus, ils ont cru qu'il y avait des hommes qui étaient naturellement dépourvus de péricarde ; erreur que j'ai relevée avec raison dans mon *Histoire de l'Anatomie*, en parlant des anatomistes que je viens de citer, et dans mon *Anatomie médicale*, en traitant de la structure du cœur. Quoi qu'il en soit, cette fausse membrane externe, qu'elle soit unie au péricarde et au cœur, ou qu'elle ne soit adhérente qu'au cœur, elle en peut considérablement augmenter l'épaisseur, quoique ses cavités soient plus ou moins agrandies par état contre nature : c'est ce que j'ai plusieurs fois remarqué, et après d'autres anatomistes. Je dirai cependant que cette fausse membrane externe du cœur a été plus souvent trouvée après des inflammations du péricarde et du cœur, sans aucune espèce de dilatation

(1) Mémoires de l'Académie impériale de Pétersbourg, sur un éléphant qui manquait de péricarde, *Comment.*, tom. II, p. 188.

(2) Mémoires de l'académie royale des sciences, 1712.

des cavités de cet organe, que lorsqu'elles étaient agrandies.

Il n'en est pas de même à l'égard de la fausse membrane qui se forme souvent à la face interne des oreillettes et des ventricules lorsqu'ils sont trop amples. Je l'ai vue et démontrée quelquefois dans des cœurs ainsi malades. N'est-il pas étonnant que de grands anatomistes n'en aient pas parlé, sachant, ainsi que tous les chirurgiens, qu'il s'en formait une pareille, très-souvent intérieurement dans les sacs anévrysmaux des artères, ou variqueux des veines; concrétion membraneuse qui ne concourt pas peu à fortifier les vaisseaux sanguins trop dilatés et à prévenir leur rupture pendant plus ou moins de temps.

Une pareille fausse membrane se forme souvent dans les cavités du cœur trop dilatées; et elle y acquiert d'autant plus de densité et d'épaisseur qu'elle correspond au lieu le plus concave de la dilatation, là où la paroi est la plus amincie, par conséquent affaiblie et exposée à la rupture. Je l'ai vue, cette fausse membrane, dans des cadavres dont le cœur était atteint d'un anévrysme considérable, quelquefois dans le ventricule droit et d'autres fois dans le gauche. Je l'ai aussi reconnue dans l'oreillette droite, qui était très-agrandie; de sorte que je suis convaincu que cette fausse membrane se forme dans les cœurs trop dilatés, de la même manière qu'elle se forme dans les vaisseaux sanguins également trop dilatés, comme si elle y était survenue pour sup-

pléer à la ténuité de leurs parois. Cette fausse membrane y adhère quelquefois avec une telle intensité
qu'on n'en peut détacher que quelques fragments
même avec le scalpel. J'ai cependant pu , dans un
cadavre , l'en séparer avec assez de facilité dans la
majeure partie de son étendue par rapport à son
peu d'adhérence avec les parois du cœur.

Cette fausse membrane est d'autant plus adhérente à la face interne du cœur qu'elle est plus inégale et couverte de faisceaux musculaires ou tendineux , dont la fausse membrane augmente plus ou
moins la grosseur.

Si elle existe dans les ventricules , elle s'amincit
à proportion qu'elle s'éloigne de la portion anévrys-
male du cœur , et s'étend sur la cloison qui sépare
les ventricules , comme pour former un sac complet : elle se prolonge aussi quelquefois dans les
oreillettes et dans les grosses artères en s'amincis-
sant de plus en plus.

Si les oreillettes sont variqueuses , la fausse membrane qui s'y est formée se prolonge aussi sur la
face interne des ventricules et dans les grosses veines
qui s'y abouchent , et à plus ou moins de distance ;
dans tous les cas , soit que les fausses membranes
parviennent des ventricules dans les oreillettes , ou
des oreillettes dans les ventricules , elles forment
quelquefois une nouvelle couche aux valvules artérielles ou auriculaires ; d'où il résulte que les unes
et les autres s'épaississent quelquefois considérablement , et que même les tubercules des valvules

sigmoïdes en sont plus ou moins augmentés de volume.

Cette couche membraneuse, qui revêt la face interne des cavités du cœur, est formée par la partie albumineuse de la lymphe, laquelle, après s'être séparée de la partie rouge du sang, s'est plus ou moins complétement concrétée dans les lieux où la circulation de ce liquide était la plus ralentie. Ces concrétions se durcissent à proportion qu'elles se dégagent de la sérosité de la gélatine, et même de la partie rouge du sang qu'elles contiennent, et elles peuvent devenir si dures, qu'elles ont été, dit *Senac*, regardées comme indissolubles; mais je ne sais, ajoute ce grand médecin (1), sur quel fondement, puisqu'elles ne résistent pas à quelques eaux minérales; que la couenne du sang des pleurétiques, par exemple, ajoutait-il, se dissout dans les eaux de la Motte, et que ces fausses membranes, par un principe de putréfaction qu'elles conservent, peuvent finir par se ramollir et se dissoudre.

La fausse membrane interne des cavités du cœur paraît évidemment formée quelquefois de plusieurs lamelles ou couches adhérentes les unes aux autres; elles sont plus dures du côté des parois du cœur que du côté de ses cavités, où elles sont baignées par du sang plus ou moins stagnant, selon que la circulation de ce liquide y est ra-

(1) Sur la structure du cœur, tom. II, liv. V, ch. 286.

lentie. On ne peut douter que cela ne soit ainsi ;
d'où il résulte que la portion lymphatique albumineuse du sang se sépare de la partie rouge et se
concrète successivement plus ou moins vite selon
que les excavations du cœur sont profondes, que
la force des contractions de cet organe est diminuée, et quelquefois aussi selon que la nature du
sang même est plus ou moins viciée, comme
nous le prouverons plus bas par les résultats de
quelques observations.

Dans des cœurs plus ou moins dilatés et dont
des portions de parois étaient très-amincies et
même ouvertes en quelques endroits, on voyait que
la fausse membrane était plus ou moins épaisse,
qu'elle en bouchait l'ouverture ; c'est ce que j'ai
observé dans les cœurs de madame *de Chabannes*,
de madame *de Nevron*, qui s'étaient rompus, et
dont j'ai parlé dans mon mémoire de 1784, et
dans d'autres cœurs encore que j'ai examinés depuis la lecture de ce mémoire, ce qui coïncide
avec ce que je viens de dire et avec ce qu'on a observé dans des anévrysmes de quelques artères dont
ces nouvelles fausses membranes avaient pu retarder la rupture, et dans d'autres encore qui ont
même fini par les oblitérer totalement, lors sur-
tout que le sang pouvait passer dans des artères
collatérales, ainsi que cela est arrivé aux carotides,
comme l'ont prouvé des observations rapportées
par *Willis* et *Antoine Petit* (Acad. des scienc.,
1766), et comme nous en avons recueilli un autre

exemple dans un cadavre à l'égard d'une artère fémorale qui était entièrement oblitérée , comme si elle était devenue ligamenteuse , les collatérales étant très-dilatées.

On croirait d'abord que les fausses membranes qui se forment dans le cœur intérieurement ou extérieurement , doivent augmenter la force de ses parois , puisqu'elles en augmentent l'épaisseur ; mais, bien loin que cela soit toujours ainsi, si toutefois cela est d'abord , elles finissent par se ramollir et s'altérer plus ou moins, soit parce que la circulation dans les vaisseaux coronaires ne se faisant pas alors librement , une partie de la sérosité du sang qu'elles contiennent s'épanche dans le tissu cellulaire des fibres musculaires des parois du cœur , les ramollit et les relâche , soit parce qu'en même temps les fausses membranes qui se sont formées dans le cœur éprouvent une altération dans leurs tissus au point de se ramollir considérablement et de se convertir en une substance puriforme , comme je l'ai quelquefois observé ; d'où il résulte que ces fausses membranes , quoiqu'elles augmentent l'épaisseur des parois du cœur, finissent par les affaiblir considérablement ; par conséquent ces parois sont alors moins capables de résister à leur extension et à leur rupture.

N'est-ce pas à cette portion lymphatique plus ou moins concrétée qu'il faut rapporter ces prétendus polypes, qu'on a regardés comme la cause des divers maux et de la mort même de plusieurs malades , mais qu'on ne considère aujourd'hui , d'après *Morgagni* , *Haller* , *Senac* , et un très-grand nombre d'autres anatomistes , que comme de vrais concrétions lymphatiques qui se sont formées au moment ou après la mort , et souvent dans des sujets dont le cœur n'avait éprouvé aucune espèce de dilatation.

ARTICLE IV.

De l'agrandissement des cavités du cœur avec intumescence de ses parois, par le sang contenu dans les vaisseaux coronaires ou dans l'interstice des fibres musculaires de cet organe.

Rien n'est plus fréquent que de trouver les parois du cœur, lorsqu'elles ont plus d'épaisseur que dans l'état naturel , pleines de sang , non-seulement dans les artères et veines coronaires , mais encore dans tout leur tissu; ce sang transsudant même quelquefois, soit de la face externe de cet organe dans la cavité du péricarde , soit de la face interne dans ses ventricules et dans ses oreillettes. J'en ai plusieurs fois été frappé ; mais ce que j'ai le plus souvent remarqué, c'est que le sinus de la grande veine coronaire en était considérablement rempli et gonflé. J'ai poursuivi , par la dissection , autant que je l'ai pu , son tronc, ses branches et plusieurs de ses rameaux , et je les ai également trouvés pleins de sang; assez amples quelquefois dans les parois même du cœur pour qu'on pût y introduire plus ou moins profondément une petite plume ou un stylet. Les artères, elles-mêmes, étaient également remplies et dilatées par le sang en même temps que ces vaisseaux, qui sont d'autant plus tortueux et grêles que le volume du cœur est moindre, avaient pris plus de longueur ; qu'ils contenaient plus de sang, et que les cavités du cœur étaient plus amples dans toutes leurs dimensions, leurs parois ayant acquis une épaisseur bien plus considérable que dans l'état naturel, au lieu de s'être amincies comme on eût cru devoir les trouver.

Un tel développement dans les vaisseaux du cœur m'a rappelé celui des veines et des artères de la matrice pendant la grossesse. Ces vaisseaux utérins, alors pleins de sang, sont beaucoup plus gros et moins tortueux qu'ils ne le sont hors l'état de grossesse. Je nomme les veines les premières, parce que je crois que c'est en elles que la stagnation du sang commence d'avoir lieu.

Les parois de la matrice s'amplifient en épaisseur et dans le reste de leur étendue, à proportion que leurs vaisseaux sanguins se développent en grosseur et en longueur. Ces observations que j'ai faites dans mon mémoire sur la matrice de la femme grosse, dans l'édition que j'ai publiée des *Essais anatomiques* de *Lieutaud*, en 1777 (1), avec une figure des vaisseaux utérins, peuvent être rappelés ici, ayant quelque rapport au sujet de ce mémoire.

(1) Tome II, pl. IV, fig. I.

Mais d'où peut provenir l'extrême développement des vaisseaux coronaires qu'on observe dans quelques cœurs dont les cavités sont très-dilatées ? Viendrait-il quelquefois de la compression que le sang ramassé outre mesure dans ces cavités, ferait sur les veines de leurs parois internes plus superficielles que leurs artères ? où bien n'y a-t-il pas encore d'autres causes qu'on peut signaler, et qui opèrent cet effet ?

La première cause, sans doute, peut y concourir, puisqu'il est prouvé par divers faits que lorsque les veines d'une partie sont comprimées, le sang s'y ralentit ou même s'y accumule, et que, de proche en proche, les artères qui y correspondent se remplissent aussi de sang ; et n'est-ce pas ainsi que la circulation de ce liquide étant gênée et ralentie dans les veines utérines des femmes grosses, ces veines étant une fois remplies de sang, les artères moins soumises à la compression s'en remplissent aussi, et les parois de la matrice se tuméfient ? Cela ne survient-il pas également à l'égard de l'estomac et autres organes creux, dont les parois sont quelquefois considérablement plus épaisses que dans l'état naturel, lorsque leur cavité est extrêmement amplifiée ? Divers faits nous ont prouvé qu'alors très-souvent les veines étaient comprimées par des obstructions voisines, par de fausses membranes qui se sont formées dans le cœur, ou par d'autres causes.

Nous avons aussi établi dans notre mémoire sur

le *melæna* ou maladie noire, que les matières fuligineuses que les malades rendaient par les selles et par le vomissement, étaient du vrai sang qui venait des artères même, ne pouvant circuler dans les veines plus ou moins obstruées ou comprimées par des causes particulières.

J'ai reconnu, à l'égard de la pléthore extrême des vaisseaux coronaires dans des cœurs dilatés, qu'elle. était souvent réunie à l'endurcissement de la valvule coronaire de l'oreillette droite, ou au rétrécissement du sinus par l'induration cartilagineuse ou osseuse de ses parois, quelquefois par des indurations diverses dans le cœur même. Je citerais des faits que j'ai pu observer dans des cadavres pour mes démonstrations, ou dans ceux des personnes qui avaient éprouvé de très-fortes palpitations du cœur, réunies aux divers symptômes de l'*angine pectorale;* ce qui m'a donné lieu de croire que très-souvent cette maladie, sur laquelle on a tant écrit dans ces derniers temps, avait son siége dans le cœur même; opinion que le célèbre *Brera* a adoptée en rapportant mes observations réunies aux siennes : il a même cru, pour cette raison, devoir appeler l'angine pectorale, *la sténocardie.*

Une autre cause non moins remarquable de la dilatation des vaisseaux coronaires, que j'ai aussi plusieurs fois reconnue dans des cadavres, mérite une attention particulière; c'est la congestion de sang dans l'oreillette droite du cœur plus ou moins dilatée, lorsque celui qu'elle contient n'en sort pas librement pour couler dans le ventricule droit : elle reste dans un état de plénitude plus ou moins considérable , suffisant pour empêcher que le sang que le sinus de la veine coronaire et les veines innominées y conduisent , s'y introduise du moins complétement ; ce qui donne lieu à la pléthore des veines coronaires , et consécutivement à celle des artères du même nom.

J'ai si souvent vu les vaisseaux des parois du cœur très-dilatés , en même tems que l'oreillette droite était pleine de sang , que le récit de ces observations me paraît superflu.

J'ajouterai seulement qu'alors même les veines hépatiques se trouvent dans un état de plénitude sanguine extrême , et que le foie , dans de pareils sujets , en est plus ou moins engorgé ; ce qui explique pourquoi , dans cette sorte de cas , la jaunisse survient quelquefois ; pourquoi il y a une intumescence plus ou moins douloureuse dans l'hypochondre droit , provenant de celle du foie , particulièrement du lobe horizontal ou épigastrique ; et enfin pourquoi les malades éprouvent , à divers intervalles, une sensation de faim plus ou moins incommode , connue sous le nom de *fringale* , qui les porte à manger fréquemment , quelquefois sans pouvoir la faire cesser , ou du moins pour peu de temps.

Tel a été l'état de plusieurs malades que j'ai vus, et particulièrement celui de M. *Maupertuis* (rue Meslée), pour lequel j'ai été appelé avec MM. *Cor-*

visart et *Jeannet-des-Longrois* , et que j'ai ensuite soigné seul. La saignée par des sangsues , même réitérée , quoique le malade fût atteint d'anasarque , fut le remède réellement prophylactique. Il ralentit d'abord les palpitations du cœur et diminua l'anasarque moyennant la réunion des diurétiques au traitement.

Cette saignée rendit la respiration plus libre , et les palpitations du cœur furent considérablement diminuées. Ce malade vécut plusieurs années , moyennant quelques soins qu'on lui donnait de temps en temps.

Les veines jugulaires sont aussi susceptibles d'une extrême dilatation, sur-tout la droite , lorsque l'oreillette et le ventricule droit du cœur sont remplis par le sang et dilatés outre mesure. J'en avais fait la remarque sur plusieurs malades , lorsque je fus consulté pour M. *Chénier* , membre de l'Institut. Les palpitations du cœur qu'il éprouvait étaient très-violentes , et il était souvent très-jaune , avec œdématie des extrémités. Il voulut savoir de moi quel était son état. *Je sais* , me dit-il , *assez d'anatomie pour vous entendre ; parlez-moi franchement.* Je ne pus m'empêcher de lui répondre que je croyais qu'il y avait en lui une dilatation des cavités du cœur , principalement de l'oreillette droite et du ventricule correspondant; que le sang dont ces cavités étaient remplies , empêchait celui des veines jugulaires d'y affluer librement , et les maintenait dans un état de dilatation permanente; qu'il fallait empêcher la pléthore de ces vaisseaux d'augmenter, par quelques saignées plus ou moins éloignées, et dans l'intervalle desquelles on lui prescrirait quelques remèdes rafraîchissants et tempérants, et peut-être d'autres, d'après les circonstances où il se trouverait. Je joignis à ces conseils mon avis sur son régime un peu sévère et sur ses exercices, qui devaient être très-modérés, moyennant lesquels il pourrait prolonger son existence et la rendre bien meilleure. M. Chénier m'écouta, mais ne suivit pas toujours mes conseils. Je l'ai vu une fois atteint d'une leucophlegmatie générale qui ne se dissipa que par une copieuse saignée du bras et ensuite par l'usage de quelques diurétiques. Ce traitement ne surprendra pas ceux qui considéreront que l'hydropisie provenait d'une excessive dilatation du cœur et d'une gêne extrême des poumons.

Cependant la dilatation du cœur ayant fait des progrès ainsi que celle des jugulaires, qui avaient un battement très-considérable, correspondant non-seulement aux contractions de l'oreillette droite du cœur, mais encore au temps de l'expiration, M. *Chénier* fut atteint d'une leucophlegmatie qui finit par une hydropisie de poitrine dont il mourut dix ans après ma première consultation (1).

Son corps ayant été ouvert par M. *Beauchène* fils et *S. P. Martin*, nous reconnûmes ce que j'avais déjà annoncé : que les cavités du cœur étaient très-

(1) *Leucophlegmasiæ hydrops supervenit.* Hipp., 74, sect. VII.

amplifiées, celles sur-tout du ventricule droit et de l'oreillette du même côté; que les vaisseaux coronaires, les veines hépatiques et jugulaires, étaient aussi considérablement dilatées et pleines de sang. J'observai aussi que le cœur avait pris un énorme volume par l'ampliation de ses cavités, avec épaississement et ramollissement de leurs parois.

On voit par ces faits et par tant d'autres, que les médecins anatomistes peuvent connaître qu'une des causes principales de l'agrandissement des cavités du cœur, avec surcroît d'épaisseur dans ses parois, peut provenir de l'extrême dilatation et plénitude des veines coronaires, par rapport au rétrécissement de leurs orifices, dans l'oreillette droite, et par rapport à l'engorgement sanguin permanent de ce sac membrano-musculeux.

ARTICLE V.

Enfin nous dirons que les parois du cœur peuvent acquérir plus d'épaisseur et d'amplitude, dans toutes leurs dimensions, *par des infiltrations séreuses et autres, ainsi que par des hydatides*, comme nous l'avons plusieurs fois évidemment remarqué, non-seulement dans des cadavres dont le péricarde contenait beaucoup d'eau, mais encore dans d'autres dont ce sac membraneux ne contenait que très-peu de sérosité. Je l'ai aussi reconnue, cette infiltration des parois du cœur, dans le corps d'un homme qui était mort d'une hydropisie de poitrine, après avoir éprouvé les divers symptômes du scorbut.

Morgagni a parlé de quelques hydatides assez grosses trouvées dans les cavités du cœur, dont quelques-unes étaient adhérentes à la pointe d'un des ventricules, et d'autres en divers endroits de cet organe (1). Nous en avons aussi trouvé intérieurement, non-seulement dans plusieurs endroits de ces cavités, mais encore à la face externe, et dans le tissu même de leurs parois du cœur. Le plus souvent, elles sont d'une inégale grosseur, les unes comme une petite tête d'épingle, et les autres comme de petits pois et plus grosses encore. De ces hydatides, certaines sont remplies par une substance jaunâtre, granuleuse, plus ou moins compacte et véritablement stéatomateuse.

J'ai reconnu dans des cadavres, dont les parois du cœur étaient infiltrées d'une abondante sérosité jaunâtre, une ample dilatation des oreillettes et des deux ventricules. Cependant les parois des ventricules étaient incomparablement plus épaisses que celles des oreillettes qui y poussaient le sang. On ne peut expliquer alors la grande dilatation des ventricules, qu'en admettant dans leurs parois un extrême affaiblissement, tel enfin qu'on le reconnaît quelquefois à l'ouverture des corps, par cause d'infiltrations et par les autres causes dont nous avons parlé. C'est sous ce point de vue que les anévrysmes doivent être considérés comme *passifs*, puisque quelque faible que soit alors l'action du sang contre

(1) Epist. III, art. 26; XXV, 15, et ailleurs.

4. 4

les parois des cavités du cœur, elle est encore trop forte pour qu'elles puissent y résister sans être distendues outre mesure, et quelquefois·même sans se rompre.

Tel est le résultat de nos observations sur les anévrysmes du cœur, dans lesquels les parois de cet organe, au lieu d'être amincies, ont conservé leur épaisseur ordinaire, ou en ont acquis une plus grande.

Nous dirons pour nous résumer, que ces observations prouvent : 1° que les cavités du cœur ne s'amplifient pas uniquement par l'effort que le sang contenu en elles fait sur leurs parois;

2° Que très-souvent elles acquièrent plus de capacité, lors même que leurs parois prennent plus d'épaisseur, par un vice stéatomateux qui s'y porte ou qui s'y développe, comme en plusieurs autres organes, par une mauvaise disposition, quelquefois d'origine;

3° Que les parois du cœur peuvent acquérir un surcroît d'épaisseur, par un excès de graisse ou par de fausses membranes;

4° Que l'agrandissement des cavités du cœur, avec épaississement de leurs párois, provient souvent de l'engorgement des veines et artères coronaires, dont le retour du sang dans l'oreillette droite est diminué ou même presque intercepté;

5° Que la dilatation des cavités du cœur peut provenir des infiltrations séreuses et purulentes, ainsi que des hydatides.

L'application des résultats de ces observations à la pratique de la médecine m'a paru digne de la plus grande attention. Si l'on parvient à fondre ou à résoudre des tumeurs stéatomateuses dans les glandes du cou, des aisselles, des aines, des mamelles ; si l'on détruit des engorgements de même nature dans le mésentère, dans l'épiploon, dans la matrice, dans les ovaires chez les femmes, dans les testicules chez les hommes, comme on l'a si souvent vu arriver par des traitements qui ont été prescrits, ainsi que je l'ai particulièrement exposé dans mon petit livre sur le rachitisme, et comme encore M. Salmade l'a bien prouvé dans son ouvrage sur les maladies de la lymphe, qui contient plusieurs importantes observations analogues, pourquoi la médecine ne parviendrait-elle pas à détruire les engorgements de même nature, lorsqu'ils se sont formés dans les parois du cœur, et qu'on peut, par les symptômes concomittants ou précédents, en connaître l'existence ?

Du doute sur cette importante question, j'ai passé à la conviction, d'après le résultat des observations, que le même traitement bien modifié selon les circonstances relatives aux fonctions du cœur, à la nature de la maladie et à la constitution du malade, pourrait être prescrit avec un égal succès. Mais comme les observations doivent nous servir de guide dans toutes nos conséquences, sur-tout lorsqu'il s'agit de prescrire des remèdes contre une maladie très-dangereuse, j'ai cru devoir consulter les miennes, n'en trouvant pas toujours dans les auteurs qui pussent me diriger à cet effet. Elles m'ont appris que divers malades atteints de la phthisie scrophuleuse la mieux prouvée par l'existence des intumescences glandulaires au cou, aux aisselles, aux aines, quelquefois avec des difformités dans la charpente osseuse, et qui éprouvaient des palpitations violentes du cœur, avaient été cependant très-heureusement guéris par le traitement, doucement administré, qui avait guéri d'autres congestions stéatomateuses; par les mercuriaux réunis aux amers et aux antiscorbutiques long-temps prescrits, auxquels j'ai quelquefois réuni les exutoires et un long usage de l'eau seconde de chaux, mêlée aux diverses boissons. Ces intéressantes observations sont consignées dans mon ouvrage sur la phthisie pulmonaire.

D'autres exemples de palpitations du cœur par intumescence stéatomateuse de la rate et du foie, heureusement traitées par les mêmes remèdes, ont été rapportés dans mon livre sur les maladies de ce dernier organe.

On dira peut-être que dans ces cas et d'autres encore dont j'ai parlé, le cœur n'était affecté que secondairement, peut-être même sympathiquement, par la seule correspondance des nerfs, puisque les malades éprouvaient des symptômes qui indiquaient que la cause principale existait dans d'autres organes; cela peut être en effet, mais ces observations n'en sont pas moins importantes.

La pratique m'a fourni des observations plus directes des maladies scrophuleuses du cœur, dans des sujets chez lesquels elles s'étaient clairement manifestées par les symptômes les plus positifs de sa lésion organique, sans que les malades éprouvassent aucuns accidents qui pussent indiquer que d'autres viscères, remplissant des fonctions importantes, fussent affectés.

J'ai donc traité des malades atteints de fortes palpitations du cœur, avec inégalité et intermittence dans le pouls, une extrême difficulté de respirer, des faiblesses syncopales, sans autres symptômes différents de ceux qui provenaient de la dilatation du cœur; malades sur le sort desquels je croyais d'abord n'avoir rien à espérer; mais ayant reconnu en eux des signes d'engorgement dans le cou, dans les viscères abdominaux, quelquefois avec une conformation vicieuse, dans la charpente osseuse de la poitrine sur-tout, je leur ai prescrit le traitement que j'avais si heureusement éprouvé dans d'autres cas relatifs aux affections scrophuleuses, sans négliger de recourir aux anodyns, et même aux légères saignées, pendant ou dans l'intervalle du traitement, si elles étaient nécessaires; et j'ai obtenu, j'ose le dire, des succès presque inattendus.

Le fils d'un négociant de Marseille, M ***, âgé d'environ vingt-six ans, éprouva une violente palpitation du cœur, après une maladie psorique, qu'il avait contractée à l'armée, et qui avait été très-mal traitée; ce malade avait les glandes lymphatiques du cou et d'autres parties du corps très-tuméfiées et durcies; tout annonçait en lui un vice scrophuleux consécutif, et je ne doutai pas, d'après les symptômes qui existaient, que les parois du cœur n'en fussent particulièrement affectées.

Après quelques vésicatoires et une saignée, je conseillai l'usage des mercuriaux réunis aux anti-scorbutiques et aux amers, sans négliger celui des sulphureux intérieurement et extérieurement, et quelquefois encore des anodyns opiacés. Les palpitations du cœur diminuèrent peu-à-peu, ainsi que les autres symptômes. Le malade fut enfin guéri radicalement après un long traitement.

Je ne doute pas que dans ce jeune homme, les parois du cœur ne commençassent à être affectées du vice stéatomateux dont d'autres parties du corps étaient déjà atteintes.

Le fils d'un marchand de la rue Saint-Denis, âgé d'environ neuf ans, rachitique, avait une déviation de l'épine bien apparente, la poitrine mal conformée, le côté gauche un peu enfoncé vers le cœur, et le droit très-proéminent, avec saillie considérable du sternum et déviation de l'extrémité inférieure de cet os à droite; les extrémités des côtes sternales et les os du poignet gonflés; des intumescences dans les glandes du cou et des aisselles; le bas-ventre dur et saillant. Cet enfant était d'une maigreur extrême, il éprouvait des saignements du nez et de violentes palpitations du cœur. Il me fut amené, pour consultation, par sa mère : je crus, après un mûr examen, devoir lui conseiller d'abord une petite saignée, son pouls étant dur et plein, et ensuite l'usage des mercuriaux réunis aux amers et aux antiscorbutiques, sous forme de sirop, comme je le prescris ordinairement. J'y joignis l'usage de petites frictions mercurielles, d'un gros tous les deux, trois ou quatre jours. Cet onguent était fait avec un tiers de mercure, deux tiers de beurre de cacao, avec addition d'un sixième d'opium gommeux (1).

Environ six semaines après, on me ramena cet enfant en meilleur état quant aux intumescences glanduleuses, ainsi qu'à l'égard des palpitations du cœur qui étaient diminuées et moins fortes. Je conseillai de continuer le traitement, mais à de moindres doses encore, et d'y réunir l'usage de deux ou trois pilules tous les jours, composées chacune de deux grains d'assa-fœtida, autant de sel sédatif de borax (acide boracique), et d'un dixième de grain d'opium gommeux, enfin quelques demi-bains tièdes, deux ou trois par semaine.

Ce traitement long-temps prolongé fit cesser les palpitations. L'enfant reprit de l'embonpoint, le gonflement des extrémités osseuses diminua, la taille parut moins courbée, le bas-ventre moins dur et moins tuméfié ; enfin ce traitement eut des succès presque inattendus.

(1) Selon la méthode de *Cirillo*, qui avait réuni l'opium à sa pommade vénérienne avec le sublimé corrosif.

On trouvera, parmi mes observations sur le rachitisme, plusieurs faits plus ou moins importants, analogues à ceux que je viens d'exposer ; ils prouveront que des palpitations du cœur, par vice vénérien bien-prononcé, ont été guéries par le mercure doucement administré intérieurement, et par des petites frictions à de longs intervalles. J'en ai eu un exemple remarquable dans un jeune homme d'une famille bien connue, que j'ai traité avec M. *Salmade*, et pour lequel M. *Pelletan* fut aussi consulté.

Son corps était couvert de pustules vénériennes, et ses glandes maxillaires, axillaires et inguinales très-gonflées ; il crachait du sang et avait des palpitations affreuses du cœur. Cependant il fut guéri par des frictions mercurielles à petite dose et plus ou moins éloignées, secondées de quelques légères saignées par les sangsues de temps en temps, et par l'usage des anodyns opiacés et des adoucissants, le lait d'ânesse sur-tout.

Enfin il paraît par le résultat de ces observations, et d'autres que nous pourrions rapporter encore, si nous ne voulions abréger ce mémoire, qu'on peut parvenir à guérir des dilatations du cœur bien prononcées provenant du vice stéatomateux, par le traitement dont je viens de parler.

Mais sans doute qu'il faut l'administrer avant que la désorganisation du cœur soit portée à un degré trop avancé ; car alors par quel remède pourrait-on guérir un aussi grand mal ? C'est dans ces cas, plus que jamais, qu'il faut le prévenir s'il est possible, et non attendre qu'il soit confirmé.

Je dirai avant de finir ce mémoire, pour mieux faire connaître le véritable traitement des dilatations du cœur par le vice scrophuleux, et pour ne pas le confondre avec celui qui est utile contre d'autres espèces de dilatation ; je dirai qu'ayant évidemment reconnu une dilatation du cœur (annoncée par de vives palpitations), qui était compliquée du *vice scorbutique* le plus intense, chez M. le vicomte de Mont**, auquel je donnais des soins habituels ; que M. *Bouvart*, après l'avoir fait saigner deux fois pour diminuer l'action du sang contre les parois du cœur, et les palpitations de cet organe ayant ainsi été bien diminuées, ce grand médecin crut devoir lui prescrire les antiscorbutiques éprouvés avec quelques gradations, relativement à la complication de la maladie, et qu'il la guérit après un long traitement de ce genre.

On conçoit que dans le cas où les parois du cœur ne seraient affaiblies que par *l'excès de sang* contenu en elles-mêmes, ou dans les cavités des oreillettes ou des ventricules, ce qui serait indiqué par tous les symptômes de la pléthore bien prononcés, il n'y aurait que les saignées, les tempérants et les calmants à prescrire, et que c'est par cette conduite que les médecins tiennent si souvent alors, et que j'ai tenue moi-même plusieurs fois, que l'on obtient des succès complets, dans de jeunes sujets sur-tout ; mais d'autres fois seulement avec des avantages temporaires, comme cela m'est arrivé à l'égard de MM. *Chénier* et *Maupertuis*, dont j'ai parlé précédemment, pour ne pas citer d'autres exemples.

J'ai vu des jeunes femmes qui éprouvaient de légères palpitations du cœur aux approches de leurs époques menstruelles : elles cessaient lorsque le flux périodique était bien établi. L'une d'elles, devenue grosse, éprouva des palpitations du cœur très-violentes, et qui devinrent presque continues ; ce n'était qu'à force de saignées qu'on les modérait. Après ses couches, suivies d'énormes vidanges, elle jouissait de la meilleure santé, son cœur n'éprouvant aucune palpitation remarquable ; elle a cessé de faire des enfants, ses palpitations n'ont eu lieu qu'à l'époque des règles ; et elles étaient peu considérables, enfin elles n'ont cessé qu'après le temps appelé *critique* ; et moyennant encore quelques saignées que des frémissements du cœur avaient annoncées être nécessaires.

Des palpitations de cet organe survenues par *cause* d'*infiltration* dans des personnes œdémateuses, ou atteintes d'autre hydropisie, ont été plusieurs fois guéries par une augmentation des urines et autres excrétions à la faveur de divers remèdes prescrits sous ce point de vue, tels que la digitale donnée graduellement, tantôt en infusion, tantôt en extrait, en teinture ; l'oximel scillitique dans les infusions ou décoctions des plantes diurétiques, etc.

Les derniers ouvrages de nos grands médecins

sur les maladies du cœur contiennent divers faits qui sembleraient prouver que les martiaux ont été heureusement administrés contre les palpitations du cœur ; mais on en a trop étendu l'usage : *Senac* même n'a pas évité cette erreur. Ce remède convient cependant particulièrement à quelques jeunes filles chlorotiques, atteintes de palpitations du cœur, et dont le bas-ventre est quelquefois dur et proéminent. On réunit alors aux martiaux les savonneux avec grand succès, sans négliger l'usage des sangsues, s'il est nécessaire, pour suppléer en quelque manière au flux périodique.

Je ne puis m'empêcher de dire encore ici que diverses palpitations du cœur m'ayant évidemment paru provenir du refoulement du diaphragme vers la poitrine, par intumescence des viscères abdominaux, du foie et de la rate principalement, je suis parvenu à les diminuer et enfin à les faire disparaître : 1° par des saignées légères, mais réitérées de temps en temps par le moyen des sangsues quand les palpitations du cœur n'étaient pas violentes, et par la saignée du bras quand elles étaient intenses; 2° par l'usage des apéritifs les plus doux fréquemment tirés des plantes chicoracées et antiscorbutiques, des eaux minérales de Vichy, de Sedlitz quelquefois, comme légèrement purgatives, et par une longue prescription des savons médicinaux, des doux mercuriaux, etc.

Mais enfin, si les palpitations du cœur existaient sans aucun de ces vices organiques, mais seulement par une trop grande sensibilité des nerfs et une extrême irritabilité des fibres musculaires du cœur, quelquefois avec douleur de cet organe, et il en est un très-grand nombre de cette espèce, sur-tout chez les enfants qui sont dans le travail de la dentition ou qui ont des vers, chez les femmes et même chez les hommes de tout âge, et par une multitude de causes, ces palpitations exigeraient des calmants divers relatifs à la nature très-différente du stimulus qui moleste les nerfs du cœur (1).

Si les palpitations et autres affections morbides du cœur provenaient d'une simple affection venteuse dans laquelle le colon et autres intestins fussent remplis de gaz, par suite d'un excès de sensibilité des nerfs, comme je pourrais en citer des exemples remarquables, on conçoit qu'alors tous les traitements stimulants, fondants, dépuratifs, seraient contraires, et qu'il n'y aurait de vrais remèdes que les tempérants, les anodyns, les calmants, diversifiés selon les causes et degrés de cet excès de sensibilité et d'irritabilité, sans négliger toutefois la saignée, si la pléthore était prédominante.

Je rappellerai, avant de finir ce mémoire, que des palpitations du cœur qu'on commençait à con-

(1) On lirait peut-être avec intérêt l'histoire d'une maladie nerveuse avec de vives palpitations du cœur par une affection bilieuse, dont madame d'Aumont, de Saumur, a été heureusement guérie, dans mon ouvrage sur les maladies du foie, pag. 447.

sidérer comme provenant d'un vice organique , n'é-
taient produites que par des vers dans les voies alimentaires , que les malades ont rendus heureusement sans qu'on eût reconnu leur existence , et
d'autres fois qu'on a réellement guéris en prescri-
vant , pour cet objet , les vrais anthelminthiques.

Enfin des palpitations affreuses du cœur , survenues dans diverses fièvres , ont été guéries par le
quinquina.

J'ai tenu une note assez exacte des divers faits de
ce genre que ma pratique m'a fournis; je ne les
cite ici , je le répète , que pour mieux faire connaître les différences de toutes ces maladies du cœur,
pour ne pas les confondre avec celles qui sont l'effet
de la désorganisation de cet organe par l'altération
de ses parois , souvent avec excès d'épaississement ,
objet principal de ce mémoire.

Combien donc le traitement de nos maux ne sera-
t-il pas perfectionné , quand on saura l'approprier à
leurs causes , à leurs espèces et à la disposition des
malades ! C'est en cela que consiste la vraie médecine ; elle n'est , autrement , qu'un aveugle em-
pirisme.

MÉMOIRE

SUR LES DILATATIONS

ou

LES ANÉVRYSMES DU CŒUR.

(Lu à l'Institut le premier semestre de l'an 1818.)

C'EST sous ces deux dénominations indistinctement que l'on désigne généralement aujourd'hui cette maladie du cœur dans laquelle une ou plusieurs de ses quatre cavités ont acquis plus de capacité qu'elles n'en doivent avoir naturellement, soit que leurs parois soient amincies, comme cela a lieu le plus souvent, soit qu'elles aient pris un surcroît d'épaisseur, ce qu'il n'est pas rare d'observer.

Que l'on consulte à cet égard les ouvrages des *Baillou*, *Marchettis*, *Lancisi*, *Valsalva*, *Morgagni*, *Matani*, *Senac*, *Haller*, *Meckel*, *Sauvages* (1), et l'on se convaincra que ces savants médecins ont indistinctement désigné les ampliations des cavités du cœur et des artères, sous le nom de dilatation ou d'anévrysme : *Quo nos quoque nomine promiscuè utemur* (2), disait *Mor-*

____

(1) Nosol., tom. II, et notre Histoire de l'Anatomie, articles relatifs à ces auteurs.

(2) Epist. XVII, art. 5, *Morgagni*.

gagni; mais ce grand anatomiste n'a pas compris parmi les anévrysmes du cœur , les simples tumeurs de cet organe sans dilatation de ses cavités , encore moins celles qui sont dans des cœurs dont les cavités sont rétrécies , comme on l'a fait plusieurs fois dans des ouvrages publiés dans ces derniers temps , ce qui est absolument contraire à la doctrine adoptée.

Il y a peu de maladies aussi communes que le sont les dilatations ou les anévrysmes du cœur. Pour s'en faire une idée, il suffit de considérer , 1° que les dilatations du cœur sont une suite fréquente de la plupart des altérations immédiates de cet organe même , qui sont très-nombreuses;

2° Quelles peuvent se former pendant ou à la suite d'un grand nombre de maladies générales ou particulières à d'autres parties ;

3° Que, de plus , les dilatations du cœur se forment souvent en nous , par le seul changement que l'âge opère dans le cœur même et dans le reste du système vasculaire sanguin ; ce qui fait que les dilatations du cœur sont très-fréquentes chez les vieillards.

Parmi les maladies immédiates du cœur doivent être comprises les altérations de son tissu, qui peut devenir cartilagineux , osseux, pierreux, généralement ou dans quelques-unes de ses parties seulement , dans ses parois ou dans ses orifices ; qui peut aussi être ramolli , infiltré de sérosité , enflammé , en suppuration ou ulcéré , en même

temps quelquefois que les parois de ses cavités
sont plus ou moins épaisses et rétrécies (1), ou que
ses cavités sont plus ou moins amplifiées, ce qui
constitue essentiellement l'anévrysme.

Le cœur de l'homme a pu devenir plus gros que
celui d'un bœuf, comme je l'ai dit dans mon premier mémoire (2); altération, ainsi que d'autres encore, qui est presque toujours la suite de divers vices,
le vénérien, le scrophuleux, le rachitique, le scorbutique, l'herpétique, le psorique, le morbilleux,
le varioleux, le rhumatismal, l'arthritique ; chacun de ces vices, ou plusieurs réunis, ont été recon-

(1) Cet état est le contraire de l'anévrysme, quoique
quelques médecins de nos jours le confondent avec cette
maladie. Ils ont placé parmi les anévrysmes du cœur l'histoire d'un « *cœur énorme*, *dur*, dont les *parois du ventricule gauche* étaient *épaisses de* 15 à 18 *lignes au moins*,
et dont la *cavité* n'était que *comme* celle qui eût pu contenir *une grosse noix* ; » — « *et celle d'un* cœur dont le
ventricule gauche était *très-épais*, *très-dur*, dont la
cavité était presque oblitérée. » (Voyez *Mémoire sur la
distinction des anévrysmes du cœur en actifs et en passifs*,
inséré dans le tom. Ier (avril 1818) du nouveau Journal
de Médecine, etc.) — De telles altérations du cœur ne
peuvent être comprises parmi les anévrysmes de cet
organe.

(2) Voyez aussi *Lieutaud*, Hist. anat., tom. II, p. 10,
obs. 427 ; — *Pottinger*, cité par *Senac* ; — *Bartholin*,
Lieutaud, tom. II, pag. 10, obs. 428. — *Morgagni*,
Lieutaud, tom. II, pag. 12, obs. 439.

nus dans des personnes qui étaient mortes d'un anévrysme du cœur. *Morgagni*, *Senac* et *Lieutaud*
en ont cité des exemples, dont plusieurs sont consignés dans notre *Anatomie médicale* (1).

A ces causes bien reconnues, il faut ajouter les
diverses affections de l'ame, la colère sur-tout, les
efforts pour soulever un fardeau, les rixes, les
maladies convulsives qui finissent souvent par produire les dilatations du cœur, les fièvres elles-
mêmes, en y comprenant la peste (2); car on a
remarqué, dans les corps de plusieurs de ceux qui
en sont morts, qu'il y avait eu des dilatations du
cœur très-remarquables ; c'est ce qui est bien démontré par les observations publiées par M. *Senac*
sous le nom de M. *Chicoineau*, premier médecin
de Louis XV, sur la peste de Marseille, et dans d'autres grands ouvrages encore.

Nous ajouterons à ces causes des anévrysmes du
cœur les contusions de la poitrine par des chutes,
des coups ; la compression trop forte de cette cavité et du bas-ventre par des habillements trop serrés;
les engorgements ou obstructions des poumons,
des viscères du bas-ventre en général, le plus fréquemment ceux du foie, de la rate, qui peuvent

(1) Tom. III, pag. 74.

(2) *Voyez* particulièrement l'ouvrage de M. *Chicoi-*
neau sur la peste de Marseille, en 1723, publié par
M. *Senac*.

produire vers le cœur un reflux et une stagnation de sang plus ou moins grande (1).

Les anévrysmes sont une suite assez fréquente, chez les femmes, des grossesses pénibles et des accouchements laborieux.

Enfin, nous avons dit que beaucoup de vieillards avaient les cavités du cœur plus dilatées qu'elles n'étaient dans des personnes moins âgées, surtout le ventricule droit, peut-être parce qu'il est naturellement le plus mince et le plus faible. Le ventricule gauche est aussi souvent très-dilaté dans les personnes d'un très-grand âge, en même temps que les valvules sigmoïdes de ce ventricule, et aussi celles du ventricule droit, sont endurcies, ossifiées, et que leurs orifices aortique et pulmonaire sont angustiés ; cause, sans doute, de l'intermittence du pouls qui leur est si fréquente.

On doit aussi compter parmi les causes de l'anévrysme des vieillards, le rétrécissement du système artériel, en même temps que les parois des artères sont plus épaisses, endurcies, comme car-

____

(1) On en trouvera des exemples dans nos *Observations sur les maladies du foie* ; on trouvera encore un autre exemple très-remarquable d'un anévrysme de l'aorte et du ventricule gauche du cœur, provenant de la compression du tronc de l'aorte par le pancréas excessivement tuméfié et endurci, dans l'*Anatomie médicale*, tom. V, pag. 356.

tilagineuses, ossifiées. C'est ainsi que les obstacles à la circulation se multiplient avec l'âge, en même temps que le cœur perd de ses forces, soit parce qu'il s'amincit et se dilate par la résistance que le sang oppose à ses contractions, ne pouvant couler aussi facilement qu'il le fait naturellement dans l'artère pulmonaire et dans l'artère aorte à-la-fois, ou dans l'une d'elles seulement, selon le siége des obstacles ; soit encore parce que le cœur perd de son irritabilité ou de la force qu'il doit avoir pour pouvoir se contracter aussi souvent et aussi efficacement qu'il le faudrait, pour faire couler le sang contenu dans les ventricules, dans les grosses artères destinées à le recevoir.

L'anatomie est assez riche en faits bien recueillis par les auteurs, pour pouvoir établir, par des exemples nombreux, toutes les causes des palpitations du cœur dont nous venons de faire une succinte énumération. Ces faits sont consignés dans les grands ouvrages des *Bonet*, *Lancisi*, *Manget*, *Valsalva*, *Morgagni*, *Haller*, *Baàder*, *Dehaën*, etc., et particulièrement dans ceux de *Senac* et *Lieutaud*, mes illustres confrères à l'académie royale des sciences, qui ont bien voulu, au début de ma carrière médicale, m'associer à ce genre de recherches, en quelque manière bibliographiques, ainsi qu'aux observations cliniques et anatomiques qu'ils ont principalement recueillies dans l'infirmerie royale de Versailles.

5.

C'est en partie sous les yeux de M. *Senac* et après sa mort, d'après son vœu, que j'ai publié la seconde édition de son grand traité sur la structure et les maladies du cœur, dans lequel sont consignées tant de belles recherches sur les maladies de cet organe : *à quo*, disait le grand *Morgagni*, *tot et tanta didicimus.* J'ai publié encore avec M. *Lieutaud* l'*Historia anatomico-medica*, en deux volumes in-4, en 1767 ; ouvrage qui contient un très-grand nombre d'observations relatives aux dilatatious du cœur, et que l'on pourrait utilement consulter.

Il résulte de tous ces grands travaux que les anévrysmes du cœur sont si communs, qu'on est étonné que les anciens médecins n'en aient point traité dans leurs écrits, et que ce soit *Nicolas Massa* et *Vésale* qui en aient parlé les premiers avant 1628 (1), époque mémorable de la découverte de la circulation du sang par *Harvée* ; mais, depuis cette découverte, les anatomistes en ont fait le sujet de leurs recherches et de leurs profondes méditations, particulièrement *Lower*, *Lancisi*, *Matani*, *Senac*, *Morgagni*, *Haller*, *Lieutaud*, *Scarpa*, dont nous adoptons la doctrine. Nous ne citons pas les auteurs qui en ont eu une différente.

(1) *Ballon* avait aussi dit, en traitant des palpitations du cœur, que cette maladie provenait d'un anévrysme ducœur, et qu'elle était mortelle : *Quod in corde ipso anevrysma sit*, *lethalis est affectus. Ballon*, *Opera*, tom. I, consil. CIX, pag. 427.

Quant à la conséquence que les premiers ont tirée de tous les faits qu'ils ont recueillis relativement aux causes des dilatations du cœur, dont nous nous occupons, c'est que ses quatre cavités sont naturellement dilatées ou agrandies, mises en état de diastole, par le sang qui afflue en elles d'autant plus facilement que ce liquide y parvient aisément et qu'il en sort de même ; car, s'il éprouve de la difficulté pour en sortir, les parois des cavités du cœur restent en état de dilatation : peu-à-peu allongées par une suite de la résistance que le sang leur oppose, les cavités du cœur se dilatent de plus en plus, et l'anévrysme se forme en elles ; d'où il résulte que le sang est la cause active des anévrysmes, et que la faiblesse des parois du cœur, absolue ou relative, en est la cause *passive*.

Voilà la théorie générale des dilatations du cœur adoptée par *Valsalva*, *Morgagni*, *Senac*, *Haller*, *Lieutaud*, etc. ; j'ajouterai que je l'ai adoptée moi-même, et qu'elle m'a servi de guide dans ma *Clinique*, ainsi qu'on peut s'en convaincre en lisant mon *Mémoire* sur les ruptures du cœur (1) ; mon ample ouvrage sur l'*Anatomie médicale*, et mon *Mémoire sur les anévrysmes du cœur avec épaississement de ses parois*.

Mais comme, dans la vaste carrière des sciences, les conséquences que l'on tire des faits les mieux

(1) Académie royale des sciences, 1784.

observés, sont susce ptibles de variations et de modifications infinies , on a cru dans ces derniers temps ,
sans entrer au préalable dans aucune discussion sur
l'opinion des médecins anatomistes que je viens de
citer pour la réfuter , devoir établir une doctrine
entièrement différente.

On a divisé les anévrysmes du cœur en *actifs* et
en *passifs* , sans avoir aucun égard à l'action du
sang sur le cœur, qu'on ne peut cependant méconnaître , mais seulement en considérant les symptômes de la maladie et les altérations du cœur reconnues par l'ouverture des corps.

Relativement aux symptômes , on a dit « que
» l'anévrysme était actif *lorsque le pouls est fort*
» et plein ; » et , relativement aux altérations du
cœur , on a dit « que les parois des cavités de cet
» organe sont *plus épaisses* que dans l'état na-
» turel. »

Pour établir une telle doctrine, combien d'observations n'a-t-on pas rapportées ! Elles ont été recueillies avec soin dans les hôpitaux sur des malades qu'on a bien vus , et dont on a ouvert le
corps après la mort pour examiner l'organe
malade.

Rien n'est plus imposant que ces sortes d'observations , puisqu'elles ont été recueillies par de
grands maîtres , et soumises aux regards de plusieurs zélés disciples.

Le nombre de ces observations est tel que l'on a
cru pouvoir en former plusieurs séries; d'abord ,

pour prouver l'existence des anévrysmes actifs du cœur en général, ensuite celle des anévrysmes particuliers ou propres à chacune de ces cavités.

Après avoir voulu prouver l'existence des dilatations actives par des observations, on a cru devoir également prouver, par d'autres observations, celle des anévrysmes passifs en général et en particulier.

Nous rendons hommage à ces travaux, relativement à plusieurs faits qui ont été recueillis : mais ce sont les conséquences que l'on en a tiré que nous croyons devoir soumettre à un examen particulier, non pas tant parce qu'elles sont contraires à celles des grands maîtres que j'ai cités, ni parce que je les ai adoptées, étant depuis long-temps accoutumé à renoncer à mes opinions quand j'ai reconnu qu'elles n'étaient pas conformes à la vérité, que parce que je me suis convaincu que la division des anévrysmes en actifs et en passifs, tend à établir des traitements dangereux.

Je rapporterai d'abord quelques faits relatifs à cette question, que j'ai recueillis dans ma pratique, et j'en citerai d'autres que les auteurs rapportent, tous tendants à prouver que les anévrysmes du cœur, relativement à la substance de cet organe, sont *passifs*, et que la théorie des anévrysmes *actifs* que l'on a admise dans ces derniers temps, n'est nullement prouvée, pour ne pas dire erronée.

Je vais rapporter quelques faits qui me paraissent le confirmer.

M. Jollivet, conseiller d'état honoraire, d'une constitution forte, était depuis long-temps sujet à des palpitations fugaces du cœur, ou qui n'étaient pas de longue durée, mais qui se renouvelaient facilement, soit qu'il fît quelques légères courses, soit qu'il montât des escaliers un peu hauts, ou même qu'il fût occupé de quelques travaux exigeant une contention d'esprit. Il eut dans sa vie plusieurs maladies inflammatoires et des catarrhes violents pendant les hivers, dont je l'ai heureusement traité, principalement par les saignées par la lancette et par les sangsues.

M. Jollivet, avec de tels maux et de pareils soins, est parvenu jusqu'à l'âge de soixante-quatre ans. A cette époque, la respiration devint un peu plus pénible : il eut d'abord besoin de soulever, dans son lit, sa tête et sa poitrine par des oreillers, pour pouvoir dormir sans éprouver de la difficulté à respirer et des palpitations du cœur. Il eut des quintes de toux fréquentes et parfois violentes, quelquefois avec expectoration de sang ; son pouls était plein, fort, et souvent rebondissant, avec des inégalités et des irrégularités fréquentes. La saignée du bras, celles par les sangsues, des mixtures avec la gomme ammoniaque, l'oxymel simple, quelquefois scillitique, le sirop des cinq racines apéritives, de doux diurétiques, lorsqu'il y avait un commencement d'œdématie, des vésicatoires et un cautère que je lui avais fait établir depuis long-temps, l'ont mis en un meil-

leur état ; au point que ce malade a pu aller à sa
campagne plusieurs fois pour y passer quelques
mois.

Cependant, les palpitations étant devenues très-
fréquentes , avec des hémoptysies , œdématie des
extrémités , bouffissure du visage , on craignait
qu'une hydropisie de poitrine ne survînt.

Les incisifs pectoraux , les diurétiques furent
augmentés en quantité , mais sans succès ; l'hydropisie faisait d'ultérieurs progrès , les palpitations
du cœur étaient plus violentes; et comme le pouls
était toujours dur, plein et fréquent , je prescrivis
la saignée du bras , et avec un tel succès que l'oppression et la difficulté de respirer diminuèrent
considérablement. On continua d'administrer les
diurétiques avec addition de la teinture de digitale
pourprée et de celle de mars tartarisée ; mais les accidents dont je viens de parler s'étant renouvelés
quelques mois après, il a fallu réitérer le traitement, et presque toujours la saignée était indiquée
par *la force et la dureté du pouls* ; ce qui faisait
que l'on recourait à celle du bras, et quelquefois à
des sangsues au fondement ou sur la région du
cœur , selon les diverses circonstances qui pouvaient nécessiter les modifications dans ces saignées.

Cependant, après des intervalles plus ou moins
longs, des palpitations du cœur et des orthopnées,
des syncopes plus alarmantes sont survenues et ont
été plus fréquentes ; les urines sont encore devenues

rares et très rouges , en même temps que l'enflure
du corps a augmenté considérablement ; la respiration est devenue très-laborieuse par intervalles ,
le malade ne pouvant trouver du repos que dans
un fauteuil à dos relevé , ou même qu'en se tenant
debout et marchant dans sa chambre , tantôt avec
précipitation et quelquefois avec lenteur, ou même
en s'arrêtant quelques minutes ; son pouls se maintenait souvent dans un état de plénitude étonnant :
mais enfin les facultés morales , qui s'étaient bien
entretenues , se troublèrent à plusieurs intervalles ;
les extrémités et le visage même tuméfiés d'œdématie et de couleur pâle , prirent une teinte plus foncée , telle qu'en peu de temps elle fut un peu violette , comme dans les engelures. Ce ne fut que
lorsque la maladie fut à son funeste déclin , que le
pouls fléchit, se ramollit , devint plus rare , et que
ses intermittences s'éloignèrent et furent aussi moins
sensibles ; la vivacité de la tête se calma , les idées
du malade furent rassises , réfléchies ; il se crut
dans un meilleur état : il faisait même des projets
pour l'avenir , lorsque la mort était imminente.
Bien loin de lui donner des inquiétudes , je le for-
tifiais dans ses espérances ; mais, en sortant, j'eus le
soin de prévenir madame Jollivet et les personnes
qui l'entouraient, que je croyais le malade aux
derniers moments de sa vie , qui finit en effet dans
la même nuit par une syncope , lorsqu'il paraissait
dans un état de calme tel qu'on eût pu être rassuré,

si l'on n'avait connu la nature de la maladie et le pronostic que je ne cessais d'en porter.

Le corps de M. Jolliyet a été ouvert.

On a reconnu que le tissu cellulaire du tronc et des extrémités était imbibé de sérosités, qu'il y en avait une plus grande quantité dans le bas-ventre, et beaucoup plus encore dans la poitrine. Cette eau était rougeâtre ; le péricarde en contenait aussi beaucoup ; le cœur était énormément volumineux, les quatre cavités ayant acquis beaucoup d'ampleur ; le ventricule gauche était sur-tout très-grand ; il avait *ses parois très-amincies ;* elles n'a-vaient pas plus d'épaisseur que celles du ventricule droit, qui étaient même très-minces.

On ne découvrit aucun rétrécissement dans les orifices des oreillettes ni dans ceux des ventricules.

Cette observation est remarquable, en ce que le pouls du malade est resté, presque jusqu'aux derniers moments de la vie, *fort et dur*, au point d'indiquer la nécessité des saignées, qui, toutes les fois, ont eu un succès réel, en facilitant la respiration, en calmant les palpitations du cœur, les mouvements spasmodiques des muscles du tronc et des extrémités, et en diminuant l'orthopnée, ainsi que la vivacité et quelquefois l'incohérence des idées et les insomnies. Cependant, au lieu de trouver les parois des ventricules de cet organe, sur-tout la gauche, plus épaisse, on a vu qu'elles étaient très-amincies, quoique les ventricules fussent énor-mément agrandis et remplis de sang ; ce qui in-

firme pleinement la théorie nouvellement établie ,
que l'anévrysme est actif lorsque le pouls est fort et
plein , et qu'alors les parois du cœur sont plus
épaisses.

D'autres faits recueillis dans ma pratique viennent
à l'appui de celui que je viens d'exposer. Ils prouvent que la plénitude et la dureté du pouls n'indiquent pas toujours l'augmentation d'épaisseur des
parois du cœur.

Une dame d'Auvergne , logée rue de Seine ,
âgée d'environ vingt-cinq ans , d'une constitution
délicate et très-irritable , fut atteinte des plus vives
palpitations du cœur dans sa plus tendre jeunesse ,
elle éprouva même quelques légères hémoptysies.
Cependant , par des soins bien entendus et par
l'apparition des règles , elle fut en beaucoup meilleur état ; les règles continuèrent d'être bien périodiques et assez abondantes. La santé parut s'être
consolidée assez pour pouvoir marier la jeune
personne. Mais , devenue grosse , elle éprouva de
nouvelles palpitations du cœur , qu'on diminua
considérablement par les saignées. L'accouchement fut heureux ainsi que les suites des couches ;
mais, quelques mois après , les palpitations du cœur
revinrent , les règles étaient diminuées et souvent
très-retardées avec des hémoptysies fréquentes.
Cette dame demeurait alors à Paris , son mari y
ayant été appelé pour remplir une place dans la
magistrature. M. Thiery-de-Bussy , qui lui donnait des soins , crut devoir m'appeler en consul-

lation. La plénitude et la dureté du pouls nous décidèrent à lui conseiller la saignée du bras, dont la malade avait déjà retiré plusieurs bons effets. Un régime adoucissant, humectant et anodyn fut prescrit et heureusement, car la jeune dame parut bientôt en meilleur état. Elle se faisait saigner quelquefois du pied lorsqu'elle éprouvait du retard ou une trop grande diminution des règles, Son pouls était habituellement *très-dur et plein*. Cependant la respiration devint difficile, il survint de l'œdématie aux extrémités, les urines étant diminuées en quantité d'une manière remarquable. De légers diurétiques étaient prescrits, mais presque toujours sans succès, s'ils n'étaient précédés de la saignée. Nous savions bien que notre traitement n'était que palliatif, mais nous n'en pouvions prescrire d'autre qui ne fût nuisible. Cependant les palpitations du cœur furent moins fréquentes et moins fortes ; le pouls parut moins dur, moins plein ; on comptait sur un prolongement de la maladie, car on n'osait former d'autres espérances, lorsque cette jeune dame finit par mourir de la plus forte orthopnée au moment où l'on ne s'y attendait pas.

Son corps fut ouvert par M. Jolly, chirurgien du quartier. On reconnut qu'il y avait une infiltration générale dans le tissu cellulaire du tronc et des extrémités, ainsi qu'un épanchement considérable d'eau dans les deux cavités du thorax; il

y avait aussi de l'eau dans le péricarde : le cœur ,
qui avait acquis un ample volume , contenait une
grande quantité de sang ; ses quatre cavités étaient
beaucoup plus grandes qu'elles ne le sont naturellement , et leurs parois étaient *très - minces* ,
celles du ventricule droit sur-tout ; quant à celles
du ventricule gauche , elles n'étaient pas plus
épaisses que celles du ventricule droit , quoiqu'elles aient ordinairement deux fois plus d'épaisseur. La couleur des fibres musculaires du cœur
était un peu moins rouge qu'elle ne l'est naturellement ; mais ses fibres n'étaient pas si ramollies
qu'on n'eût quelque peine à les déchirer.

Sans doute que dans cette maladie les contractions du cœur avaient fini par ne pouvoir plus
coopérer efficacement à la circulation du sang , non-
seulement parce que la force des parois était diminuée par rapport à l'allongement contre nature
qu'elles éprouvaient , mais encore parce qu'il eût
fallu que cette force eût été supérieure à celle
qu'elles ont dans l'état naturel , pour pouvoir expulser le sang des ventricules du cœur lorsqu'ils
sont considérablement agrandis.

Quant au résultat de cette observation , c'est
que la malade qui en est l'objet , a toujours eu le
pouls plein , fort et dur , quoique les parois du
cœur fussent très - amincies , mais sans relâchement considérable dans leur texture. Ainsi cette
observation est contraire à celles qu'on a rap-

portées en faveur de l'*anévrysme actif*, dans lequel on croit que les parois du cœur sont toujours plus épaisses et plus fortes.

Que de faits de ce genre ne trouverait-on pas dans les ouvrages de ceux qui ont rendu compte des maladies du cœur d'après leurs symptômes bien observés, et aussi d'après les résultats des altérations de cet organe reconnues par l'ouverture des corps !

On a plusieurs fois remarqué que le pouls avait été très-plein et dur, dans des sujets dont le cœur était dilaté et aminci ; mais d'ailleurs sans altération dans sa propre structure, ni rétrécissement des orifices, soit artériels, soit auriculaires, du moins comme nous l'avons vu et rapporté dans nos deux précédentes observations.

Quant à celles d'après lesquelles on a voulu prouver que, lorsque les parois du cœur sont plus épaisses que dans l'état naturel, le pouls est plus plein, plus fort, plus dur, nous croyons, d'après d'autres observations fidèlement recueillies, que cette conséquence n'est nullement fondée, ayant plusieurs fois reconnu que le pouls avait été très-faible, mou, lent dans des sujets dont les cavités du cœur étaient très-dilatées, quoique leurs parois fussent très-épaissies. Nous l'avons remarqué tel, et plusieurs fois, entre autres, dans les deux frères *Vitel*, chaudronniers, rue des Saints-Pères, morts tous les deux d'une dilatation du cœur; ainsi que dans M. et madame *Villement*, marchands

parfumeurs au marché Saint-Martin , dont j'ai
donné l'histoire de la maladie, et l'exposé de
l'ouverture de leurs corps, dans mon dernier *Mémoire* sur les dilatations du cœur avec épaississement de leurs parois. Mais ces malades , et d'autres encore , ont eu plusieurs fois le pouls *si faible* qu'on a craint de les faire saigner , et cependant , à l'ouverture de leur corps , on a reconnu
que les parois des cavités de cet organe, quoique
très-dilatées , étaient *très-épaisses* , et de la manière que je l'ai exposé dans mon dernier mémoire.

Nous ne pouvons donc croire, d'après cette faiblesse reconnue dans le pouls, que les parois du
cœur, quoique plus épaisses, eussent plus de force,
comme on l'a supposé. Tout prouve, au contraire,
qu'elles étaient plus faibles; d'où , sans doute , il est
résulté que, nonobstant cet excès d'épaississement
dans les parois du cœur , on a reconnu que leurs
ventricules, sur-tout le gauche, étaient pleins de
sang , ce qu'on ne voit pas dans la plupart des cadavres des personnes qui ont péri de quelques maladies convulsives , sur-tout de celles qui ont fini
par l'apoplexie , ainsi qu'après des affections morales , subites et violentes.

Mais ce qui achève , je crois , de prouver que
les parois du cœur , quoique plus épaisses, sont
cependant moins fortes, c'est qu'on a observé que
la partie la plus épaisse des parois du cœur, était
précisément celle qu'on avait trouvé le plus sou-

vent ouverte (1) , et que c'était par cette ouverture ou par ses ouvertures que le sang s'était épanché dans le péricarde ; tandis que le cœur , qui
est naturellement si mince vers sa pointe , avait
conservé son intégrité en cet endroit (2).

Pour décider si les parois du cœur étant épaissies , et les ventricules étant dilatés ou atteints
d'anévrysme , sont plus fortes ou plus actives que
dans l'état naturel , « Il ne s'agit , dit *Senac* , que
» de consulter la structure du cœur , et l'on n'aura
» pas une telle idée. En effet , qu'arrive-t-il dans
» ces parois et dans ces colonnes ? Quand elles
» sont épaissies , leurs fibres ne sont ni ne peuvent
» être plus nombreuses , quoiqu'elles aient plus
» de volume ; leurs nerfs ne sont pas plus nom-
» breux , et ceux qui existent n'ont pas un sur-
» croît d'action sur les fibres musculaires (3). »

Telles sont les remarques que M. *Senac* faisait
contre l'admission des anévrysmes actifs. Il eût pu
ajouter qu'il y a des cœurs dont les cavités , quoique très-dilatées et ayant leurs parois très-épaisses ,
sont en partie durcies comme des cartilages , et
quelquefois en partie ramollies , comme infiltrées

(1) *Voyez* l'Histoire de l'ouverture du corps de madame de Chalabre , et celle d'autres ouvertures qui confirment que les parois des ventricules se sont ouvertes dans
les lieux où elles avaient le plus d'épaisseur.

(2) *Voyez* notre Mémoire sur les ruptures du cœur, 7.

(3) *Senac* , sur la structure et les maladies du cœur,
tom. II, pag. 471 , 2ᵉ édit. , que j'ai publiée en 1774.

4.   6

de sérosité, imbibées ou enduites d'un suc adipo-
cireux ou stéatomateux; que ces parois sont quelquefois rongées, percées, enfin tellement désorganisées, qu'on ne peut y observer leur structure
naturelle, les trousseaux de fibres musculaires ne
pouvant plus être séparés, désunis comme on le
fait dans les autres cœurs : or, il n'est pas douteux que leurs parois n'aient alors perdu de leur
irritabilité naturelle et par conséquent de leur
force contractile; lorsque cependant, par rapport à l'excès de dilatation des cavités de cet organe, leurs parois devraient se contracter plus
fortement que dans l'état naturel, pour maintenir
la circulation du sang (1) au point où elle est
chez les hommes qui jouissent d'une bonne santé.

Cependant il ne faut pas confondre l'augmentation morbide des parois du cœur avec celle, infiniment moins considérable, qui pourrait naturellement avoir lieu dans le cœur d'un homme en
pleine santé, bien nourri, et se livrant à des exercices vigoureux pendant un temps prolongé. Ce
cœur, sans doute, pourrait être plus fort et pous-

(1) Voyez dans *Haller* les belles expériences sur les
animaux vivants, qui prouvent que le sang, en affluant
dans les ventricules du cœur, en détermine les contractions par l'irritation qu'il y excite. *Senac* avait déjà fait
quelques-unes de ces expériences, et en avait tiré les
mêmes conséquences, auxquelles nous avons adhéré,
après les avoir répétées nous-mêmes. *Voyez* notre Anatomie médicale, tom. III, pag. 71.

ser le sang dans les vaisseaux avec plus d'énergie , ainsi que les muscles du tronc peuvent , dans un pareil état de vigueur et de force , mouvoir les membres avec plus d'action ; mais dans ce développement des muscles , leurs fibres conservent leur souplesse, leur rougeur , leur irritabilité , si même elles ne sont augmentées ; les parois du cœur doivent donc alors avoir plus de force que dans l'état naturel , et le pouls être plus plein , plus dur. On conçoit même que le sang peut dans ce cas être porté avec plus d'action qu'il ne faut dans les artères aorte et pulmonaire , non-seulement pour en maintenir la circulation dans l'état où elle est lorsqu'il n'y a aucun trouble dans les fonctions , mais bien plus encore que le cœur pourrait alors, par un excès d'action contre les parois de ces artères , y pousser le sang avec tant de violence , qu'il y produirait un anévrysme qui serait *passif* relativement à leurs parois trop faibles pour résister à la contraction du cœur, et *actif* relativement à l'impulsion du sang contre elles.

C'est dans ce sens que nous croyons que le cœur peut être la cause active de l'anévrysme des artères aorte et pulmonaire ; mais jamais on ne peut admettre dans cet organe même un anévrysme actif par une cause résidant en lui, quand bien même on serait persuadé que l'anévrysme aurait été précédé d'une trop forte contraction de ses ventricules ou de ses oreillettes ; car si cela était ainsi ,

6.

l'anévrysme ne serait survenu que lorsque la paroi du cœur, trop fortement contractée, serait tombée dans le relâchement, et qu'elle se serait ensuite affaiblie, agrandie, pour le former; ainsi que l'on voit tous les jours que des muscles tombent dans l'atonie, dans la paralysie même, après une contraction trop violente, par de grands efforts ou par de fortes convulsions.

Dire donc que le cœur est atteint d'un *anévrysme ou d'une dilatation, quand il est contracté*, c'est se contredire soi-même, et le contraire de ce qui a lieu.

On peut aussi trouver la cause des anévrysmes passifs des ventricules du cœur, dans le rétrécissement de l'orifice aortique du ventricule gauche, et dans celui de l'orifice pulmonaire du ventricule droit, par des indurations cartilagineuses ou osseuses des valvules sigmoïdes.

La même espèce d'anévrysme passif des ventricules du cœur, leurs orifices étant libres, pourrait provenir des ossifications qui se seraient formées dans les artères pulmonaire et aorte, à un éloignement plus ou moins grand du cœur, et les auraient rétrécies.

De tels obstacles, ainsi que d'autres qu'on pourrait citer, en rétrécissant les vaisseaux qui reçoivent le sang du cœur, y ralentissent ou même y empêchent la circulation; d'où il résulte que ce liquide s'accumule en eux vers le cœur et dans ses ventricules, les distend de plus en plus, en

altérant plus ou moins leur structure , et les amplifie enfin au point qu'ils sont affectés d'anévrysmes
plus ou moins considérables.

C'est d'une manière analogue que l'on comprend que les efforts violents des muscles pour soulever un fardeau , dans une rixe ou un accès de colère, peuvent , en comprimant les artères , ralentir
le cours du sang qui sort des ventricules du cœur ,
y retenir ce liquide plus ou moins complétement ,
plus ou moins de temps , et donner ainsi lieu à
un anévrysme qui serait *passif* relativement à la
force des parois de cet organe, et *actif* relativement
à l'impulsion du sang contre elles.

Lorsque l'anévrysme commence, les palpitations
du cœur , la plénitude et dureté du pouls , sont
d'autant plus violentes et fréquentes , que les parois
du cœur résistent davantage à leur extension , ou
que les cavités de cet organe tardent davantage à
s'amplifier : mais dès que la dilatation des cavités
du cœur a lieu , ou que les anévrysmes sont bien
formés , les parois de cet organe sont affaiblies , et le
pouls devient aussi généralement plus faible, plus
mou ; ce qui est le contraire de ce qu'on a voulu
établir ; en même temps les palpitations diminuent
en force et en fréquence.

Enfin, il résulte des observations que j'ai rapportées , et des remarques auxquelles elles ont
donné lieu , que la division des anévrysmes en actifs et passifs , nouvellement établie , n'est fondée
sur aucune raison assez solide pour être admise ,

ayant été prouvé, je le répète, que le pouls avait été dur, fort et plein dans des sujets dont les parois du cœur étaient très-minces, mais saines, et que le pouls avait été,très-faible dans des sujets dont les parois du cœur étaient très-épaisses et désorganisées, ses cavités étant pleines de sang; d'où nous concluons que la doctrine des *Valsalva*, *Morgagni* et *Senac* n'est nullement infirmée, et que tout ce que nous venons de dire tend au contraire à la confirmer.

Sur les ruptures des oreillettes et des ventricules du cœur, ou *sur la solution de continuité des parois des cavités de cet organe, lorsqu'elles sont trop amples* (1).

On trouvera, à la tête du second volume de mes Mémoires, plusieurs observations sur des morts subites occasionées par la rupture du ventricule gauche du cœur; observations que j'ai lues à l'académie royale des sciences en 1784. Il était d'autant plus utile de les lui offrir, qu'on avait alors peu d'exemples de ce genre de mort. J'y ai réuni diverses remarques sur la rupture des parois des autres cavités du cœur, et non, à ce que je crois, sans quelque intérêt, si on a égard sur-tout à l'époque où j'ai donné ce Mémoire; car on cultivait alors si peu l'anatomie médicale à Paris, qu'on

(1) Extrait de mes leçons au collége royal de France.

y ouvrait à peine une centaine de corps tous les ans (1), pour les démonstrations anatomiques publiques et particulières, pour reconnaître les siéges et les causes des maladies dont quelques personnes étaient mortes, pour faire quelques embaumements, enfin pour les ouvertures des corps faites par ordre de justice. Qu'on juge par-là combien était encore peu cultivée à Pari l'anatomie, réellement utile aux progrès de la physiologie et de la médecine clinique.

Très-jeune alors, je crus cependant devoir faire de l'anatomie médicale l'objet principal de mes leçons, d'abord pour éclairer par les résultats positifs de l'ouverture des corps, l'étude des causes et des siéges des maladies, tant pour ma clinique que pour l'instruction de mes disciples, et pour leur apprendre à se garantir des systèmes qu'on leur enseignait, et qui les éloignaient de la bonne méthode de traiter les maladies. Je multipliais les dissections des cadavres, et j'y habituais les élèves, pour leur faciliter l'étude de l'anatomie, dont le plus grand nombre sortait des écoles sans y avoir fait aucun progrès. Mon exemple fût suivi par d'autres professeurs et démonstrateurs, qui ont ainsi étendu les progrès de cette anatomie de la manière la plus heureuse, *Desault* et *Boyer* particulièrement, mais sans éprouver de la part du public les obstacles que j'avais été forcé de vaincre

(1) Au lieu de plus de deux mille qu'on y ouvre ou dissèque aujourd'hui.

moi-même; car à peine pouvais-je obtenir quelques cadavres des hôpitaux , et seulement pour le
jardin du Roi et le collége de France. Ce n'était que
par des espèces de larcins dans les églises et les ci-
metières de Paris, que les cadavres étaient apportés
dans nos amphithéâtres particuliers. Ce n'est que
depuis la révolution que les hospices en ont généralement donné , non-seulement aux établissements
publics, mais encore aux professeurs particuliers ,
ainsi qu'à leurs élèves , pour les dissections , etc. , sans
lesquelles ils ne peuvent apprendre ni l'anatomie ,
ni le manuel des opérations chirurgicales.

Qu'on me pardonne cette digression ; je l'ai faite
pour me justifier d'avoir dit dans mon mémoire
qu'on avait généralement peu d'exemples de ruptures du cœur , ou autres solutions de continuité par
cause interne , des oreillettes , des ventricules de cet
organe, et même de leur cloison. Mais depuis cette
époque tant d'autres observations sur cette sorte
d'altération ont été démontrées dans les leçons publiques et particulières , où rapportées dans des mémoires académiques , dans divers journaux français
et étrangers', qu'il en résulte, au contraire , qu'elles
sont fréquentes.

Il semblerait cependant , d'après les observations
qu'on a déjà recueillies , que les ruptures du ventricule gauche sont plus fréquentes que celles du ventricule droit , ainsi que je l'ai dit dans mon mémoire en 1784 , et que les ruptures de celui-ci sont
aussi plus communes que celles des oreillettes ; ce

qui paraît d'autant plus étonnant, si cela a lieu, que c'est en raison inverse de l'épaisseur de leurs parois que ces ruptures surviennent : mais on en est moins surpris quand on pense que si les parois du ventricule gauche du cœur sont naturellement plus épaisses, elles sont aussi destinées à pousser le sang bien plus loin que le ventricule droit, et dans des parties où la résistance à la circulation du sang dans les vaisseaux paraît devoir être plus grande que celle que le sang doit trouver à parcourir ceux des poumons, le tronc, les branches et les rameaux des artères et des veines pulmonaires. On en est moins étonné quand on songe que les oreillettes du cœur peuvent facilement verser leur sang dans les ventricules de cet organe, les orifices par lesquels ces cavités communiquent ensemble, étant naturellement très-amples, et qu'il faut des causes majeures pour les rétrécir au point que ce rétrécissement soit un obstacle à la circulation du sang ; d'où il résulte que la rupture des oreillettes est réellement plus rare que celle des ventricules du cœur.

Je ne crois pas qu'on puisse en dire autant de leur dilatation, parce qu'elles sont de leur nature pourvues de parois membraneuses très-souples et flexibles ; que, de plus, leurs fibres musculaires sont moins fortes et incomparablement moins nombreuses que celles des ventricules, et encore parce qu'elles laissent de grands et nombreux interstices entre leurs trousseaux ; d'où il résulte nécessairement que les parois des oreillettes opposent moins de résistance au sang qui lui est apporté-par les veines caves ou pulmonaires, que ne font les ventricules à l'égard de celui qui leur est conduit par les oreillettes , ce qui fait que les parois de celles-ci sont plus susceptibles de dilatation. Aussi est-il très-commun de les trouver très-amplifiées ; mais, quant à leur rupture , il est au contraire de fait qu'elle est plus rare que celle des ventricules , souffrant sans doute plus facilement, sans se rompre , un degré aussi considérable d'extension que celle que les parois musculaires du cœur peuvent éprouver, sans se rompre, de la part du sang contenu dans ses ventricules.

Nous disons de la part du sang contenu dans ses ventricules, pour ne pas confondre la cause de cette extension des parois avec celle qui proviendrait d'un vice particulier qui aurait altéré la structure du cœur , puisque, par cette cause , ses parois pourraient être considérablement ramollies, ulcérées, épaissies et allongées , comme nous l'avons dit , et je crois prouvé, dans notre premier mémoire sur le cœur.

Des remarques à-peu-près semblables ont été faites à l'égard de la rupture des artères, plus fréquente que celle des veines , quoique celles - ci soient, ainsi que les oreillettes , plus susceptibles de dilatation que les artères (1).

(1) Voyez à ce sujet les Eléments de la grande Physiologie de *Haller*, et notre Anat. méd. , tom. III , pag. 188.

Le mot rupture, au reste, dont nous nous
sommes servis plusieurs fois pour désigner les ouvertures contre nature reconnues dans les parois
du cœur, nous a paru devoir être spécialement
employé pour désigner l'espèce d'ouverture ou de
solution de continuité qui a été produite par l'effort
du sang contre les parois du cœur pour les dilater, et en les distendant réellement plus ou moins,
ou aussi par un effet de la contraction de ces
mêmes parois contre la masse du sang (1); mais
nous ne croyons pas que ces causes provenant du
sang, soient toujours suffisantes pour opérer un
pareil effet sur les parois du cœur, si elles n'y
sont plus ou moins disposées par le relâchement
de leur tissu, et par conséquent si elles n'ont auparavant considérablement perdu de leur force
naturelle, soit par quelque infiltration plus ou
moins considérable (2), soit par une surabondance de graisse, non-seulement dans leurs parois, mais encore généralement dans toute l'habitude du corps; car alors il semble que généralement dans ces individus la force tonique des
fibres charnues est diminuée dans toutes les parties et dans le cœur particulièrement. *Morgagni* le
croyait aussi, d'après le résultat de plusieurs observations qu'il a rapportées; et les nôtres tendent aussi à nous le faire croire.

(1) Voyez notre Mémoire, académie des sciences, 1784.
(2) Voyez une observation de *Boyer*, rapportée par
Lieutaud, Histor. anatomico-med., tom. II, obs. 53o.

Le relâchement du tissu des parois du cœur peut aussi provenir de divers vices particuliers , du scorbutique (1) , dartreux, psorique (2) , herpétique , morbilleux, variolique (3) , et autres vices plus nombreux encore; car que de perversions ne peut-il pas y avoir dans nos humeurs par état de maladie ! Nous ne craignons pas de le dire , dans un temps où l'on s'efforce de trouver toutes les causes de nos maux dans les solides , pour ne pas les reconnaître dans les fluides , où cependant il n'est pas douteux qu'elles ne résident souvent et primitivement, sans nier que très-souvent les vices des humeurs ne soient secondaires à ceux des solides.

On a plusieurs fois observé dans les sujets qui étaient morts infectés de ces vices , que le tissu des parties solides était très - ramolli , même celui des plus dures, des os , des dents même (4) ; et on a expressément remarqué que la texture du cœur avait été ramollie , putréfiée , ulcérée , gangrenée (5) , carcinomateuse , par ces vices , et en-

(1) Académie des sciences. *Lieutaud ,* Hist. anatomico-med. , obs. 534.

(2) *Lieutaud,* ibid. , obs. 534.

(3) Voyez notre Dissertation sur la petite-vérole , à la suite du Traité de l'inoculation, par M. *Salmade.*

(4) Nous avons cité dans nos ouvrages et dans nos leçons plusieurs faits quile confirment ; et les auteurs *Morgagni, Lieutaud* particulièrement , en citent plusieurs.

(5) Après des fièvres malignes , la peste même , et après d'autres maladies encore , *Lieutaud ,* Hist. anatomico-med.

core par des fièvres malignes , la peste sur-tout ,
comme on en a rapporté des exemples dans l'ouvrage de la peste de Marseille , etc. , etc. ; après
la suppression d'un cautère , ainsi que cela est arrivé à M. de Conflans. (*Voyez* précédemment
notre Mémoire sur les ruptures du cœur.) Or, on
juge que s'il était possible de prévenir les suites funestes d'un pareil ramollissement des parois du
cœur , on préviendrait la dilatation outre mesure
de ses cavités , et que ce ne pourrait être que par
des remèdes très - divers et appropriés à la cause
de la maladie. Mais comment connaître et bien
saisir l'indication du remède?

Les parois du cœur réduites à un tel degré de
ramollissement peuvent être rompues , soit dans
l'intérieur de leurs cavités , comme leurs diverses
colonnes isolées , soit dans leurs parois même , par
le plus léger effort du sang qui tend à les allonger ;
d'où il est arrivé que des malades atteints de dilatations du cœur avec plus ou moins de palpitations,
sont morts en parlant, en faisant le moindre effort
pour soulever le plus petit fardeau (1) , quelquefois
par les plus légères chutes : il est vrai que très-sou-

(1) Mais plus souvent en soulevant de grands poids,
dans une rixe, comme *Walter* en a vu des exemples
(*voy*. Anat. med. de *Lieutaud*, tom. II, pag. 667); dans
un accès de colère, ainsi que mourut madame de Chabannes, dont nous avons donné l'histoire dans notre Mémoire sur la rupture du ventricule gauche du cœur. (*Voy*.
le tome II de ces Mémoires.)

vent ces chutes n'ont lieu que lorsque le cœur s'ouvre dans le péricarde , dans lequel le sang fait alors irruption subite. Or , le cœur pourrait - il alors continuer de se contracter , et la chute du corps ne doit-elle pas avoir lieu dans l'instant ?

Ah ! je n'ai eu que trop sous les yeux la chute d'un malheureux petit-fils, Victor de Lamourié , que j'ai ainsi perdu à l'âge de vingt-un ans, le 5 février 1819. Il était , depuis plus de trois ans, atteint d'horribles palpitations du cœur , avec intumescence de la cavité gauche du thorax , dont les côtes étaient soulevées en dehors , et aussi avec tuméfaction des hypochondres et de la région épigastrique. Plusieurs fois j'avais pu , par des saignées , des opiacés , des diurétiques appropriés , parmi lesquels la digitale était souvent comprise , le guérir des œdématies et même de l'anasarque dont il fut atteint. On l'eût cru en meilleur état , lorsqu'il tomba dans sa chambre sans aucune cause manifeste de chute ; il périt ainsi subitement , comme d'autres , dont *Morgagni*, *Lieutaud* , etc. , ont rapporté l'histoire , ont fini leur misérable vie , non par la chute , mais par la rupture du cœur qui l'avait occasionée.

Je pense aussi que le défaut de circulation du sang , soit par la faiblesse des parois du cœur épaissies contre nature , et affaiblies , soit par le rétrécissement des orifices artériels , ou par la paralysie même du cœur , etc., pourrait également donner lieu à une mort subite, après une chute, ou sans aucune chute.

On trouverait, dans les auteurs, des exemples de toutes ces malheureuses terminaisons des maladies du cœur.

Nous ne nous étendrons pas davantage sur ce sujet, en ayant d'ailleurs plus amplement traité, 1° dans l'*Historia anatomico medica* de *Lieutaud*, où sont rapportées un très-grand nombre d'observations que ce médecin, ainsi que moi, avons extraites des auteurs, ou qui nous sont propres;

2° Dans mon Mémoire sur des morts subites occasionées par la rupture du ventricule gauche (académie royale des sciences, 1784);

3° Dans mon Anatomie médicale, tom. III, où j'ai principalement considéré les altérations que le cœur peut éprouver par état de maladie, sans négliger de prendre en considération les ruptures de cet organe. Nous croyons devoir renvoyer à ces divers articles pour diminuer le nombre des répétitions déjà trop multipliées dans ce même ouvrage.

Symptômes des dilatations du cœur (1).

Les observations ont appris que ceux dont les cavités du cœur étaient dilatées, soit que leurs parois fussent plus épaisses, soit qu'elles fussent amincies, avaient également éprouvé ou éprouvaient encore des palpitations de cet organe plus ou moins

(1) Extrait de mes leçons au collége royal de France, sur les maladies du cœur.

violentes, des faiblesses fréquentes, des syncopes ;
la sensation d'un poids sur la poitrine, ou une douleur oppressive ou gravative, avec de la gêne dans
la respiration ; que leur pouls était tantôt faible,
lent, intermittent, petit, d'autrefois précipité,
inégal, en dilatation, en dureté ou en souplesse,
en force, que plusieurs étaient atteints d'emphysème, de leucophlegmatie, d'hydropisie interne,
de poitrine le plus souvent.

Tels sont les symptômes généraux des dilatations du cœur. Mais la faiblesse du pouls dans l'artère que le médecin touche, et qui, dans quelques
cas plus que dans d'autres, est beaucoup plus grande
pendant le cours de la maladie, ne tient-elle pas à
l'espèce de dilatation des cavités du cœur, droites
ou gauches ? Les résultats des observations sembleraient le prouver. En effet, on s'est convaincu que
le pouls avait été fort, plein et dur, dans des sujets
dont la dilatation du cœur était seulement dans
l'oreillette et dans le ventricule droits, et que lorsque le ventricule gauche était dilaté, ses parois
même étant plus épaisses, le pouls avait été plus
faible que dans l'état naturel, et avec des inégalités
et des intermittences plus ou moins fréquentes ; ce
qui nous paraît infirmer l'opinion de ceux qui ont
dit dans ces derniers temps, sans le prouver par
des faits bien avérés, que le pouls était plus fort
lorsque les parois des cavités dilatées du cœur
étaient plus épaisses. Mais on n'a pas considéré
qu'alors les parois n'étaient qu'épaissies par une

cause morbide, et que, par conséquent, elles étaient moins susceptibles de contraction. En effet, souvent elles ne sont épaissies que parce qu'elles sont pleines d'une graisse stéatomateuse, cartilaginiforme, toujours bien différente de la substance musculaire du cœur sain ; d'autres fois les parois du cœur sont épaissies par des matières séreuses infiltrées, ou par d'autres causes dont nous avons particulièrement traité dans notre Mémoire lu à l'Institut. Un tel surcroît d'épaisseur dans les parois du cœur, non-seulement n'en augmente pas la force, mais plutôt la détruit.

Il faudrait d'ailleurs que la contractilité du cœur fût excessivement augmentée pour que cet organe pût, ses cavités étant agrandies, pousser le sang dans les artères avec autant d'action que dans l'état naturel, pour qu'il n'y eût, non-seulement aucune faiblesse dans le pouls, mais pour que sa force fût réellement augmentée. Est-ce qu'un muscle de toute autre partie du corps, ainsi désorganisé, serait plus fort que dans l'état naturel ? Cela ne se peut comprendre, d'après le résultat des observations qu'on a recueillies.

Combien de fois l'abus de l'esprit, pour introduire des nouveautés, n'a-t-il pas conduit à des erreurs préjudiciables dans l'art de guérir !

Ce qu'il y a de certain, c'est que l'on a souvent reconnu, par l'ouverture du corps des personnes atteintes d'un anévrysme du cœur, qu'elles avaient eu avant leur mort, le pouls intermittent et irrégu-

7

lier, et cela, lorsqu'il y avait en elles des indurations dans les valvules en général, et particulièrement dans les valvules aortiques.

Ceux qui sont atteints d'une dilatation du cœur, ont la respiration plus ou moins difficile, quelquefois avec de la toux, du crachement de sang; une douleur plus ou moins incommode dans le creux de l'estomac, espèce de cardialgie que les malades prennent, au commencement, pour un besoin de manger, d'autant plus qu'elle s'apaise promptement lorsque l'estomac a reçu quelques aliments, sans doute parce qu'alors le diaphragme est un peu relevé vers la poitrine, et soutient ainsi le cœur.

Les poumons et le cœur ayant une grande influence l'un sur l'autre, il en résulte que la difficulté de respirer et les palpitations existent souvent à-la-fois; mais on a remarqué, que tantôt la difficulté de respirer précédait les palpitations, et que tantôt celles-ci précédaient la difficulté de respirer. Il paraîtrait, mais cela n'est que vraisemblable, que, dans le premier cas, les poumons sont affectés avant le cœur, et que, dans le second, le cœur l'est avant les poumons. Mais que les dilatations du cœur existent dans les oreillettes et dans les ventricules à-la-fois, ou seulement dans les oreillettes ou dans les ventricules en particulier, même dans une seule de ces cavités, les syncopes qui surviennent, et qui augmentent progressivement, finissent par être mortelles. Souvent cependant, avant qu'elles soient parvenues à ce fatal degré, les palpitations du cœur diminuent, cessent même; ce qui donne aux malades, et même aux médecins, une fausse sécurité.

Lorsque l'hydropisie de poitrine se joint aux dilatations du cœur, la difficulté de respirer est extrême; le sang, ne pouvant circuler librement dans les poumons, est forcé de séjourner davantage, d'abord dans le ventricule droit du cœur, qui se dilate d'autant plus, et bientôt dans l'oreillette droite, qui, ne pouvant complétement vider son sang dans son ventricule, prend elle-même un surcroît de dilatation, ainsi que les veines-caves supérieure et inférieure, les veines coronaires, les jugulaires et les veines hépatiques, et enfin le système veineux se dilate en général. Au contraire, la respiration souffre secondairement aux palpitations, si la dilatation réside primitivement dans le ventricule gauche ou dans l'oreillette du même côté, parce qu'alors le sang, porté aux poumons par les artères pulmonaires, et ensuite au cœur par les veines du même nom, ne peut sortir librement des poumons pour passer dans ces cavités du cœur, l'oreillette et le ventricule gauche en étant déjà pleins.

On conçoit aussi que la respiration serait affaiblie, languissante, syncopale, si le sang ne pouvait parvenir qu'en petite quantité dans les poumons, et que la respiration cesserait si la circulation du sang y était, interrompue par des altérations des cavités droites du cœur ou de l'artère pulmonaire;

et tel a été le résultat pathologique qu'on a pu déduire d'une multitude d'ouvertures de corps dont l'histoire a été rapportée par *Morgagni, Senac, Lieutaud* particulièrement, et par nous-mêmes.

La douleur dans la région du cœur précède quelquefois les palpitations; mais plus souvent elle n'a lieu que lorsqu'elles sont très-violentes : cependant, presque toujours cette douleur cesse lorsque la dilatation du cœur est portée à un certain degré, et qu'elle est ancienne, mais plutôt dans quelques sujets que dans d'autres; car il y a des malades, au rapport de *Senac*, qui n'en ont jamais éprouvé aucune dans la région du cœur, quoique étant affectés d'un anévrysme considérable de cet organe, dans ses ventricules ou dans ses oreillettes.

Il ne faut pas confondre la douleur propre du cœur avec celle que quelques malades ressentent au creux de l'estomac; le siége de celle-ci réside dans la région du cardia ou de l'orifice supérieur de l'estomac, au lieu que l'autre réside dans le cœur même, le muscle du corps le plus irritable, qui reçoit tant de nerfs du grand sympathique, des deux paires vagues (1) et des nerfs vertébraux mêmes qui s'y réunissent.

(1) Voyez notre *Mémoire sur les nerfs du cœur*, adressé à l'académie de *Turin*, en 1770, dont un extrait se trouve dans mes *Remarques sur l'Anatomie de Lieutaud*, et dans l'*Anat. méd.*, tom. IV, art. *Plexus cardiaques*, 324. Une description plus détaillée de ces nerfs a été donnée par *Antoine Scarpa*, dans ses belles *Tables* sur les nerfs du cœur.

On peut quelquefois reconnaître que le cœur est atteint de dilatation , par la percussion de la poitrine , lorsqu'après avoir placé une main sur la région antérieure de cette cavité , et l'autre sur la région postérieure, on la frappe à quelques reprises , tantôt avec l'une et tantôt avec l'autre main. Le bruit que fait la percussion un peu forte, est plus sourd que dans l'état naturel ; mais, pour ne pas se tromper , il ne faut pas ignorer que la percussion sur la région du cœur rend toujours un son plus sourd que lorsqu'on frappe la poitrine en d'autres parties, parce que celle qui contient le cœur est remplie d'un corps plus solide que les autres. Cette comparaison étant faite avec discernement, on peut ainsi tirer quelquefois des lumières de cette épreuve.

Ordinairement , lorsqu'il y a une dilatation du cœur , on sent , en apposant la main sur la région épigastrique des malades, des pulsations plus ou moins fortes , qui cependant sont quelquefois diminuées lorsque la maladie est plus avancée , non parce que l'altération du cœur est diminuée, mais au contraire parce que sa dilatation étant augmentée et devenue extrême , les contractions musculaires des parois de ses cavités, trop dilatées, se font avec moins de force qu'auparavant.

Ce qu'on a dit en preuve de l'augmentation de force des parois du cœur épaissies , qu'on a cru avoir observée dans des sujets dont le cœur était monstrueusement dilaté , avec des soulèvements ou même des fractures des côtes, du sternum, ne le prouve nullement; la seule intumescence du cœur par le sang ayant pu produire ces effets presque mécaniquement, ainsi qu'une vessie, à force d'être dilatée par de l'air ou par de l'eau qu'on y introduit, souleverait un poids plus ou moins considérable qu'on aurait placé sur elle.

Il n'est pas douteux que la dilatation subite du cœur, par des causes violentes, une course trop forte ou un effort extrême, n'ait été souvent suivie de syncopes; peut-être par le seul ralentissement ou même par la cessation de la circulation du sang, le cœur et les vaisseaux ne pouvant plus l'opérer dès qu'ils sont trop dilatés; comme la vessie ne peut plus expulser l'urine, quand elle en est trop pleine.

Tels sont les symptômes généraux de la dilatation des oreillettes et des ventricules du cœur; mais n'y en a-t-il pas qui pourraient indiquer si elle existe dans une seule ou dans plusieurs cavités de cet organe, dans les ventricules ou dans les oreillettes du côté droit ou du côté gauche, ou même dans une seule de ces cavités? Les observations n'ont donné à la médecine, à ce sujet, que de bien faibles lumières. On a seulement remarqué que lorsque la dilatation avait lieu dans l'oreillette et dans le ventricule droit, les veines jugulaires étaient plus gonflées, la droite sur-tout, que lorsque la dilatation existait dans l'oreillette et dans le ventricule gauche seulement, et que, de plus, nous ne craindrons pas de le répéter, le pouls, lorsque les cavités droites du cœur sont dilatées , continuait d'être assez fort et avec moins d'intermittences que lorsque la dilatation se trouve dans le ventricule gauche.

Il survient encore , lorsque le cœur est dilaté d'une manière remarquable, une tuméfaction dans l'hypochondre droit , laquelle est formée par le foie, qui est alors généralement plus volumineux que dans l'état naturel.

Cet excès de volume du foie vient de ce que les veines hépatiques sont plus remplies et dilatées par le sang, que dans l'état naturel , et que, de plus , ce sang s'épanche dans son tissu cellulaire. La substance en est comme imbibée , ainsi que l'anatomie nous l'a démontré plusieurs fois. Il n'est donc pas étonnant que dans ceux qui ont des dilatations du cœur , le foie ait un grand volume ; et quant à sa situation plus inférieure qu'à l'ordinaire dans le bas-ventre , elle est encore une suite de son refoulement dans cette cavité par le diaphragme ; ce qui est causé par l'augmentation de volume du cœur , et particulièrement de l'oreillette droite.

Il n'est pas étonnant, d'après cela , qu'aux symptômes des maladies du cœur , il s'en joigne d'autres qui sont relatifs aux altérations du foie , de l'estomac et des intestins , tels que la cardialgie , les flatuosités , les nausées , les vomissements , la jaunisse , les coliques , symptômes consécutifs qui peuvent donner de fausses idées sur le vrai siége de la maladie , et faire croire qu'il est uniquement dans l'estomac ou dans quelque autre organe voisin, quoiqu'il soit essentiellement dans le cœur.

Souvent encore, à cette intumescence de l'hypochondre droit par anévrysme du cœur, on peut joindre celle de l'hypochondre gauche par le gonflement de la rate, qui est elle-même plus ou moins refoulée par le cœur, au-dessous des fausses-côtes gauches.

J'ai reconnu, par l'ouverture du corps de quelques sujets qui avaient eu des palpitations du cœur violentes, dont le battement paraissait correspondre à la sixième vraie côte gauche, qu'il avait été produit par la pointe de cet organe sur cette côte, l'oreillette et le ventricule gauches étant très-dilatés. Un tel battement me paraît avoir été principalement l'effet du mouvement de conversion du cœur de derrière en devant par suite de la dilatation de l'oreillette gauche apposée contre la colonne vertébrale, et non de l'allongement du ventricule du cœur pendant la diastole, comme quelques anciens l'avaient cru.

J'ai observé dans des cadavres d'autres sujets qui avaient eu des palpitations sourdes, obscures, gravatives vers la partie antérieure et droite de la poitrine près du sternum, que le ventricule droit et son oreillette étaient dilatés outre mesure, et sans doute qu'alors les battements de la poitrine avaient été produits par le cœur même immédiatement sur la paroi interne pectorale.

Les symptômes d'après lesquels on peut distinguer les dilatations du cœur , de l'asthme, de l'hydropisie de poitrine ; ne sont pas si évidents qu'on ne puisse facilement se tromper ; d'autant plus que ces maladies peuvent être réunies, et avec une intensité plus ou moins grande. Cependant si l'on faisait attention que l'asthme a des époques presque périodiques ; qu'il survient particulièrement aux personnes sujettés aux affections catarrhales ; que ses accès viennent fréquemment au milieu de la nuit ; qu'ils finissent par l'expectoration ; qu'ils durent ordinairement d'une à trois heures; qu'il y a dans l'asthme une contraction violente et précipitée des muscles de la respiration , ce qui n'a pas lieu également dans l'anévrysme du cœur ; qu'il y a de plus , chez les asthmatiques , des temps où ils jouissent de la meilleure santé , pouvant monter les escaliers comme à leur ordinaire , ce que ne fait pas celui qui a une dilatation du cœur ; que le pouls est , chez les asthmatiques, généralement plus plein, rebondissant, plutôt qu'intermittent , et que s'il y a des intermittences, elles ne sont ni aussi marquées , ni aussi fréquentes que lorsqu'il y a de vraies dilatations dans le cœur , sur-tout si elles sont anciennes : on pourrait , d'après toutes ces considérations , ne pas confondre l'asthme avec la difficulté de respirer provenant de la dilatation du cœur.

Dans l'hydropisie avec épanchement d'eau dans les cavités pectorales, l'oppression est constante , les urines sont diminuées , bien plus que dans la seule dilatation du cœur, même avec œdématie des extrémités et bouffissure du visage, à moins que l'hydropisie de poitrine ne s'y soit réunie, ce qui arrive fréquemment, comme on vient de le dire. Le malade a beaucoup plus de peine à se maintenir couché que lorsqu'il n'y a qu'une dilatation du cœur sans hydropisie de poitrine.

Mais les dilatations du cœur ne pourraient-elles pas être confondues avec l'angine pectorale? Sans doute que cela serait très-possible si on ne faisait pas attention que les douleurs du cœur ont un siége à-peu-près fixe et borné; au lieu que celles qui ont lieu dans l'angine de poitrine sont plus vives, précipitées, ayant leur siége transversalement vers le milieu de la poitrine, et sont plus étendues; de plus, que les douleurs, dans l'angine pectorale, viennent brusquement et cessent de même, souvent sans pulsation du cœur; au lieu que, lorsqu'il y a un anévrysme de cet organe, les pulsations sont presque constantes, souvent seulement variables en force.

On pourrait cependant croire, et avec assez de vraisemblance, que l'angine pectorale a son siége dans le cœur, provenant de quelque ossification ou autre obstacle dans les valvules artérielles ou auriculaires, qui trouble la circulation du sang, et qui, moyennant quelque autre cause, n'a pas des effets constants, mais à des époques plus ou moins rapprochées. Ce qu'on dira en traitant de l'angine pectorale tendra à prouver que son siége est dans le cœur.

Nous avons dit que de tous les accidents les plus fâcheux des dilatations du cœur , c'étaient lés syncopes; à ce sujet , nous remarquerons qu'elles sont quelquefois très-légères et éloignées , mais qu'elles ne tardent souvent pas à prendre de l'intensité et à être très-fréquentes; le pouls, pendant les faiblesses , se ralentit quelquefois au point de n'avoir que soixante , cinquante , trente, vingt, dix pulsations par minute; j'ai vu de pareils exemples: les artères paraissaient quelquefois n'être remplies que par de l'air, tant elles étaient souples et molles; la chaleur des extrémités était considérablement diminuée , tellement qu'elles étaient trèsfroides; enfin , la vie finit , pour ainsi dire , en s'éclipsant quelquefois lorsqu'on s'y attend le moins.

Mais à l'égard de tous ces symptômes , combien d'erreurs ne commettent pas , non-seulement ceux qui n'ont pas approfondi , par des lectures et par des observations , ces maladies si obscures , mais encore quelquefois ceux qui les ont bien observées , longuement méditées! (1)

Causes générales des anévrysmes du cœur.

On peut considérer les causes des anévrysmes du cœur, comme efficientes et comme disposantes. Les premières sont généralement actives , les autres sont généralement passives.

(1) *OEdipo enim opus esset*, Lieutaud, Synops. méd.

1° L'on peut comprendre parmi les causes *efficientes* ou *actives* les grands efforts pour soulever des fardeaux ou pour faire de longues et rapides courses à pied ou à cheval, les rixes, les luttes, les coups, les affections violentes de l'ame qui tendent à accélérer la circulation du sang, les accès de colère surtout.

Dans tous ces cas, le sang étant poussé de diverses parties du corps dans les oreillettes par les veines caves qui le reçoivent de tous leurs troncs et rameaux subalternes, les parois des oreillettes sont forcées de se dilater, si ce liquide ne peut facilement couler dans les ventricules du cœur ; ceux-ci, à leur tour, prennent plus de capacité si le sang que les oreillettes ont versé en eux ne se vide facilement dans les artères. Or, comme alors la circulation du sang n'éprouve que trop de résistance pour circuler des oreillettes dans les ventricules, et de ceux-ci dans les artères, il en résulte une extension plus ou moins prompte de leurs parois, quelquefois précédée plus ou moins du ramollissement de leurs fibres ; c'est ainsi que l'on conçoit que les anévrysmes se forment, ou même que les parois du cœur peuvent être rompues.

Il y a apparence, dit *Senac*, que par un exercice habituel et modéré, les fibres musculaires du cœur acquièrent de la force, comme on voit que l'exercice en donne aux autres muscles ; cela n'est pas douteux, mais seulement par un exercice modéré ; car lorsqu'il est violent, alors les efforts des muscles du tronc et des extrémités, en refoulant le sang vers le cœur , l'emportent sur la résistance que cet organe devrait lui opposer et le dilatent , ses fibres sont distendues outre mesure sans pouvoir se rétablir dans leur état primitif ; l'anévrysme se forme ou le cœur peut se rompre.

Des tumeurs qui comprimeraient les vaisseaux sanguins dans des parties plus ou moins éloignées du cœur, pourraient donner lieu à la dilatation de ses cavités , en y faisant refluer ou en y retenant le sang.

Les maladies inflammatoires , le humeurs acrimonieuses , les métastases diverses , les vives douleurs , les fièvres aiguës , en excitant les fortes contractions des muscles du tronc et des extrémités , peuvent déterminer vers le cœur un afflux de sang si abondant, si rapide et si fort, qu'il en produise la dilatation plus ou moins vite , selon l'intensité de cette cause, et la disposition du cœur lui-même , ou des vaisseaux.

Telles sont les causes les plus communes et les mieux connues qu'on peut regarder comme efficientes ou actives.

2° Il en est d'autres , au contraire , qu'on peut considérer comme *disposantes* ou *passives* , telles qu'un relâchement de la substance du cœur par des fièvres malignes , par la peste (1) , par quel-

(1) Voyez dans *Lancisi* , *Senac* , *Morgagni* , *Lieutaud* , etc., divers exemples de ces espèces de dilatations des ventricules ou des oreillettes du cœur.

que vice scorbutique , scrophuleux , cancéreux , variolique , psorique ; par des infiltrations , des ulcérations de cet organe , qui diminuent les forces de ses parois.

Toutes ces causes disposent le cœur à une vicieuse dilatation , telle , quelquefois , que l'action la plus légère du sang contre les parois de cet organe suffit pour les allonger et les rompre , lors même qu'elles ont acquis plus d'épaisseur ; mais étant désorganisées , leur force contractile est alors plus ou moins affaiblie.

On peut comprendre encore parmi les causes disposantes ou passives des dilatations du cœur , les affections somnolentes et paralytiques , dans lesquelles il y a un relâchement des solides par suite des maladies du cerveau et des nerfs en général ou du cœur en particulier : une vie sédentaire pourrait, d'une autre manière , en ramollissant et énervant les parois musculaires du cœur , les disposer à céder plus facilement à l'action du sang; et ce qui le prouve c'est que lorsque cés personnes se livrent aux plus légers exercices , elles ont de violentes palpitations du cœur, qui finissent souvent par être mortelles , et qu'à l'ouverture de leur corps on trouve les cavités du cœur dilatées et pleines de sang.

L'effort du sang contre les parois des ventricules et des oreillettes du cœur, peut donc être considéré comme la seule cause efficiente ou active de leur dilatation. Lorsque le sang pénètre les cavités de cet organe , leurs parois musculaires sont dans le relâchement , leur systole ayant cessé et leur diastole commençant : 1° d'abord les deux oreillettes à-la-fois reçoivent le sang des veines caves et des veines pulmonaires ; 2° ce sang coule des deux oreillettes dans les deux ventricules à-la-fois et à proportion que les oreillettes se vident ; ce qui se fait prompte-ment, d'une part, par la contraction des oreillettes, et de l'autre, par la dilatation des ventricules, opé-rée uniquement par le sang que les oreillettes y pous-sent , car on ne connaît pas de fibres musculaires qui puissent dilater les ventricules ni les oreillettes elles-mêmes; 3° par la contraction des ventricules qui succède à-la-fois dans tous les deux à leur am-pliation, le sang est poussé en même temps dans les artères pulmonaire et aorte, ainsi que dans toutes leurs branches et rameaux ; ce liquide les remplit , les met en dilatation ou en état de diastole, toutes à-la-fois , même les artères coronaires, quoi qu'en aient dit quelques anatomistes (1).

Les parois des artères distendues par le sang, se rétablissent et se resserrent par un effet de la force élastique dont elles jouissent , et sans doute aussi par la contraction de leurs fibres musculaires main-tenues dans un état d'irritabilité, par de petits vais-seaux et par les nerfs qui s'y répandent.

Les cavités du cœur se vident pendant la systole, à-peu-près dans leur totalité, du sang qu'elles con-

(1) Voyez mon Anat. médic. , tom. III.

tiennent ; mais si l'évacuation de ce liquide n'est pas totale, la partie qui reste dans les cavités maintient leurs parois plus ou moins distendues ; d'où il résulte que si ce liquide augmente peu-à-peu en quantité, les cavités du cœur s'amplifient trop (1), et d'autant plus qu'elles ont moins de force contractile ; les oreillettes par conséquent qui sont beaucoup moins épaisses et qui sont moins musculaires, sont aussi plus faibles et plus extensibles, aussi peuvent-elles acquérir proportionnellement et plus vite plus d'ampliation que les ventricules ; et de ceux-ci, le droit plus que le gauche, ses parois musculaires ayant beaucoup moins d'épaisseur que celles du ventricule gauche, à moins de quelque désorganisation.

Cette augmentation de capacité des cavités du cœur est généralement d'autant plus prompte et considérable d'ailleurs, que les obstacles à l'issue du sang par leurs orifices sont plus considérables, et que la force contractile du cœur est affaiblie.

Si le rétrécissement des orifices a lieu dans celui de l'artère pulmonaire et dans celui de l'aorte, les ventricules du cœur sont dilatés et amplifiés ; mais si ce rétrécissement existe dans les orifices des oreillettes, dans les ventricules du cœur, la dilatation des oreillettes ne peut manquer de survenir, et

(1) De même que la dilatation de la vessie augmente peu-à-peu, à proportion de la quantité d'urine qui y séjourne après la mixion.

d'autant plus facilement que leurs parois ont moins
de force, comme on l'a déjà remarqué ; or , ce rétrécissement des orifices du cœur auriculaires ou
artériels pouvant survenir dans un ou dans plusieurs , il en résulte des différences dans le nombre
de ces dilatations.

Les ventricules et les oreillettes du cœur sont
souvent également et dans le même sujet atteints
de dilatation ; mais quelquefois on voit que les
oreillettes sont seulement amplifiées sans que les
ventricules le soient. D'autres fois , au contraire ,
ceux-ci sont monstrueux par leur ampleur , quoique les oreillettes ne soient pas agrandies : cela est
plus rare , mais ce qui l'est moins , c'est que les
cavités droites soient très-dilatées sans que celles du
côté gauche du cœur éprouvent la moindre dilatation ; au contraire , il est très-rare que les cavités
du côté gauche du cœur soient amplifiées seules ,
sans que celles du côté droit le soient. C'est ce que
j'ai le plus généralement observé. On ne peut cependant s'empêcher de dire avec *Senac* , que les
dilatations sont si variables que l'on ne peut en
connaître la cause d'une manière bien positive.

« Il n'y a rien de constant , dit *Senac*, dans
» leur origine , dans leur progrès , dans leur liai-
» son ; tantôt elles viennent les unes des autres ,
» tantôt elles ont des causes particulières qui les
» varient nécessairement. » Attendons du temps
des observations nouvelles : *Senac* l'a dit , nous le
répétons encore; mais je crains qu'on ne le dise

long-temps quand on parlera , du moins sans pré-
vention , sur ses propres lumières.

Résultat général de l'ouverture des corps.

Il résulte des nombreuses ouvertures des corps
qui ont été faites par les anatomistes , 1° que
le cœur peut acquérir un volume si énorme ,
que de son intumescence il résulte souvent une
compression plus ou moins considérable des diverses parties qui l'environnent ; qu'il comprime
quelquefois si fortement le diaphragme et le re-
foule tellement dans le bas-ventre , qu'il y forme
une espèce d'enveloppe ou de capuchon , comme
l'a dit *Senac* , dans lequel le péricarde et le cœur
sont en partie contenus ; qu'il peut , par sa dilatation , produire une compression forte sur l'aorte
et sur l'artère pulmonaire , sur les poumons même ,
et refouler le poumon gauche sur-tout vers la par-
tié supérieure de la poitrine ; qu'il peut aussi produire un soulèvement très-apparent des côtes gauches , et même déterminer leur ramollissement ,
leur carie , leur fracture , ainsi que la carie de
quelques vertèbres dorsales.

Tous ces faits sont bien prouvés par le résultat
des observations anatomiques rapportées par *Morgagni* , *Senac* , *Lieutaud* , *Haller* , etc. , et nous-
même (1).

2° Qu'il n'y a rien de plus fréquent que de voir

______

(1) Anat. médic. , tom. III , pag. 86.

les oreillettes et les ventricules du cœur généralement ou particulièrement, plus amples qu'ils ne doivent être naturellement ; qu'il est sur-tout plus fréquent de les trouver plus dilatés dans les vieillards que dans les adultes , et encore plus que dans les enfants.

3° Que les oreillettes sont plus souvent atteintes de dilatation que les ventricules , et que les appendices des oreillettes sont aussi souvent disproportionnellement amplifiées , relativement à l'augmentation de capacité de leur sinus (1).

4° Que l'ampliation des ventricules est très-souvent relative à l'amincissement de leurs parois ; d'où il résulte que le ventricule droit est fréquemment plus amplifié que le gauche.

5° Que cela n'est cependant pas constant , puisqu'on a plusieurs fois reconnu que la cavité du ventricule gauche , dont les parois sont environ deux fois plus épaisses que celles du ventricule droit , était très-agrandie , quoique le ventricule droit eût conservé sa capacité naturelle.

6° Que bien plus , on a quelquefois reconnu que

(1) Voyez , dans l'Anatomie médicale , la différence et l'histoire de cette dénomination, et dans l'une des figures du cœur, par *Senac*, les développements divers de ces appendices ou oreillettes proprement dites , pour les distinguer des sinus qui font la majeure partie de ces cavités *veineuses* du cœur. Les ventricules peuvent être considérés comme des cavités des artères.

8.

le ventricule droit , non-seulement n'avait pas
alors conservé sa capacité ordinaire , mais même
qu'il était plus rétréci , tandis que le gauche était
considérablement amplifié. Toutes ces différences
proviennent de circonstances particulières qu'on a
pu quelquefois bien reconnaître.

7° Que l'on a souvent reconnu que les cavités
du cœur étaient très-amplifiées , quoique leurs
parois eussent acquis beaucoup plus d'épaisseur
qu'elles n'en ont naturellement , mais qu'alors
elles étaient désorganisées.

8° Qu'il est rare que le cœur prenne un grand
volume sans que le foie n'en acquière aussi un plus
grand ; et comme alors il descend dans là cavité de
l'abdomen plus que dans l'état naturel , il en résulte
qu'il y a une grande intumescence dans l'hypochondre droit et dans la région épigastrique ; que
souvent aussi l'hypochondre gauche est tuméfié
parce que la rate est plus volumineuse et forme
une saillie au-dessous des fausses côtes , qu'on a pu
reconnaître dans le malade même.

9° Que souvent il y a des épanchements d'eau ,
dans le péricarde en particulier, dans la poitrine et
dans le bas-ventre à-la-fois ou séparément , quelquefois dans la tête ; et que souvent même on y voit
du sang épanché , très-rouge , formant des caillots ;
ou que l'eau est trouble , d'une couleur foncée ,
sanguinolente.

10° Que quelquefois les parois du cœur sont ramollies, percées, rompues, et le péricarde plein de sang.

11° Qu'il n'y a rien de plus fréquent que de reconnaître des endurcissements cartilaginiformes, même des ossifications dans les contours des orifices du cœur, ainsi que dans les valvules artérielles et auriculaires de cet organe, souvent avec des espèces de végétations de consistance et de volume divers.

12° Qu'on a reconnu dans quelques cœurs très-dilatés, que les colonnes, particulièrement les transversales des ventricules du cœur, avaient éprouvé une solution de continuité, soit par quelque érosion, soit par rupture.

Pronostic.

Les dilatations du cœur sont toujours très-fâcheuses, sur-tout si elles ne sont pas récentes. Il paraît que celles qui proviennent uniquement d'un excès de sang ou d'une-pléthore sanguine bien reconnue, peuvent être plus facilement guéries que les autres, sur-tout si elles sont promptement traitées.

Celles qui sont compliquées d'une altération dans l'organisation du cœur, sont généralement incurables.

En général, ceux qui ont éprouvé des palpitations du cœur, sont très-sujets aux récidives. Il n'y a peut-être pas de maladie qui en ait de plus fréquentes : elle finit par être continue. Les palpitations sont alors de plus en plus violentes et difficiles à guérir, si elles sont susceptibles de l'être.

Cependant plusieurs de ces malades meurent, non-seulement des altérations du cœur même, mais, par des syncopes qui finissent par être très-fréquentes et intenses de plus en plus, et encore aussi par d'autres maladies qui s'y joignent, comme des orthopnées violentes, l'hydropisie en général, et souvent de la poitrine particulièrement, compliquée fréquemment de celle du péricarde.

Des malades atteints de dilatations du cœur, ont péri d'apoplexie (1), de phthisie pulmonaire (2) ou même hépatique (3); mais fréquemment encore ils meurent d'hémoptysie ou de quelque autre hémorrhagie externe ou interne. De combien d'autres maux les dilatations du cœur ne sont-elles pas compliquées, comme des douleurs dans les articulations, des coliques violentes, des troubles dans les digestions, des borborygmes douloureux, des irrégularités dans la sécrétion et l'excrétion des urines, ainsi que dans leur nature. Mais doit-on être étonné de toutes ces irrégularités, quand on considère que tous nos organes étant soumis à l'action du cœur,

(1) Voyez nos Observat. sur cette maladie, in-8°, 1811.

(2) Voyez nos Observat. sur la phthisie pulmonaire, tom. Ier, pag. 133.

(3) Nous avons rapporté des faits de ce genre dans notre ouvrage sur les maladies du foie, et dans notre Anat. méd., tom. III, pag. 73.

leurs fonctions ne peuvent être régulières lorsque
celles du cœur ne le sont pas elles-mêmes !

En général les dilatations de cet organe sont d'autant plus fâcheuses qu'on en connaît moins la cause,
sur-tout quand elles ne sont pas à leur origine ; car
une fois anciennes et compliquées, les parois des
cavités du cœur étant désorganisées, on ne peut
guère espérer d'en obtenir la guérison ; aussi regarde-
t-on alors cette maladie comme incurable. En effet,
comment pourrait-on se flatter de pouvoir détruire
par les secours les mieux-appropriés, les dilatations des oreillettes et des ventricules du cœur,
lorsqu'elles sont anciennes et considérables, les parois de ces cavités étant alors souvent très-épaisses,
ramollies ou endurcies, squirrheuses, cartilaginiformes, osseuses, pierreuses, et ayant leur
siége dans la substance du cœur, ou résidant seulement dans les valvules ou dans leur ligament
circulaire : ces désorganisations sont toujours incurables. On ne guérit pas non plus celles qui consistent en des ulcérations du cœur, ni presque jamais celles qui sont compliquées de quelque affection paralytique (1), je ne dis pas du cœur seule-

(1) Je dis presque jamais, ayant vu un exemple contraire. Un marchand de la rue Saint-Denis, paralytique
de l'extrémité supérieure gauche après une attaque d'a-
poplexie, et qui éprouvait des palpitations violentes et
continuelles du cœur, avec des syncopes fréquentes, et
chez lequel on remarquait, au tact, de l'intumescence dans
la région du foie, qu'on ne pouvait attribuer qu'au refou-

ment , dont l'existence peut être douteuse , mais même lorsqu'elle est compliquée de la paralysie de quelqnes parties externes.

On pourra trouver à l'article *Palpitations du cœur* des détails ultérieurs sur le pronostic des dilatations de cet organe, ces deux maladies étant souvent réunies. On pourrait même dire que, si les dilatations du cœur ont lieu quelquefois sans palpitations, ce n'est presque toujours que lorsqu'elles sont parvenues à leur dernier degré , lorsque leurs parois se sont considérablement agrandies et affaiblies ; mais il n'en est pas de même à l'égard des palpitations : il en est de plusieurs espèces qui peuvent exister sans qu'il y ait de dilatation du cœur. Voilà la raison pourquoi nous avons parlé de ces deux maladies en deux articles différents. Les dilatations sont généralement plus dangereuses que ne le sont quelques espèces de palpitations sans dilatation (1).

Traitement.

On voit d'après ce que l'on vient de dire sur la nature et les causes des dilatations des cavités du lement de ce viscère dans le bas-ventre par le cœur. Ce malade, dis-je, fut guéri par la saignée , les stimulants , les vésicatoires , les infusions d'arnica, les eaux minérales de Balaruc. Les palpitations du cœur diminuèrent et guérirent à proportion que l'extrémité paralytique reprit sa sensibilité et le mouvement.

(1) Voyez plus bas l'article *palpitations du cœur*.

cœur ou de leurs anévrysmes, que, pour les guérir, s'il est possible, ou du moins pour empêcher leurs progrès, on doit généralement se proposer, 1° de diminuer l'action du sang sur les parois du cœur.

2° De détruire, par les moyens les plus appropriés, les obstacles qui gênent la circulation dans cet organe, ou qui l'empêchent de circuler librement dans le cœur et dans les vaisseaux sanguins.

3° D'augmenter ensuite, s'il est possible, les forces du cœur en excitant la sensibilité de ses nerfs et l'irritabilité de ses fibres musculaires.

Mais il faut être bien réservé dans la prescription de tous ces remèdes excitants, car si ces remèdes peuvent, en quelque manière, être utiles en augmentant la contractilité et la force tonique du cœur, ils peuvent aussi, en produisant ces effets, exercer leur action sur le système vasculaire, et rappeler ainsi avec plus de force le sang au cœur et en augmenter ainsi la dilatation. Nous allons prendre en considération ces trois indications curatives qui nous ont principalement dirigés dans notre pratique.

Quant à la méthode la mieux éprouvée pour diminuer l'action du sang contre les parois du cœur, c'est de recourir à la saignée, à moins que le défaut de pléthore des vaisseaux sanguins ne s'y oppose. Elle peut être curative, principalement lorsque la dilatation du cœur commence à se former, autrement la saignée n'est que prophylactique; mais sous ce point de vue elle est très-souvent utile. Cependant, dans tous ces cas, la saignée doit être proportionnée aux forces des malades, à moins qu'on ne juge que leur faiblesse vienne de l'excès même du sang en général, ou de la pléthore du cœur en particulier, ce qui a réellement lieu alors quelquefois (1).

La saignée du bras plus ou moins répétée désemplit plus promptement les cavités du cœur que celle du pied, quoique quelques médecins aient voulu donner la préférence à celle-ci; mais ce ne serait que dans le cas où une femme, par exemple, éprouverait une suppression des règles, et serait affectée d'une palpitation du cœur, qu'elle devrait être préférée : le rappel des règles pouvant alors de beaucoup augmenter l'efficacité d'une telle saignée. L'expérience a même prouvé, dans cette circonstance, qu'après la saignée du pied, celle du bras avait été plusieurs fois heureusement faite.

On la réitère dans la violence des accidents; mais s'il n'y a pas urgence, et s'il y a quelque engorgement des viscères du bas-ventre, dans le système de

____

(1) *Valsalva, Lancisi, Senac* ont rapporté plusieurs exemples heureux des saignées pendant la faiblesse, même syncopale, de quelques personnes atteintes de palpitations du cœur. Je pourrais confirmer leurs observations par les miennes. C'est alors l'état de plénitude, de dureté du pouls qui doit diriger le praticien. Voyez, sur les bons effets de la saignée dans les dilatations du cœur, les expériences de *Brunner*, *Ephémer.*, *curios. nat.*, obs. 223, an. 2; obs. 73, an 14.

la veine porte particulièrement , sur-tout s'il y a des hémorrhoïdes ou une disposition hémorrhoïdaire , les sangsues à l'anus doivent être préférées. Plusieurs fois, ayant cru reconnaître de l'engorgement dans le foie , avec dilatation de l'oreillette droite du cœur particulièrement , j'ai conseillé très-heureusement d'extraire du sang par les veines hémorrhoïdales ; et cette saignée , en diminuant la quantité de sang de la veine porte et celui des veines hépatiques successivement , et par suite la pléthore de l'oreillette droite en particulier , et du cœur en général , a été réellement très-efficace : de sorte que la région du foie est devenue plus souple , et que les palpitations ont diminué , même cessé pour plus ou moins de temps. J'en ai cité d'heureux exemples , entre autres celui de M. de *Maupertuis* , que je voyais avec MM. *Corvisart* et *Longrois* (1).

Dans des femmes grosses , des palpitations du cœur qui étaient l'effet de la dilatation de cet organe , n'ont diminué ou cessé qu'à force de saignées pendant le temps de la grossesse , et quelquefois encore après l'accouchement. J'en ai vu deux exemples remarquables : moyennant les nombreuses saignées du bras , l'accouchement s'est heureusement terminé avec d'abondantes lochies , et les palpitations du cœur ont ensuite cessé (2).

(1) Voyez mon ouvrage sur les maladies du foie , où plusieurs de ces observations ont été rapportées.

(2) Voyez ci-dessus dans mon Mémoire sur des anévrysmes

A l'usage des saignées on réunit efficacement celui des boissons rafraîchissantes et légèrement diurétiques les moins stimulantes. Celles-ci peuvent même être d'autant plus utiles, qu'il y a alors souvent de l'enflure œdémateuse aux extrémités et une infiltration plus ou moins considérable du poumon, à un tel point même quelquefois que plusieurs malades atteints de dilatation du cœur sont, comme je l'ai dit précédemment, plutôt morts d'hydropisie de poitrine que de la maladie du cœur dont elle était l'effet, quoique mortelle de sa nature, mais qui l'eût été plus tard. C'est le fréquent résultat de l'observation.

Indépendamment des boissons adoucissantes, rafraîchissantes, et légèrement diurétiques, on prescrit celles qui sont anodynes pour diminuer l'irritation du cœur. A cet effet, on a conseillé le musc, l'assa-fœtida en plus ou moins grande quantité, soit par la voie de la déglutition, soit en lavement, l'opium gommeux ; la digitale pourprée a aussi été utilement conseillée sous diverses formes, sur-tout dans ces derniers temps. On l'a prescrite en poudre, en infusion, en décoction, en extrait, en teinture, souvent réunie à l'extrait ou à la teinture de quinquina, ou même d'opium. Nous l'avons ainsi conseillée de diverses manières, et pas toujours sans en obtenir quelque succès, sur-tout après les saignées.

du cœur, quelques faits qui démontrent l'efficacité de pareilles saignées.

L'usage de la digitale nous a paru ralentir les mouvements du cœur et réellement diminuer la violence des palpitations de cet organe, les inégalités et les intermittences du pouls ; elle nous a encore paru avoir un autre effet non moins efficace, celui d'augmenter l'excrétion des urines et de diminuer l'œdématie des extrémités et la bouffissure du visage alors trop communes, en produisant aussi des évacuations alvines nécessaires. Je pourrais, à l'appui des succès que je cite sur la digitale, rapporter trois ou quatre observations intéressantes qui confirmeraient pleinement ce que j'avance. On a, de plus, conseillé la digitale comme topique dans les maladies du cœur, sous forme de cataplasme, en poudre ou en décoction, etc.

Les remèdes toniques et astringents de diverse nature ont été, non-seulement inutilement, mais dangereusement prescrits, lorsqu'il y avait une extrême plénitude des vaisseaux sanguins et des cavités du cœur ; mais lorsque cette pléthore n'est pas prononcée par celle du pouls, et qu'il y a, au contraire, quelques signes d'atonie, on prescrit avec succès ces remèdes. Ils peuvent ranimer la sensibilité et l'irritabilité des muscles : on conseille alors utilement le polygala, la serpentaire de Virginie, l'arnica, le fer et ses diverses préparations, qui ont été fortement recommandées par *Lazare-Rivière*, et remises en pratique par les médecins français *Vernage*, *Bouvart*, *Senac* sur-tout qui les a préconisées d'après des succès qu'il avait

obtenus. Cependant comme d'autres grands médecins n'en ont point retiré de si grands avantages,
ils n'ont pas cru devoir les conseiller, et ils ont
préféré de prescrire les amers contre quelques dilatations du cœur, tels que la gentiane, l'*énula
campana*, l'absinthe, le quinquina, le *quassia
amara*, etc.

Les grands vésicatoires que l'on a appliqués
en pareil cas sur la partie antérieure et inférieure
de la poitrine et sur la région épigastrique, s'ils
ont produit quelques bons effets momentanés,
ont été bien plus souvent sans aucun succès. Et quels
avantages pourraient-ils avoir pour vider le cœur
du sang excédent qu'il contient ? Tout au plus
pourraient-ils évacuer des sérosités du tissu cellulaire voisin, et donner, comme stimulants, quelque action aux parois du cœur relâchées et affaiblies. Ils pourraient sur-tout être efficaces lorsque
la dilatation des cavités du cœur provient de quelque principe délétère qui l'affaiblissait, comme
cela a lieu dans la peste, les fièvres malignes diverses, etc. Très-souvent les vésicatoires ne réussissent qu'après qu'on a détruit, par la saignée,
la pléthore des vaisseaux.

Nous pourrions facilement grossir le catalogue
des remèdes que l'on a conseillés contre les dilatations du cœur, mais leur efficacité, d'abord célébrée par quelques auteurs, n'a pas été ensuite
reconnue par d'autres, non moins dignes d'ins-
pirer de la confiance. Ce qu'il y a de certain et

de plus naturel à croire, c'est que les dilatations du cœur, étant produites par des causes diverses, et se présentant sous divers états, il faut après les remèdes prophylactiques, en chercher le traitement dans des remèdes qui peuvent combattre efficacement chacune de ces causes, si on peut toutefois les bien signaler; mais sans négliger de bien considérer si, en voulant détruire une cause plus ou moins ancienne, on ne nuira pas à l'état présent du malade.

Les antiscorbutiques conviendront, lorsqu'on reconnaîtra l'existence du scorbut ; les mercuriaux, au contraire, lorsqu'on jugera que le vice vénérien a produit la dilatation du cœur : mais toujours il faut les prescrire avec une extrême réserve.

On a recouru diverses fois avec succès à l'application des sinapismes aux pieds, des vésicatoires aux jambes, lorsque la goutte pouvait être considérée comme cause de la maladie du cœur, et fréquemment après la saignée ; car il est des circonstances où les violents excitants pourraient être bien funestes, même, quand la goutte a produit cet anévrysme, si les saignées étaient négligées.

Les sulphureux, dans le cas d'une gale, ont été heureusement prescrits. Des observations que nous avons recueillies donnent la preuve de leurs succès.

On a souvent conseillé à des malades qui avaient une dilatation du cœur bien apparente, et non sans quelque succès, les eaux minérales ferrugineuses, à leur source, lorsque cette dilatation était l'effet des engorgements abdominaux, du foie particulièrement, ce qui n'est pas rare. C'est ainsi qu'on a vanté contre ces dilatations annoncées par des palpitations du cœur, les eaux minérales plus ou moins ferrugineuses de *Spa*, de *Bussang*, de *Forges*, de *Passy*, de *Cransac*, ainsi que celles de *Balaruc*, de *Barèges*, de *Bourbonne*, quoique d'une nature différente. Ces eaux ont été conseillées pour augmenter la force systaltique du cœur et des vaisseaux sanguins, lorsqu'on a voulu produire une excitation plus violente sur le système nerveux et musculaire.

Cependant il faut toujours prescrire la boisson de ces eaux avec grande précaution, car prises en trop grande quantité, elles pourraient, en augmentant la pléthore des vaisseaux sanguins, augmenter aussi leur dilatation, et d'une manière si funeste, qu'on a vu plusieurs fois des buveurs d'eaux minérales, périr de quelque rupture du cœur ou des vaisseaux sanguins, même lorsqu'on ne les croyait aucunement disposés à périr d'une pareille mort.

Qu'on juge donc avec quelle précaution il faut prescrire les eaux minérales, non-seulement relativement à leur nature, mais même à leur quantité. Il faut sur-tout ne conseiller chaque prise de boisson qu'à des intervalles assez longs pour que le malade ait le temps de la rendre par les voies des urines ou par les selles, préférablement par la première.

En général, il faut que les malades évitent les exercices un peu violents, les affections de l'ame même qui peuvent agiter leur physique; car le cerveau et la moelle épinière, qui sont alors les premiers affectés, ayant une grande influence sur le cœur (1) par les nerfs qu'ils lui fournissent, en augmentant son irritabilité naturellement déjà trèsgrande, y suscitent des mouvements spasmodiques que le sang augmente encore, puisqu'il en est le véritable stimulus (2).

Le régime doit aussi seconder le traitement; il faut principalement conseiller des végétaux adoucissants, légèrement acidules, qui font peu de sang; prescrire sobrement les substances animales de facile digestion, éviter les liqueurs spiritueuses.

Dans la prescription des remèdes, il faut toujours bien distinguer ceux qu'on doit conseiller lorsqu'il y a de l'intensité dans les symptômes, de ceux qu'on doit prescrire lorsqu'il y a plus de calme, les premiers ne pouvant être que palliatifs, tandis que les autres pourraient être quelquefois curatifs.

Les accidents sont variables, puisqu'il y a tantôt de fortes oppressions de poitrine, des orthop-

(1) *De animæ imper.*, *in cor.*, *Stahl*, *Sauvagés.*

(2) Voyez les expériences de *Senac*, de *Haller* et d'autres physiologistes, qui prouvent que le sang est un véritable stimulant du cœur. On peut voir aussi à ce sujet les expériences dont nous avons rapporté le résultat dans le précis de notre Cours de Physiologie expérimentale au collége de France, 1771. Mém., t. II, p. 269 et suiv.

4.   9

nées, des hémorrhagies, et tantôt des palpitations du cœur plus ou moins violentes avec redoublement dans les mouvements du pouls et augmentation dans les intermittences, où y ayant des syncopes plus ou moins intenses, quelquefois telles que le pouls s'éclipse.

Dans le premier cas, il faut prescrire les sédatifs, les calmants, les relâchants, la saignée plus ou moins copieuse, les boissons relâchantes et antispasmodiques : les opiatiques peuvent aussi convenir.

Dans le second cas, ou pendant l'asthénie, il faut conseiller les potions spiritueuses avec l'oxymel scillitique, le kermès minéral, l'esprit de Mindérérus, les vésicatoires.

On a cité des cas où des vomitifs avaient été heureusement prescrits; mais sans doute qu'alors il n'y avait ni palpitations ni hémoptysie; car autrement ils seraient funestes. Les purgatifs seraient aussi dans le même cas. Un homme qu'on croyait atteint d'une dilatation du cœur, éprouva d'horribles palpitations de cet organe après un copieux repas; son pouls était fort, plein, son visage rouge. Je crus devoir le faire saigner au lieu de lui prescrire un éméto-cathartique : il y eut après la saignée un léger vomissement et plusieurs évacuations; le succès de ce traitement fut complet.

Mais tous ces remèdes, nous le répétons, ne peuvent être conseillés que d'après des indications particulières.

Quant à ceux qu'il faut prescrire dans l'intervalle des accidents énoncés, ils doivent être relatifs à la cause de la maladie, comme on l'a déjà dit, si l'on a le bonheur de la bien connaître.

DE LA CARDIALGIE.

On a souvent donné à la douleur du cœur deux noms différents, la *cardialgie*, le *cardiogme*, quoique celui-ci ne soit qu'une espèce de cardialgie qui provient des dilatations ou des anévrysmes du cœur et de ses gros vaisseaux (1). On a encore plusieurs fois confondu la cardialgie avec la gastralgie ou la douleur de l'estomac, sans doute parce que cette douleur, si elle est un peu intense, a quelque durée, et qu'elle est bientôt compliquée de celle du cœur. Mais ce n'est pas une raison de priver celle-ci de son vrai nom; car, à son tour, la cardialgie, si elle est forte, est bientôt compliquée de la gastralgie.

Le cœur et l'estomac ayant entre eux les rapports les plus intimes, la douleur de l'un de ces organes se transmet bientôt à l'autre, d'où résulte une maladie compliquée, non-seulement par l'extension de cette douleur, mais encore par divers

(1) Selon *Galien* : cardiogmi nomine quidam intelligunt cordis motum quemdam palpitationi similem. Alii dolorem. Castel. lex. — *Sauvages*, qui donne l'histoire de la cardialgie fort au long, regarde le cardiogme comme une de ses espèces. Il croit, après *Bonnet*, que le cardiogme provient d'un énorme volume du cœur. Nosol., tom. II, pag. 95.

symptômes provenant du trouble des fonctions des deux organes, sans parler de ceux qui peuvent dépendre de la lésion des poumons, du péricarde, du diaphragme, des divers viscères abdominaux, du cerveau même, avec lequel ces organes ont les plus nombreuses correspondances. Qu'on juge par-là combien toutes ces douleurs sont difficiles à bien caractériser; cela n'est même possible que lorsqu'elles commencent et qu'elles sont circonscrites. La cardialgie qui est produite par la dilatation du cœur et des vaisseaux, qu'on a appelée *cardiogme*, est celle que l'on a le plus souvent confondue avec l'asthme, avec l'angine pectorale ou sténocardie, avec l'hydropisie de poitrine, etc. *Sauvages*, qui a connu toutes les difficultés du diagnostic, a été frappé du défaut actuel de nos connaissances pour éviter ces sortes d'erreurs; il en a appelé à la postérité pour de nouvelles découvertes : *Serior œtas hujus diagnosim forte elucidabit*. Nosol. méthod., t. II, pag. 88.

L'on a pu quelquefois révoquer en doute si ces douleurs existaient réellement dans le cœur ou dans quelques parties voisines avec lesquelles on peut si facilement les confondre, ou encore si elles résidaient dans d'autres parties éloignées de cet organe qui auraient avec lui des correspondances, comme il y en a réellement. Mais on n'a pu douter que la douleur n'ait eu son siége dans le cœur, quand on s'est assuré, par l'ouverture des corps des sujets qui s'en étaient plaints vivement plus ou moins de temps avant leur mort , que leur cœur était affecté de suppuration , d'ulcération , de gangrène ou d'endurcissement dans sa substance, squirrheux , cartilagineux , osseux, souvent sans apparence d'altération dans les autres parties éloignées de cet organe.

Des adhérences du péricarde avec le cœur ont été reconnues dans des personnes qui avaient éprouvé des douleurs vives pendant long-temps dans le cœur. Je crois qu'elles sont bien plus communes et plus vives dans cet organe que dans le péricarde. Dans tous les cas, il faut en reconnaître le siége dans les nerfs de ces deux viscères , provenant des mêmes troncs , comme nous l'avons dit précédemment en traitant de l'inflammation du péricarde.

Qu'on ouvre les grands répertoires des observations anatomico - médicales , parmi lesquels nous comprendrons l'ouvrage que nous avons publié sur cette matière intéressante de l'art de guérir , et l'on y trouvera un très-grand nombre de faits exposés ou fidèlement cités , qui prouvent que le cœur est très-susceptible de douleur. En effet , pourquoi cet organe en serait-il plus exempt que les autres ? Est-ce qu'il n'est pas , comme eux, pourvu de toutes les parties qu'on reconnaît dans celles qui sont douées de quelque sensibilité , telles que des nerfs nombreux , mous et pulpeux , ainsi que des vaisseaux sanguins qui les accompagnent , les entourent et les pénètrent ? Est-ce que le cœur n'est pas tissu de trousseaux musculaires , qui sont les plus irritables du corps humain ? Tout annonce que cet organe peut être affecté de douleurs plus ou moins vives ; et tout ce qu'on a dit contre cette assertion , dans ces derniers temps sur-tout , n'est fondé sur aucuns faits physiologiques d'après lesquels on puisse établir une telle opinion , ni d'après les observations pathologiques et anatomiques , puisqu'elles ont démontré le contraire. S'il est des rhumatismes avec de vives douleurs , des inflammations des muscles , pourquoi le cœur en serait-il exempt ? Aucune raison ne porte à le croire. Il est vrai que l'inflammation du cœur a été plusieurs fois bien reconnue dans des personnes qui n'avaient éprouvé aucune fièvre ni douleur dans cet organe ; mais c'est une exception à la règle générale , connue de tous les temps des grands médecins , non-seulement relativement au cœur, mais encore relativement aux autres organes. On reviendra sur cet objet dans un des articles suivants , où l'on traitera de l'inflammation du cœur.

Causes.

Les causes de la cardialgie sont *générales* ou *particulières*. Les causes générales sont : la pléthore sanguine , les inflammations , les maladies exanthématiques , les acrimonies diverses , les excrétions supprimées , les affections nerveuses , les blessures , les contusions des parties qui ont des correspondances avec le cœur.

On doit comprendre parmi les causes particulières, les altérations reconnues par l'ouverture des
corps dans le cœur même, celles de l'inflammation
de cet organe, les abcès, les ulcères, les plaies, l'augmentation de volume du cœur en général par trop de
graisse ramassée en lui ou extérieurement, ou par
la dilatation de toutes ses cavités, ou seulement de
l'une d'elles; par l'augmentation d'épaisseur de ses
parois ramollies ou endurcies; par des excroissances
polypeuses; par le rétrécissement des orifices artériels ou auriculaires avec induration, ossification,
pétrification de leurs valvules, ou des artères et
veines coronaires, et autres altérations des oreillettes et ventricules du cœur que nous avons dé-
taillées dans notre *Anatomie médicale*, t. III.

La cardialgie peut provenir des altérations diverses dans les parois du péricarde, altérations qui
en auraient plus ou moins diminué la cavité, ou
dans lequel il y aurait une grande collection d'eau
ou de substances stéatomateuses; des hydatides qui
s'y seraient formées, et qui pourraient gêner les
mouvements du cœur ou en molester les nerfs; en-
enfin de toutes les maladies du péricarde qui peuvent altérer sa structure, en rétrécissant sa cavité
et par conséquent en resserrant le cœur.

On comprend encore parmi les causes de la cardialgie, d'autres altérations qui n'ont pas leur
siége dans le cœur, mais qui peuvent troubler
son action : telles que les congestions, et d'autres
maladies encore dans les poumons, dans les plè-

vres , dans le médiastin , dans le diaphragme ,
et les maladies diverses des régions abdominales
qui peuvent produire quelque altération du cœur,
comme ferait une excessive dilatation de l'estomac
par des vents ou par des matières alimentaires ou
autres qui s'y seraient accumulées par des tumeurs.

On a encore trouvé la cause particulière des cardialgies dans le foie , dans la rate , dans les épiploons, le pancréas , enfin dans diverses altérations
organiques des viscères abdominaux qui ont réellement donné lieu à cette maladie.

D'autres fois on n'a reconnu pour cause de la cardialgie qu'un reflux de la bile dans l'estomac par
quelques maladies du système de la veine porte ,
du foie particulièrement (1). A ces altérations abdominales, il faut encore réunir celles du cerveau
et des nerfs qui ont pu produire la cardialgie ,
ainsi que l'ont prouvé diverses observations anatomico-médicales.

(1) On pourrait trouver des remarques et observations
importantes sur la cardialgie, dans le sixième chapitre
des Anévrysmes du cœur, de *Lancisi* ; dans le Traité du
cœur , de *Senac*, tom. II, liv. VI, chap. 312 ; dans l'ouvrage de *Matani, De anevrismaticis præcordiorum morbis*;
dans un mémoire de *Meckel*, soc. roy. de *Berlin*, 1753 ;
mais plus particulièrement dans l'ouvrage de *Morgagni*,
de *Sed. et Caus. morb.*, épist. 20 ,jusqu'à la pag. 27 inclusivement. Nous renvoyons aussi à l'Hist. anat. méd. de
Lieutaud, lib. II, et aux articles de la table *Cordis palpitatio* , pag. 467 ; *Annotanda in pulsu* , 473; *Mors subi-
tanea* , 475.

Diagnostic.

On voit d'après l'énumération des causes et espèces de cardialgies reconnues par l'ouverture des corps , que le diagnostic de cette maladie doit être très-difficile , non-seulement lorsqu'elle commence , si elle est simple , parce que ses vrais symptômes , les frémissements du cœur , la douleur , la chaleur , l'inégalité du pouls sont peu intenses ; mais encore lorsqu'elle est très-avancée , parce qu'il y a alors un mélange de symptômes dont il est difficile de distinguer la véritable cause , et de là des erreurs dans le diagnostic.

C'est sans doute ce qui a fait que *Sauvages* , pour bien faire connaître les cardialgies , a cru devoir rapporter quelques histoires particulières sur quelques-unes d'elles , la plupart consignées dans les auteurs. Celles sur des cardiogmes par des anévrysmes du cœur , soit dans ses ventricules , soit dans ses oreillettes , sont importantes. D'autres auteurs ont parlé des cardiogmes dont la cause existait dans les vaisseaux sanguins , avec ou sans concrétions polypeuses , avec ou sans induration , ossification , etc.

Toutes les causes et espèces de cardialgie sont donc très-nombreuses et si difficiles à discerner , qu'on peut très-aisément se tromper dans leur diagnostic particulier. Les connaissances anatomiques qu'on a acquises par l'ouverture des corps ne le confirment que trop.

Pronostic.

Les cardialgies qui ne sont que passagères, peuvent n'avoir aucune suite fâcheuse, ne provenant d'aucune lésion organique du cœur, ni des autres parties du corps avec lesquelles il a des correspondances; mais si les accidents des cardialgies sont durables, ou s'ils reviennent souvent, ils finissent par être funestes, provenant presque toujours de quelques altérations considérables dans le cœur ou dans les organes correspondants. Alors, aux frémissements du cœur succèdent des palpitations plus ou moins fortes, ou celles-ci sont remplacées par les frémissements de cet organe auxquels les syncopes succèdent, et celles-ci peuvent être promptement mortelles.

Les cardialgies peuvent long-temps exister sans que la respiration soit difficile; mais enfin celle-ci finit souvent par l'être beaucoup, d'abord à divers intervalles, et ensuite constamment; ce qui a fait qu'on a confondu la cardialgie avec l'asthme ou avec l'hydropisie de poitrine, laquelle à la vérité termine fréquemment par s'y réunir, ce qu'il est bien important d'observer tant pour le pronostic que pour le traitement de cette maladie.

On voit, d'après ce qui vient d'être dit, que si les cardialgies sont longues et fréquentes, elles finissent par être mortelles, quelquefois après s'être réunies par de nouveaux symptômes, avec ceux de l'angine pectorale , des gastralgies , ou après des palpitations du cœur , des hydropisies de poitrine , des gastrodynies ; enfin il peut quelquefois survenir une rupture des ventricules du cœur et des gros vaisseaux sanguins , ainsi que nous en avons vu des exemples.

On peut regarder comme toujours mortelle la cardialgie qui est un effet immédiat des maladies organiques du cœur et du péricarde. Elle finit par être très-funeste lorsque le cœur souffre secondairement par des altérations de quelques autres organes , si ces altérations sont graves et incurables de leur nature , ce qui n'est que trop fréquent : telles sont les maladies des poumons , du médiastin , des plèvres , du diaphragme , des viscères abdominaux , du foie , de l'estomac , de la rate , du pancréas , etc. , qui produisent souvent la cardialgie. Je l'ai plusieurs fois observée dans des phthisiques. On sait aujourd'hui généralement que les maladies des poumons et du cœur , *aut vice versâ* , se réunissent fréquemment.

Cependant , si la cardialgie était uniquement produite par la bile ou par toute autre humeur stimulante , ou par un vice arthritique , psorique , herpétique , vénérien , scorbutique , scrophuleux , etc.., elle serait bien moins dangereuse , quoiqu'elle pût l'être cependant beaucoup. Mais , en général , quelle qu'en soit la cause , si elle est ancienne et bien confirmée , elle est très-grave , puisque la cardialgie finit ordinairement par des syncopes ou par la suffoca

tion , occasionée souvent par l'hydropisie des poumons ou celle des cavités pectorales.

Traitement.

Si la cardialgie est intense , le pouls étant plein
et dur , il faut prescrire la saignée du bras , pour diminuer la gêne que le sang éprouve en circulant
dans le cœur et dans les gros vaisseaux; et comme
alors il y a des frémissements ou des palpitations
plus ou moins fortes , avec pléthore sanguine , la
saignée du bras est impérieusement commandée.
Elle serait au contraire funeste si le pouls était faible , débile , sur-tout s'il y avait de l'asthénie , et
encore plus si une vraie syncope avait lieu.

Après la saignée , s'il y avait une rémission des
symptômes , on pourrait prescrire les remèdes qui
paraîtraient indiqués relativement aux causes éloignées de la maladie et à leur siége immédiat dans
le cœur , ou médiatement aux autres organes plus
ou moins voisins. Heureux alors le malade , si les
paroxysmes de la cardialgie laissent de longs intervalles pour què les remèdes aient le temps de produire quelques utiles effets ! mais souvent on n'en
peut concevoir qu'une faible espérance.

La cardialgie la moins fâcheuse serait celle qui
proviendrait de quelques affections nerveuses, hystériques , mélancoliques , sans causes graves , je
veux dire sans la désorganisation du cœur , ni celle
d'autres organes : il faudrait alors conseiller les

boissons relâchantes , légèrement anodynes , pour tenir le ventre libre; des bains de pied ou des demi-bains , des lavements émollients, des remèdes opiacés , la valériane , l'assa-fœtida. J'ai eu en ce genre plusieurs fois des succès réels dans des malades qui avaient été réputés incurables , et cela parce qu'on croyait qu'il existait chez eux des vices dans le cœur qui n'avaient pas lieu , la maladie n'étant que spasmodique.

Dans ce cas même , si la pléthore était réunie à l'affection nerveuse , il faudrait , nonobstant la prescription des anti − spasmodiques et des boissons humectantes et rafraîchissantes , conseiller la saignée. On procurerait ensuite , par quelques doux laxatifs , de légères évacuations alvines.

Si la cardialgie provient de quelque acrimonie , il faut prescrire les humectants, les adoucissants , et ensuite les dépuratifs appropriés.

Dans la cardialgie par le reflux de la bile dans l'estomac , qu'on reconnaît quelquefois aux symptômes des lésions du foie , quelques absorbants , comme la magnésie blanche , les boissons aigrelettes, les doux purgatifs conviennent : on prescrit les antiscorbutiques quand la cardialgie provient du vice scorbutique ; les mercuriaux, si le vice vénérien a lieu; les préparations sulfureuses, lorsqu'il y a quelque humeur psorique, etc. Je pourrais citer diverses observations confirmatives sur tous ces points de doctrine pathologique.

Mais si la cardialgie était l'effet du rhumatisme

ou de la goutte , il faudrait conseiller , sur-tout dans les intervalles des accès , le traitement relatif à ces deux maladies; et dans tous ces cas , les sinapismes et les vésicatoires aux pieds peuvent opérer de très-utiles effets.

Le quinquina serait prescrit à haute dose, si la maladie paraissait provenir d'un principe fébrile. Il réussit aussi souvent , quand il provient d'un vice arthritique.

J'ai vu une cardialgie intermittente en tierce , qui fut guérie par l'usage du quinquina.

Le traitement de la cardialgie doit donc être dirigé vers la cause la mieux reconnue de la maladie , dans les intervalles des accès sur-tout , pour en empêcher les progrès autant que possible , sans négliger , dans tous ces cas , de surveiller le malade relativement à ses exercices , pour qu'il ne se livre qu'aux plus doux.

Il faut aussi le diriger dans le choix des aliments , et lui défendre tous ceux qui sont stimulants , échauffants , et qui font trop de sang.

Mais que peut-on attendre des remèdes si la cardialgie est portée à un certain degré par la désorganisation du cœur , ou même par celle des parties qui ont une correspondance immédiate avec lui, et qui troublent la circulation du sang? Il faut alors se borner à prescrire les remèdes palliatifs , et particulièrement pendant les paroxysmes. À cet effet, on conseille les anodyns , parmi lesquels les opiacés tiennent le premier rang; les boissons anti-

spasmodiques , les pédiluves , les lavements émollients., quelquefois la saignée , etc.

On peut aussi faire quelques onctions anodynes
sur la partie antérieure et inférieure de la poitrine
et supérieure du bas-ventre , qu'on peut aussi re-
couvrir d'un emplâtre de même nature , en même
temps qu'on met des sinapismes aux pieds ou des
vésicatoires aux jambes pour y exciter une irritation salutaire qui peut diminuer la maladie du cœur.

DE LA STÉNOCARDIE *ou* DE L'ANGINE PECTORALE (1).

Nous préférons la première dénomination à la seconde , quoiqu'elle ne soit pas aussi généralement
adoptée ; nous la préférons encore à celles d'*asthénie angineuse* et de *sternalgie*, parce que ces noms
sont trop vagues.

C'est le docteur *Bréra*, savant médecin d'Italie ,
qui a le premier adopté la dénomination de *sténocardie* , persuadé qu'elle était la plus convenable ; ce
qu'elle nous paraît être en effet, d'abord parce qu'elle
indique le siége de la maladie dans le cœur , où elle
réside toujours, soit immédiatement , soit médiatement à la lésion des poumons et du péricarde ; et
ensuite parce qu'elle donne une idée assez exacte de
la nature de la maladie, pour ne pas la confondre
avec d'autres maladies dont le siége réside dans cet
organe ou dans ses parties voisines. C'est d'après ces

(1) Extrait de ma leçon du collége royal de France sur
cette maladie.

motifs que nous l'avons adoptée (nous paraisant préférable), sur le résultat des observations du docteur *Bréra* et des nôtres , qu'il a jugées intéressantes.

Les anciens n'ont pas distingué cette maladie des autres affections de la poitrine ; ce sont les modernes qui , après un examen réfléchi de ses symptômes , ont cru devoir la considérer comme une maladie particulière.

Il paraît que les Anglais en ont les premiers donné , non-seulement dans leurs écrits , mais encore dans leurs leçons , une description distincte des autres maladies , notamment les docteurs *Héberden* , *Fothergill* , *Smith* , *Magbride* , *Percival* , *Cullen* , *Parry* , *Arwin* , *Johnston* , *Hamilton* , *Hay* , etc. ; etc.

Les Allemands en ont à-peu-près parlé de même, et presque en même temps , tels que *Brunner* , *Grunner* , *Tôde* , *Weichman* , et d'autres auteurs célèbres de cette nation , qui ont publié des traités particuliers sur cette maladie.

Plusieurs savants médecins d'Italie l'ont aussi crue digne de leurs observations et de leurs écrits , particulièrement *Bréra* dans ces derniers temps , comme nous venons de le dire.

Quant aux médecins français, nous ne finirions pas si nous voulions citer tous ceux qui ont pris cette maladie pour l'objet des recherches particulières dont ils nous ont fait part , soit par des dissertations qu'ils ont imprimées , soit par des articles insérés dans les journaux, ou dans les recueils

des sociétés savantes. Nous dirons seulement que ,
parmi ces nombreux écrits , on doit distinguer
celui du docteur *Rognon* , professeur de médecine
à Besançon , qui a donné une description de cette
maladie , dans une lettre adressée à *Lorry* , d'autant plus intéressante et curieuse , qu'elle a été publiée en 1768 , avant qu'aucun des écrits que nous
venons de citer eût paru , du moins en France.
Depuis cette époque on a publié plusieurs intéres-
sants ouvrages sur cette maladie , entre autres celui
de M. *Baumes* , savant médecin et professeur de la
faculté de Montpellier , et celui de M. *Desportes* ,
médecin de la faculté de Paris. Leurs ouvrages sont
pleins de recherches et d'observations intéressantes.

Différences.

La sténocardie ne peut être confondue avec
l'asthme , ni avec les diverses espèces d'orthopnée , ni avec les cardialgies , en y comprenant le
cardiogme , ni avec les palpitations du cœur et les
syncopes , ni avec l'inflammation du cœur , du péricarde , des poumons , du diaphragme , etc. , quoique ces maladies se compliquent souvent entre elles ,
ainsi que cela est prouvé par le résultat des observations.

On jugera par les causes nombreuses qui peuvent produire la sténocardie , qu'elle doit être
fréquente. On doit le croire d'ailleurs , si on réfléchit aux nombreux écrits que des médecins de

toutes les contrées de l'Europe ont publié sur cette maladie, dans lesquels on trouve de nombreuses observations.

On a dit qu'elle pouvait être *sporadique* et *endémique*; mais aucun fait assez positif ne nous a assez éclairé pour avoir une opinion assez formée à ce sujet. Quant à ce que l'on a dit encore qu'elle est *contagieuse*, nous ne pouvons le croire; cette maladie étant de la nature des chroniques, et provenant presque toujours d'une lésion reconnue dans le cœur, ou, au moins, toujours d'un trouble dans ses fonctions. Tel a été du moins le résultat de l'opinion que nous avons cru devoir nous former d'après nos propres observations.

Diagnostic.

La sténocardie a des paroxysmes plus ou moins rapprochés et plus ou moins intenses.

Ceux qui en sont atteints éprouvent dans la cavité de la poitrine une douleur vive qui réside transversalement sous les mamelles; quelquefois cependant cette douleur se fait ressentir longitudinalement dans la direction du sternum, s'étendant alors supérieurement jusqu'à la partie antérieure du cou, et inférieurement jusqu'à la partie supérieure du bas-ventre, ou même quelquefois jusqu'au nombril.

Souvent la poitrine est généralement très-douloureuse; et c'est parce que les douleurs sont variables, qu'on a cru devoir admettre plusieurs espèces d'angines de poitrine, une supérieure, une moyenne, une inférieure, une transversale, une générale et d'autres partielles.

Souvent aussi, sans que les douleurs soient très-vives, les malades éprouvent une difficulté extrême de respirer et une gêne ou même une douleur plus ou moins grandes de mouvoir les bras, quelquefois encore les extrémités inférieures. Il y a souvent dans leurs muscles, une espèce de stupeur ou d'engourdissement comme dans la paralysie ; souvent aussi le mal se borne au pli du coude ; mais quelquefois il s'étend jusqu'aux poignets ou même dans toute la main ; d'autres fois il est borné à une seule extrémité supérieure, droite ou gauche. Le pouls est généralement serré et inégal, quoiqu'il y ait à cet égard de grandes différences.

Tel est le résultat général des symptômes de la sténocardie qui a aussi ses degrés ; tous ceux qui en sont atteints n'éprouvent pas aussi subitement que d'autres la difficulté de marcher, ni l'oppression à la poitrine, ni les douleurs dans les bras d'une manière aussi intense ; mais très-souvent les douleurs viennent subitement pendant la marche ou la promenade même, au point que le malade est obligé de s'arrêter subitement pendant quelque temps.

Nous avons dit que cette maladie avait ses paroxysmes ; cependant il ne faut pas croire que, dans leurs intervalles, les malades n'éprouvent aucun symptôme de leur maladie : ils ressentent pres-

que constamment un peu plus ou un peu moins de
gêne, de douleur dans la poitrine, vers la base du
cœur ; leur respiration n'est pas dans l'état naturel :
il y a dans le pouls des inégalités remarquables ;
les malades ressentent du frémissement ou même
des palpitations dans le cœur , sur-tout s'il n'y a
pas de longs intervalles dans les paroxysmes.

On peut distinguer ces symptômes de ceux de
l'*asthme*, parce que , dans cette dernière maladie ,
les douleurs de la poitrine, la stupeur des bras, etc. ,
n'existent pas comme dans la sténocardie , du
moins d'une manière aussi marquée , et que de
plus , les palpitations du cœur ni les syncopes
n'ont pas lieu lors même que l'orthopnée est la
plus intense : il suffit alors fréquemment d'exposer
le malade à un air frais pour faire cesser son accès
d'asthme.

La distinction que l'on a voulu établir entre ces
deux maladies , d'après leurs paroxysmes relativement au temps-où ils surviennent , du jour ou de
la nuit, n'est nullement exacte , les paroxysmes ,
dans l'une et l'autre de ces maladies, étant également
très-fréquents pendant la nuit.

Dans le cardiogme (espèce de cardialgie), le
rémissement du cœur est le symptôme dominant
et existe souvent sans douleur bien notable, sans
trouble apparent dans la circulation du sang , ni difficulté de respirer dont se plaigne le malade, sans
engourdissement des bras , ni difficulté dans leur
mouvement.

On ne peut, non plus, confondre la sténocardie avec l'inflammation des poumons, du médiastin, du péricarde, du cœur même, ni avec les hydropisies du péricarde, du médiastin, n'y ayant pas, dans ces maladies, des paroxysmes aussi marqués, ni du relâche comme il y en a dans la sténocardie. Cependant on ne peut se dissimuler que ces maladies n'aient entre elles tant de complications, que le diagnostic n'en soit très-difficile, et quelquefois même impossible ; et, pour en être bien convaincu, il faut en avoir connu les difficultés par sa propre expérience.

Périodes de la maladie.

L'on en a admis trois : le commencement, l'état et le déclin.

Au commencement de la sténocardie, les symptômes sont peu intenses ; les douleurs de poitrine étant légères et de très-courte durée, la respiration n'est pas gênée : à peine observe-t on dans le pouls quelques petites inégalités ; et le malade souvent ne ressent du côté du cœur aucun trouble, ou seulement un léger frémissement, comme dans les cardialgies simples ou les plus légères. Les malades continuent d'agir, de marcher, de parler, comme s'ils étaient en santé ; leur visage n'éprouve aucun changement remarquable ; à peine ressent-on dans leur pouls quelque différence de celui qui est naturel.

Cet état peut durer plus ou moins de temps, des mois, des années, avant que les vrais symptômes de la sténocardie, ceux qui sont caractéristiques, existent évidemment.

Cependant ces symptômes peuvent survenir plus ou moins vite et acquérir un grand degré d'intensité; alors la maladie est dans son *état*, les douleurs de poitrine sont très-vives, et elles viennent si subitement que quelques malades disent qu'il leur semble avoir été blessés par un instrument qui aurait pénétré dans la poitrine; d'autres, au contraire, croient y éprouver une douleur pareille à celle qui serait l'effet d'une contusion.

Quelques malades se plaignent d'une douleur transversale intérieure, qui s'étend d'un sein à l'autre, douleur qui quelquefois, selon l'expression de quelques-uns, est coupée par une autre douleur qui s'étendrait longitudinalement dans la poitrine, dans la direction du sternum, du cou, jusque dans la partie supérieure de l'abdomen, quelquefois jusqu'à la région ombilicale.

J'ai vu des malades qui se plaignaient d'une douleur de poitrine générale, quelquefois aiguë, et plus souvent plus ou moins gravative, venant promptement et au moment où les malades paraissaient être le mieux, sur-tout quand ils marchaient, ce qui les obligeait de s'arrêter subitement pendant plus ou moins de temps. Cette douleur cesse quelquefois aussi très-vite, et le malade peut reprendre sa marche; mais d'autres fois elle est plus longue à disparaître qu'elle n'a été prompte à survenir.

Le pouls, pendant les paroxysmes, est plus serré, fréquent, que dans le temps de relâche ou celui d'apyrexie. On y observe quelques intermittences plus ou moins éloignées, et même des inégalités; il s'élève dans quelques pulsations au delà du rhythme naturel; mais plus souvent on peut observer que le pouls reste, au contraire, concentré plus ou moins de temps.

Le malade se plaint d'éprouver quelquefois alors, dans la région du cœur, quelque léger frémissement; son visage est changé de couleur, étant plus ou moins rouge, quelquefois un peu violet à proportion que cet état se confirme; il ressent de la stupeur ou de l'engourdissement avec difficulté de mouvement dans l'un ou dans les deux bras jusqu'au coude, et après ces accès il se trouve plus affaibli, sa marche étant d'abord débilitée; mais il la reprend ensuite comme dans l'état naturel, et ses forces se réparent.

Cependant les paroxysmes de la sténocardie faisant des progrès en fréquence et en intensité, cette maladie parvient à son plus grand degré. Les douleurs de la poitrine sont plus vives et souvent leur siége est plus étendu; l'irrégularité du pouls est plus grande, les intermittences sont plus fréquentes et plus longues, et les pulsations de l'artère plus élevées ou plus concentrées. Au lieu de simples frémissements du cœur, il y a souvent des palpitations de cet organe , d'abord obscures , ensuite plus fortes et sensibles en divers endroits de la partie latérale gauche et inférieure de la poitrine, avec des douleurs plus ou moins vives qui correspondent au cœur ; ce qui prouve de plus en plus que le siége de tous ces maux finit par exister dans cet organe , si même il n'y est déjà : le malade éprouve aussi , souvent , divers symptômes de gastralgie , tels qu'une douleur dans la région épigastrique profonde , qui paraît résider dans l'estomac même. Le malade croit y ressentir un mouvement de rétraction , en même temps qu'il éprouve quelquefois une autre douleur plus postérieurement , dont le siége paraît exister dans l'orifice supérieur de l'estomac ou cardia , avec d'autant plus de vraisemblance , qu'il y a souvent des rots , des hoquets qui précèdent les paroxysmes , et qui durent plus ou moins de temps ou qui leur succèdent pour se prolonger encore et se renouveler.

Les paroxysmes de la sténocardie sont aussi souvent précédés par des céphalalgies violentes , des vertiges , des pandiculations. Le malade éprouve , pendant leur durée , de la roideur dans le cou ; la couleur du visage qui était d'abord rouge , comme on l'a dit, devient plus foncée et violette ; quelquefois elle est seulement terne ; les yeux sont aussi tantôt rouges , animés et quelquefois affaissés, pâles ; la respiration est très-gênée. On observe du mouvement dans les hypochondres ; la peau est moite , un peu onctueuse ; la langue est aussi quelquefois rouge et d'autrefois pâle. Cependant la respiration, de très-laborieuse qu'elle était , revient quelquefois très-promptement dans l'état naturel , plus vite souvent que le pouls ne perd de sa fréquence et de sa dureté. Le malade paraît être mieux par la tranquillité dont il jouit ; mais s'il conserve de la bouffissure au visage plus ou moins de temps après les paroxysmes , s'il y a aussi de l'œdématie aux extrémités, sur-tout avec diminution des urines , il faut en attendre d'autres et plus violents encore. La maladie faisant des progrès , la respiration reste gênée ou même devient plus laborieuse ; les troubles dans la circulation augmentent ; la roideur du cou est permanente ; il survient un surcroît de battements du cœur et des artères ; et souvent enfin des faiblesses et même des syncopes qui font périr le malade comme ceux qui ont une hydropisie de poitrine , ou comme ceux dont la circulation du sang est interrompue par quelque maladie organique du cœur.

Causes les mieux reconnues.

Cette maladie est souvent occasionée par les vices rhumatismal , arthritique , psorique , herpétique , vénérien , scrophuleux , scorbutique , les excrétions diminuées ou supprimées , la pléthore sanguine , l'obésité, l'asthme , les maladies organiques du péricarde , du cœur , des gros vais-

seaux, des poumons, du médiastin, du diaphragme, les altérations des viscères abdominaux,
une trop grande amplitude ou autres affections
morbides de l'estomac, de l'épiploon, du foie,
de la rate, de la matrice, etc.

Ce sont autant d'espèces de *sténocardie* qui mé-
ritent d'être prises en considération pour le pronostic et pour le traitement.

Ne poúvant entrer ici dans tous les détails qu'exi-
gerait l'exposition de toutes ces diverses causes,
sur-tout de celles qui concernent les altérations du
cœur et du péricarde, ainsi que de celles d'autres
organes qui peuvent influer sur le cœur et troubler
son action, nous croyons devoir renvoyer aux auteurs qui en ont traité d'une manière particulière,
notamment aux ouvrages que *Morgagni* a publiés
sur ces matières, et parmi lesquels nous ne craindrons pas de comprendre notre Anatomie médicale, qui contient beaucoup de faits importants
à cet égard, et que j'ai présentés de la manière la
plus claire et la plus méthodique, pour que les
jeunes médecins puissent plus facilement en conserver le souvenir.

Nous allons encore, pour ce qui concerne plus
particulièrement la sténocardie, donner le précis
des ouvertures des corps qui ont été faites.

Ouvertures des corps.

On a reconnu dans plusieurs cadavres des personnes qui étaient mortes de l'angine de poitrine,

1° des altérations dans les orifices artériels du cœur qui les rétrécissaient, telles qu'un gonflement avec ou sans induration cartilagineuse ou ossification des ligaments circulaires de leurs orifices artériels, de leurs valvules, ou de leurs tubercules ; quelquefois toutes ces parties sont altérées, ou bien l'altération n'existe seulement que dans quelques-unes d'elles. On reconnaît aussi des altérations semblables dans les valvules des orifices auriculaires ; mais elles nous ont paru moins fréquentes. De pareilles indurations ou ossifications ont aussi été observées dans les artères et les veines coronaires, dans la substance même des ventricules du cœur, ainsi que dans la cloison qui les sépare. Mêmes altérations ont été reconnues dans les parois des oreillettes ; enfin on a observé des intumescences stéatomateuses, cartilagineuses ou osseuses dans les artères et les veines de diverses parties du corps.

2° On s'est assuré par l'ouverture du corps des personnes qui avaient éprouvé les symptômes de la sténocardie, qu'il y avait de la dilatation dans les oreillettes et dans les ventricules du cœur, ou dans quelques-uns des gros vaisseaux artériels ou veineux, quelquefois sans autre lésion apparente ; et quelquefois la substance de ces parties paraissant molle et comme atteinte d'infiltration.

3° Quelquefois une collection de graisse autour du cœur, à la base principalement, ou autres altérations qui ont donné à cet organe plus de volume qu'il ne devait avoir relativement à la capacité du péricarde, d'où il est résulté qu'on a trouvé différentes altérations dans le cœur ou dans les vaisseaux sanguins, d'après lesquelles le cœur avait plus ou moins souffert, comme dans le cardiogme, et, en général, éprouvé de la compression par le péricarde.

4° On a aussi reconnu des altérations diverses dans les parois du péricarde, ayant plus ou moins d'épaisseur et étant souvent endurcies, quelquefois adhérentes au cœur. Ces altérations paraissaient provenir d'un vice stéatomateux; quelquefois-elles étaient formées par des hydatides; enfin on a trouvé la cavité du péricarde pleine d'eau, de sang, de concrétions stéatomateuses, plus ou moins adhérentes à ses parois.

5° Quelquefois on a vu des collections diverses dans les plèvres ou entre cette membrane et les poumons, entre les lames du médiastin, de l'eau, de la graisse, du sang, etc.; les deux lames du médiastin étant quelquefois atteintes d'inflammation.

6° Des altérations dans les poumons, comme des intumescences par des pneumatoses, des infiltrations séreuses ou sanguines, des hydatides, des kystes; par des suppurations, des indurations, enfin par des congestions qui, en augmentant trop le volume des poumons relativement à la cavité pectorale, pouvaient avoir produit une compression assez forte sur le péricarde, pour le rétrécir et comprimer le cœur.

7° On a trouvé dans le corps de quelques personnes mortes de sténocardie des tumeurs diverses, des abcès dans le diaphragme , ou des traces d'inflammation dans ce grand muscle , etc.

8° Dans quelques sujets, les côtes ont été trouvées réunies entre elles , souvent ankylosées , soudées avec les vertèbres et avec le sternum par l'ossification des cartilages et des téguments. On a cru pouvoir reconnaître dans cette réunion , la cause de la sténocardie dont ces sujets étaient morts , et l'on a été d'autant plus dans cette persuasion, qu'on n'a reconnu en eux aucune autre cause de maladie qui eût pu les faire périr (1). Cependant on pourrait douter de la justesse de cette conséquence, par le résultat de plusieurs observations sur des ossifications complètes des cartilages sterno-costaux avec réunion intime des côtes et du sternum , reconnues dans des sujets qui n'étaient nullement morts de sténocardie , qui même n'avaient éprouvé aucune lésion bien notable dans la respiration.

9° Différentes altérations du bas-ventre, comme une collection énorme de graisse dans l'épiploon , des hydropisies diverses enkystées ou avec épanchement ; des maladies de l'estomac quelquefois

(1) Nous disons reconnu , et non qu'il n'y avait aucune cause de sténocardie , comme quelques-uns l'ont dit ; ce qui est très-différent ; et combien de causes trop réelles de maladies que nous ne connaissons pas même par les meilleures dissections des corps. Le grand *Fernel* nous a bien prouvé qu'il en était bien convaincu , par l'article *De abditis morborum causis. Opera omnia*, in-fol. , Paris , 1679.

trop ample , sur-tout un énorme volume de la rate qui soulevait le diaphragme et comprimait le cœur ; enfin l'altération du foie , ayant acquis également un volume excessif , particulièrement dans son lobe gauche , et soulevant le diaphragme et le cœur.

Les organes divers du bas-ventre, le mésentère, les reins , la matrice , les ovaires ayant aussi trop de volume, la vessie urinaire étant distendue outre mesure par l'urine , etc. , d'où résultait que tous ces organes occupaient trop de place dans la cavité du bas-ventre et refoulaient médiatement ou im-médiatement le diaphragme plus ou moins dans la poitrine , et qu'ils produisaient une compression du cœur plus ou moins forte ; les hydropisies di-verses, la grossesse même , ont pu , par la même raison , donner lieu à la sténocardie , ainsi que cela a été observé.

On voit , par le résultat des altérations bien ob-servées , qu'on a souvent reconnu , par l'ouver-ture des corps de ceux qui sont morts après avoir éprouvé tous les symptômes de la sténocardie , que cette maladie avait eu son siége immédiate-ment ou médiatement dans le cœur , ou dans d'autres parties qui avaient eu sur cet organe une grande influence ; et que toutes ces causes bien considérées , avaient plus ou moins concouru à troubler les fonctions du cœur en le resserrant et le rétrécissant plus ou moins , d'où étaient sur-venus le trouble, l'interversion des mouvements de cet organe , et par conséquent de son action relativement à la circulation du sang , d'où également étaient survenues les palpitations du cœur que les malades avaient éprouvées , ainsi que les syncopes dont les malades avaient péri. Le cœur ne pouvant pousser librement le sang dans les organes de la vie , celle-ci ne peut que s'éteindre.

Ainsi s'expliquent naturellement les divers symptômes de la sténocardie , qui , en dernier résultat , sont des effets funestes de la lésion du cœur, s'ils ne l'ont toujours été dans le courant de la maladie. C'est ce que j'ai déjà dit depuis long-temps , et ce que le célèbre *Bréra* a également pensé , d'après le résultat de ses observations et de celles que j'avais rapportées.

Pronostic.

Le pronostic de la sténocardie est d'autant plus fâcheux que les douleurs que les malades éprouvent sont longues , intenses , rapprochées, qu'elles sont réunies au frémissement et aux palpitations du cœur (ce qui constitue le cardiogme, espèce de cardialgie), à la difficulté de respirer, aux syncopes , à l'assoupissement.

La maladie est beaucoup moins grave lorsque les paroxysmes sont courts , légers , éloignés, sans difficulté de respirer , ni palpitations du cœur, ni syncopes ; elle est généralement plus fâcheuse , au rapport de *Fothergill* , chez les jeunes et vieilles personnes que dans celles qui sont d'un moyen âge. Cependant cela n'est pas toujours confirmé par les observations , puisqu'elles nous ont appris que des personnes de tous les âges en étaient mortes , toujours avec des altérations plus ou moins remarquables dans le cœur , souvent des ossifications ou des indurations dans les valvules, ou dans leurs corps ligamenteux circulaires.

La sténocardie qui provient du rhumatisme ou de la goutte, peut se dissiper dès que les douleurs viennent à se faire ressentir dans les muscles ou dans les articulations, si toutefois il ne s'est pas déjà formé quelque altération organique dans le cœur, dans le péricarde , ou dans les viscères, dont les lésions peuvent troubler les fonctions du cœur.

Celle qui est l'effet des éruptions rentrées peut diminuer et se dissiper lorsque ces éruptions reparaissent à la peau.

Celle qui provient de la pléthore se guérit par quelque évacuation sanguine , par la saignée artificielle ou par le saignement du nez, le flux hémorrhoïdal, les règles chez les femmes , ou lorsque quelques autres évacuations qui auraient été supprimées, se rétablissent naturellement ou par l'art.

La sténocardie qui serait produite par un principe fébrile , pourrait aussi être promptement guérie par le traitement qui détruirait la cause ou la fièvre dont elle proviendrait.

Celle qui a son siége immédiat dans le cœur est généralement plus dangereuse que celles dans lesquelles cet organe n'est affecté que secondairement ; d'où il résulte que la sténocardie avec de fortes palpitations du cœur, ou des syncopes intenses, réunies aux symptômes de l'hydropisie de poitrine, est non - seulement incurable, mais qu'elle peut être promptement mortelle.

On ne peut, non plus, espérer la guérison de la maladie, lorsqu'il y a des symptômes qui indiquent la désorganisation du cœur.

Traitement.

Le traitement de la sténocardie n'est presque toujours que palliatif ; s'il est quelquefois curatif, ce n'est que dans les cas où la maladie commence et qu'elle est peu intense, sans lésions organiques : alors le traitement peut produire quelques effets salutaires ; mais toujours il doit être d'autant plus soigneusement varié que la maladie est diverse par ses causes, par son intensité et par ses complications.

Quand la maladie ne consiste qu'en une *simple affection spasmodique*, légère même, le malade éprouvant plutôt un frémissement dans la région pectorale, vers où dans le cœur, que de vraies palpitations de cet organe, sans douleur bien notable et peu de gêne dans la respiration, on peut la guérir par le grand air, la promenade, la dissipation dans le moral, des bains de jambes, des demi-bains, de grands bains, quelquefois presque froids ; par de doux anodyns, des infusions théiformes de tilleul, de *gal-*

4.

lium luteum, de feuilles d'oranger avec quelques gouttes de liqueur anodyne d'*Hoffman*, ou encore plus calmantes, celles de *Sydenham*, le laudanum liquide ou autres. On peut aussi conseiller les juleps avec les eaux distillées antispasmodiques, édulcorés avec du sirop d'écorce d'orange, de chèvre-feuille, les pilules d'*assa fœtida* de trois à quatre grains chacune, sans ou avec un peu d'opium gommeux ; quelques prises de poudre tempérante de *Stahl*, de *Dower*, ou de *valériane sauvage*, d'extrait de quinquina, séparément ou réunis ensemble. Il faut tenir le ventre libre, et tirer quelquefois plus ou moins de sang par les sangsues au fondement s'il y a de la disposition aux hémorrhoïdes ou de la pléthore.

Tel est le traitement qui a été éprouvé dans la *sténocardie* qui est simple, nerveuse. Je pourrais citer à l'appui de ce que j'avance plusieurs faits que j'ai observés dans ma Clinique.

Mais si la sténocardie était un effet de quelque autre cause, ou même si l'affection nerveuse n'était que symptomatique ou secondaire de quelque maladie reconnue, il faudrait la combattre par des moyens plus puissants et appropriés ; par exemple, si elle provenait d'une affection rhumatismale ou goutteuse, on devrait, si elle n'était nullement inflammatoire, prescrire les diaphorétiques, les stomachiques amers et les toniques, les sinapismes plus ou moins actifs, les vésicatoires, les cautères, peut-être le moxa ; enfin il faudrait se comporter comme il conviendrait de le faire dans les cas de rhumatisme ou de goutte.

Si la sténocardie était une suite évidente de la transpiration arrêtée ou de la suppression d'autres évacuations, il faudrait tâcher de les rétablir par les diaphorétiques relatifs à la nature de la maladie et aux dispositions du malade. On aurait recours à la saignée s'il y avait des signes de pléthore, surtout après la suppression des saignements de nez, des hémorrhoïdes, des règles, etc. Dans tous les cas, la saignée par la lancette serait préférable aux sangsues si la pléthore était bien prononcée.

Mais si la sténocardie provenait de quelque acrimonie qui affectât le cœur ou les organes qui ont avec lui de la correspondance, les diaphorétiques, les cautères, les sinapismes, le moxa, pourraient être indiqués; et, à cet effet, on pourrait se comporter comme on le ferait si l'on croyait pouvoir combattre efficacement ces divers vices.

S'il y avait des dispositions à la bouffissure, de la tendance à l'hydropisie, les apéritifs, les sudorifiques, les diurétiques, et quelquefois les purgatifs, seraient d'abord prescrits; et après avoir obtenu des sueurs, des urines plus abondantes, des selles plus copieuses, on ordonnerait les remèdes toniques amers, les martiaux particulièrement, mais non auparavant, comme on le fait malheureusement aujourd'hui généralement, au détriment des malades.

Mais lorsque la sténocardie est intense et ancienne , et qu'elle provient , comme cela a lieu fréquemment , de quelque altération du cœur ou des vaisseaux plus ou moins bien reconnue , ou aussi des poumons , du diaphragme , des viscères abdominaux , ce qui n'est pas rare , on ne peut espérer de la guérir qu'après avoir détruit sa cause , et c'est très-souvent impossible. Il faut alors se borner à ne prescrire que les remèdes palliatifs , tant pour prévenir les paroxysmes que pour les rendre plus doux. La saignée est souvent alors l'un des principaux remèdes. On la pratique au bras quand le pouls commence à devenir dur , plein : souvent on empêche ainsi un paroxysme d'avoir lieu; et s'il survient , et qu'il soit violent , la saignée ayant été négligée , on ne peut mieux faire que de la pratiquer pendant le paroxysme même , si toutefois le pouls n'est pas trop faible , et s'il n'y a pas d'affection syncopale , quoique celle-ci puisse cependant être un effet de la pléthore sanguine , et réclamer la saignée ; c'est ce qu'il faut bien prendre en considération : alors les toniques et les stimulants seraient funestes. On prescrit , après le paroxysme , s'il y a des spasmes , de l'irritation , quelques juleps antispasmodiques , des pédiluves , des lavements émollients.

Dans le cas d'une sténocardie par quelque vice du cœur , on prescrirait des remèdes relatifs à sa nature , si l'on était assez heureux pour la connaître , quand la violence des symptômes aurait considérablement diminué , mais toujours avec les plus grandes précautions pour ne pas en augmenter l'intensité.

Dans toutes les espèces de sténocardie, quelles qu'elles soient, le régime doit seconder le traitement. Il faut sur-tout recommander aux malades de ne pas faire de grands repas, d'éviter les aliments échauffants, les vins spiritueux, ainsi que les liqueurs alcoholiques. S'ils sont d'une constitution grasse, on doit leur prescrire un régime presque végétal, et en général peu échauffant. Ce n'est que dans les intervalles des paroxysmes qu'on peut leur permettre l'usage d'un peu plus de vin qu'ils n'ont coutume d'en boire : on peut aussi leur permettre un peu de café ; quelques doux purgatifs de temps en temps, et même un vésicatoire au bras, peuvent leur être utiles. Il faut sur-tout leur tenir le ventre libre par quelques lavements.

Quant aux exercices auxquels les malades aimeraient à se livrer, il faut observer de ne leur permettre que les plus doux, comme la promenade à pied dans des lieux qui ne soient pas montueux, ou dans une voiture douce, pour éviter les cahotements qui pourraient leur être funestes, ainsi que de malheureuses observations l'ont appris.

Des frictions sur toute l'habitude du corps, et particulièrement sur la poitrine, tantôt anodynes, tantôt stimulantes, selon la nature du mal, peuvent être utiles, etc. Mais, il faut l'avouer, on a bien peu de remèdes contre cette maladie quand elle est ancienne et avec désorganisation du cœur, puisque

les plus légères lésions de cet organe peuvent avoir
les plus funestes conséquences.

DE L'INFLAMMATION DU CŒUR, *ou* DE LA CARDITE.

Le cœur, comme tous les autres muscles, peut
être atteint d'inflammation, et plus souvent encore parce qu'il est pourvu d'un plus grand nombre de vaisseaux sanguins, de beaucoup de vaisseaux lymphatiques, et de nerfs nombreux qui proviennent du nerf vague et du grand sympathique,
auxquels se joignent des branches des nerfs cervi-
caux et des premiers dorsaux. Cet organe est d'ailleurs non-seulement plus irritable qu'aucun autre
muscle, mais même qu'aucune des parties du
corps humain.

On ne peut douter que le cœur ne soit très-souvent atteint d'inflammation, quand on s'est occupé
de la clinique de la médecine, et qu'on s'est livré à
l'ouverture du corps des personnes mortes après des
maladies non-seulement de poitrine, mais encore
d'autres qu'on croirait étrangères au cœur si l'autopsie n'avait souvent appris le contraire.

C'est d'après des idées théoriques que l'on a voulu
diminuer le nombre des inflammations de cet organe. Le cœur, a-t-on dit, est baigné par la sérosité
ou par l'eau du péricarde. Il est pourvu de divers
tissus, cellulaire, membraneux, tendineux, qui

énervent l'irritabilité de ses fibres musculaires et la
sensibilité de ses nerfs : mais toutes ces raisons sont-
elles assez valables pour nous empêcher d'admettre
les faits que les ouvertures des corps ont tant de fois
mises sous les yeux, par lesquels il est prouvé que
les inflammations du cœur sont très-fréquentes,
souvent sans avoir été annoncées par les symptômes
que les praticiens ont considéré comme véritablement caractéristiques de l'inflammation du cœur,
et sur l'existence desquels ils n'ont osé élever aucun
doute.

En effet, la clinique apprend qu'il existe une
maladie inflammatoire du cœur, dans laquelle le
malade se plaint d'une douleur plus ou moins vive
qu'il rapporte à cet organe, avec augmentation de
la chaleur naturelle, dont il paraît être le foyer,
laquelle chaleur se répand dans la poitrine et dans
les régions épigastriques et hypochondriaques, et
plus ou moins dans le reste du bas-ventre, en
même temps que le pouls est plus fréquent, intermittent, inégal, serré, plus ou moins dur, et
que le cœur est quelquefois affecté d'un tremble-
ment spasmodique, espèce de cardialgie, ou même
de palpitations plus ou moins vives (1) ; symptômes
qui sont les mêmes que ceux des autres inflammations. S'il y a entre eux quelque différence, elle ne

(1) *Voyez*, dans l'ouvrage de *Senac* sur les maladies du
cœur, tom. II, pag. 371 ; dans *Lieutaud*, Synops. et
Histor. anat. medic., tom. III, des exemples de ces inflammations.

provient à plusieurs égards que de la différence des fonctions de l'organe enflammé ou des parties avec lesquelles le cœur a des correspondances.

La réunion de ces symptomes caractérise la *cardite aiguë* avec d'autant moins d'équivoque que les fonctions de la respiration ne sont pas troublées, qu'il n'y a pas non plus de douleur à la poitrine, en d'autres parties qu'au cœur; qu'il n'y a ni toux, ni expectoration de sang ou d'autres matières qu'un mauvais état des poumons pourrait produire. On ne peut reconnaître en eux le siége de la maladie, ni dans l'estomac, ni dans les intestins; ni dans le foie, s'il n'y a ni cardialgie, ni vomissemens, ni colique, ni jaunisse; accidents cependant dont la cardite peut être quelquefois compliquée : cependant alors elle n'existe pas moins réellement; mais elle est primitive ou secondaire, sans doute par rapport aux correspondances que les nerfs et les vaisseaux du cœur ont avec ceux des poumons, du diaphragme, de l'estomac, du foie, de la rate.

L'inflammation aiguë du cœur peut être d'un tel danger que le malade en meure en peu d'heures, en un jour ou en trois ou quatre. On a cependant des exemples d'une prolongation de cette maladie pendant des semaines, et qui a fini par être funeste, quelquefois en produisant dans le cœur des altérations qui ont duré plus ou moins de temps avant d'être mortelles : ainsi l'inflammation aiguë du cœur peut finir par une maladie chronique de cet organe ; ce qui est bien différent de l'opinion de nos anciens, qui croyaient que la plus petite lésion du cœur causait une prompte mort.

Quelquefois la cardite la plus violente par les symptômes aigus, est accompagnée de syncopés dont on ne peut méconnaître la cause; mais d'autres fois les symptômes de cette inflammation sont si peu ou point prononcés, que si les syncopes surviennent on n'en connaît pas la nature, et l'on méconnaît dans la pratique le vrai caractère de la maladie ; ce que l'ouverture des corps dévoile, en démontrant que le cœur était réellement atteint d'inflammation.

Une autre espèce de cardite, nullement indiquée par les symptômes aigus que nous venons d'énumérer n'est pas rare (1), c'est celle qui est une suite des fièvres ardentes, malignes, de la peste elle-même; celle encore qui a lieu après des métastases diverses, des rhumatismes et des gouttes, des gales, des érysipèles, des rougeoles, des petites-véroles rentrées ou qui n'avaient pas eu un libre cours. Ces espèces de cardites ne sont presque toujours reconnaissables que par l'ouverture des cadavres : aussi les a-t-on depuis long-temps regardées comme très-obscures (2); ce qui a fait que les modernes les

(1) *Si cor affectum est, non diuturna est mortis dilatio.* Aretæi Cappadocis, *de caus. et sign. acut. morbor.*, lib. II, cap. I.

(2) Une infinité d'exemples de cette espèce d'inflammation sont consignés dans nos grands auteurs. Je n'ai jamais cessé d'en citer dans mes Leçons d'anatomie médicale ; cependant, dans ces derniers temps, on ne parle de ces

ont appelées *latentes*, par rapport à l'absence des douleurs du cœur et des palpitations de cet organe, quelquefois de la fièvre elle-même , ou du moins parce qu'il n'y a qu'une fièvre très-obscure. On ne peut cependant douter de la réalité de ces inflammations quand on voit par l'ouverture du corps que le cœur de pareils sujets est atteint d'une suppuration plus ou moins considérable , laquelle a détruit sa substance , ou qu'on y reconnaît des adhérences intimes avec le péricarde , des indurations membraniformes ou cartilaginiformes dans sa substance , qui , lorsqu'elles existent dans les autres parties , sont généralement regardées comme des résultats de l'inflammation ; et peut-on méconnaître alors les traces de cette maladie dans le cœur !

Les observations de ce genre recueillies par les auteurs, principalement par *Morgagni* , *Senac* , *Licutaud* , etc. , ont pleinement démontré que de pareils désordres étaient des résultats d'une inflammation qui , à la vérité , ne s'était pas toujours manifestée par ses symptômes aigus ; sans doute par quelque cause cachée , qui , au lieu de l'*augmentation* d'irritabilité et de sensibilité qui existe dans cette inflammation aiguë , a été avec *diminution* , *extinction* même de l'une et de l'autre.

inflammations obscures que comme si elles étaient nouvellement observées. Jamais on n'a moins lu les anciens qu'aujourd'hui , du moins en France. Un nouveau nom donné à une chose connue ne peut être pris pour une découverte. Aussi *Haller* a-t-il dit : *Qui nihil legunt, nisi noviter inventum.* Élém. physiol. Il pourrait le dire à présent , et avec plus de raison.

Diverses observations ont prouvé que de vraies suppurations, des ulcères, des cancers, s'étaient formés en diverses parties du corps, sans que les malades se fussent plaints d'aucune douleur. Pourquoi cela n'arriverait-il pas également à l'égard du cœur? Est-ce qu'il n'y a pas des esquinancies aiguës avec tout l'appareil des symptômes inflammatoires et d'autres encore, sans l'existence d'aucune douleur ni d'une fièvre reconnaissable au pouls, qui ont promptement fini par des abcès ou des gangrènes, même du voile du palais, du pharynx, du larynx? N'y a-t-il pas des pneumonies également très-inflammatoires par les symptômes aigus, et d'autres qui existent sans ces symptômes, et qui finissent aussi par la suppuration, la gangrène, le sphacèle des poumons? Disons mieux : la même terminaison funeste peut être la suite des inflammations du cerveau, des viscères abdominaux et d'autres parties ; et cela a été su presque de tous les temps des vrais médecins praticiens.

Sans doute que cette espèce d'inflammation obscure est d'autant plus fâcheuse que les ténèbres les plus profondes couvrent souvent alors notre pratique sur sa véritable existence. Heureux celui qui peut la reconnaître ou du moins la pressentir assez pour éviter, non-seulement de tomber dans des erreurs funestes de traitement, mais encore pour pouvoir prescrire, dans ces deux cas si différents de l'inflammation, le remède qui est indiqué, et éviter la prescription de celui qui serait contraire!

Nous concluons donc que c'est à tort qu'on a dit trop généralement, dans ces derniers temps, que l'inflammation du cœur était rare : celle qui se prononce avec les symptômes aigus, il est vrai, est beaucoup moins fréquente que celle qui existe sans tous ces symptômes, ou qui est obscure; car celle-ci est très-commune. Qu'on jette, pour s'en convaincre, un coup-d'œil sur les observations que *Lieutaud* a recueillies dans son *Historia anato-mico-medica* (1), collection à laquelle j'ai eu quelque part, et l'on verra que ces sortes d'inflammations, qui sont souvent méconnues au lit des malades, sont ensuite fréquemment reconnues par l'ouverture des corps.

Quant au siége de l'inflammation du cœur, qu'on a voulu fixer dans ces derniers temps dans telle ou telle partie de cet organe, à l'exclusion des autres, dans quelques tissus seulement, comme on l'a dit, nous dirons que nous croyons que cette manière de s'exprimer n'est pas bien fondée, attendu d'abord, anatomiquement parlant, qu'il n'y a point dans le cœur de tissus assez distincts pour pouvoir les séparer les uns des autres, quelques moyens industrieux qu'on emploie pour y parvenir, toutes les parties du cœur étant si intimement réunies entre elles et tellement compliquées, qu'on ne peut les désunir sans les déchirer. La membrane du péricarde, qui revêt la face externe

(1) On peut voir aussi notre Anatomie médicale, t. III, pag. 17 et suiv.

du cœur, se confond tellement avec cet organe par une multitude nombreuse de filets ou plaques qui s'enfoncent dans les interstices des trousseaux musculeux du cœur, qui les entourent et les distinguent les uns des autres, qu'on ne peut les séparer sans les rompre ; bien plus, ces filets ou plaques cellulaires recouvrent chacune de ses fibres musculaires et même tendineuses si intimement qu'ils se confondent ensemble. Ainsi ce tissu cellulaire faisant partie du péricarde, se perd dans le cœur même en entrant dans sa propre organisation ; il y soutient et fait partie de ses fibres musculaires, de ses vaisseaux sanguins et lymphatiques, ainsi que des nerfs nombreux plus ou moins mous qui parcourent toutes les parties de cet organe de la base vers la pointe, par des flexuosités plus ou moins pénétrantes, et qui fournissent des ramuscules dont divers finissent enfin par se répandre dans les différentes parties du cœur.

Pronostic.

On ne peut porter qu'un très-fâcheux pronostic sur un malade qui est atteint d'une inflammation du cœur bien caractérisée, étant alors très-intense.

Ce n'est que lorsque l'inflammation du cœur est à peine reconnaissable par ses symptômes, la fièvre sur-tout étant légère, sans prostration notable des forces, encore moins de syncopes, qu'on peut se flatter de la guérir par un prompt traitement.

Mais si la fièvre est très-aiguë, avec de vives

douleurs dans la région du cœur, des palpitations fréquentes, des irrégularités considérables dans le pouls, de la difficulté de respirer, le visage étant allumé, avec exaltation des idées ou le délire, tension dans la région épigastrique, etc., la maladie doit être réputée incurable, sur-tout si des faiblesses et des syncopes surviennent.

L'inflammation du cœur *obscure*, *latente*, ou celle qui n'est pas caractérisée par les symptômes aigus, est aussi très-dangereuse, et souvent si vite qu'à peine on en reconnaît l'existence, et même qu'à peine on s'en doute, lorsque la mort survient : cependant on a reconnu, par l'ouverture des corps, que cette inflammation avait existé, comme nous l'avons déjà dit.

C'est sur-tout ce qui a eu lieu dans des personnes qui sont mortes du typhus en un ou deux jours, quelquefois plus vite ; encore la mort est-elle survenue sans qu'on ait eu la moindre crainte d'un pareil danger. Ainsi, si on lit l'histoire des pestes, on y trouvera des exemples de suppuration, de ramollissement, de putréfaction, de gangrène du cœur reconnue dans des sujets qui sont morts presque subitement, auxquels les médecins n'avaient pu plusieurs fois donner aucuns secours, tant la mort était survenue vite. On a recueilli en eux des exemples de gangrène du cœur, non-seulement après des fièvres malignes et après la peste, mais encore dans d'autres organes intérieurs. Ces faits doivent d'autant moins surprendre, que l'on a également vu survenir des gangrènes externes qui ont été plus ou moins funestes, chez des personnes qui n'y paraissaient nullement disposées. Combien de malheureux malades atteints de fièvre maligne, qu'on ne croyait pas dans un danger instant, et qui sont morts peu après l'apparition de quelque gangrène extérieure! tandis que d'autres, il est vrai, ont trouvé leur guérison dans cette gangrène, qui était en quelque manière l'excrétion de la matière morbide, source de leur maladie; mais alors leur pouls se soutenait sans irrégularités, et les forces, au lieu d'être affaiblies, étaient augmentées.

Un malade que j'ai vu (le comte de Valbreck), fut atteint, en vingt-quatre heures, d'une gangrène totale de l'extrémité inférieure gauche, huit à dix jours après qu'il eut fini d'éprouver un accès de goutte assez violent, et qui lui avait duré deux ou trois semaines. Il commençait à marcher, et se disposait à sortir. Son domestique, en l'habillant, vit qu'il y avait une tache noire au-dessous de la malléole interne de cette extrémité, sur la partie latérale antérieure et un peu supérieure du pied : la peau, dans cet endroit, était insensible; mais plus haut, il y avait une tache jaune plus étendue qui était très-sensible au toucher. On m'appela. Je reconnus que la gangrène se formait. Le quinquina fut prescrit à très-haute dose avec l'esprit volatil de *Mindérérus*. On fit des scarifications sur la partie morte, et l'on employa les topiques spiritueux, le camphre et le quinquina, mais inutilement. La gangrène fit de tels progrès qu'en peu d'heures toute l'extrémité fut sphacelée et que le malade mourut.

Or, d'après cet exemple, et tant d'autres qu'on pourrait citer, est-il étonnant qu'après des typhus et des pestes, on ait reconnu la gangrène dans le cœur, non-seulement dans des personnes chez lesquelles ces maladies avaient été bien caractérisées par leurs symptômes, mais encore dans d'autres personnes qui étaient mortes subitement, les symptômes du typhus, ceux de la peste, ni d'aucune maladie du cœur ne s'étant alors manifestés par aucun accident notable ?

Traitement.

L'inflammation du cœur étant de deux espèces bien différentes, l'une aiguë, caractérisée par tous les symptômes de la plus grande sensibilité dans les nerfs et d'une extrême irritabilité dans le cœur, avec pléthore des vaisseaux sanguins bien prononcée ; et l'autre *cachée*, *obscure*, *latente*, annoncée par l'*asthénie* la plus profonde, l'*assoupissement* ou le trouble dans le moral, le pouls lent, faible, mou, enfin à-peu-près pareil à celui qui a lieu dans les fièvres malignes ; tout cela doit annoncer qu'il faut traiter ces deux espèces d'inflammation d'une manière diverse, si l'on peut prescrire un traitement d'après les seules vues théoriques ; ce qu'il y a de bien certain, c'est que le résultat des observations cliniques recueillies par nos plus grands médecins a confirmé d'une manière positive l'efficacité du traitement que nous allons exposer.

La première espèce de cardite réclame les saignées plus ou moins multipliées , selon la violence
de l'inflammation et selon les forces du malade :
la saignée du bras est alors d'abord préférable à celle
par les sangsues , soit au fondement , soit sur la région du cœur; il faut même la réitérer , si l'état
du pouls , l'exaltation des douleurs et l'agitation
du malade l'exigent. Ce n'est que pour compléter
l'évacuation nécessaire du sang après les saignées
par la lancette , qu'on peut recourir à l'application
des sangsues sur la région du cœur , et ensuite à l'a-
nus , non - seulement pour extraire du sang , mais
encore pour produire une espèce de dérivation de
ce liquide vers le bas-ventre , autant du moins que
cela est possible.

Nous avons quelquefois utilement conseillé l'application des ventouses sur la région du cœur ,
sans en négliger les scarifications dans quelques
circonstances. En pareil cas, l'application d'un vésicatoire sur la région de cet organe, ainsi que
le moxa sur cette même région , mais plus souvent
aux jambes , aux cuisses , très-souvent après l'é-
vacuation du sang , nous ont paru utiles. Nous
avons aussi fait apposer des sinapismes sur les
coude-pieds pour faire une révulsion à la disposition inflammatoire, d'autres fois seulement des
bains de jambes ou des demi-bains tièdes. Quant
au traitement intérieur de l'inflammation aiguë
du cœur , il consiste dans la prescription des boissons adoucissantes, l'eau de veau , de poulet, le

petit-lait, les émulsions légères rendues un peu anodynes et aussi un peu laxatives ; ce traitement est d'autant plus urgent que la maladie est intense et qu'elle peut faire de prompts et rapides progrès.

Un traitement bien différent doit être conseillé lorsqu'on croit que le cœur est affecté d'une inflammation obscure où latente, ainsi qu'on est en droit de la présumer telle dans des personnes atteintes de quelque fièvre adynamique ou ataxique, le typhus, la peste : il est rare qu'il faille alors extraire du sang par les sangsues, et encore plus par la saignée avec la lancette. Cependant il le faut quelquefois, et plus souvent même qu'on ne le croirait, si l'on n'en jugeait que par des principes théoriques, et non d'après le résultat des observations. Nous avons déjà dit que *Baillou*, *Valsalva*, *Torti* et d'autres médecins avaient saigné des malades pendant la syncope même, leur pouls étant plein, dur, etc., la pléthore des vaisseaux étant enfin, chez eux, bien prononcée. Nous n'avons pas craint de les imiter dans le traitement de plusieurs fièvres malignes dans lesquelles je pouvais quelquefois raisonnablement croire que le cœur et les vaisseaux sanguins étaient le siége d'une inflammation plus ou moins obscure, et je n'ai pu que me louer d'avoir recouru à la saignée, en ayant obtenu des succès réels. On pourrait voir la confirmation de cette méthode dans les observations que j'ai rapportées dans mon ouvrage sur les maladies du foie. C'est aussi ce que j'ai souvent fait remarquer dans mes leçons du collége royal de France sur les fièvres malignes (1).

Les antiseptiques , sur-tout le quinquina à très-haute dose , en poudre même , seule ou réunie au polygala , à la serpentaire de Virginie , au camphre et aux alcalis volatils , pourraient produire les plus salutaires effets dans les inflammations obscures du cœur. Ce qu'il y a de certain , c'est que ces remèdes réussissent admirablement dans les fièvres malignes , dans lesquelles on peut croire, d'après les résultats de l'ouverture des corps , que le cœur est affecté de cette espèce de cardite.

DES PALPITATIONS DU CŒUR (2).

Symptômes.

Ce ne sont pas les battements passagers et plus ou moins vifs dans la partie latérale gauche , antérieure et inférieure de la poitrine , qui caractérisent la maladie connue sous le nom de *palpitations du cœur;* mais leur durée et leurs récidives plus ou moins fréquentes , avec une faiblesse et

(1) *Voyez* le Traité sur la peste de Marseille , par *Senac ,* au nom de M. *Chicoineau ,* premier médecin du roi Louis XV. *Paris , * in-4°, 1744.

(2) (*Palmos ,* græcis, Lexic. Castell.) — *Immoderata cordis concussio vehementi diastole atque systole molesta.* *Fernelii , Pathol. , lib.* V , *cap.* XI *, de morb. cordis ,* pag. 472. — *Cordis palpitatio.* Sauvages, *Nos. , class.* IV, *spasmi partiales.*

une irrégularité dans les mouvements du cœur et du pouls , qui n'ont pas lieu lorsque les mouvements de cet organe ne sont devenus plus fréquents et plus forts que par quelques efforts physiques dans la course , pour soulever un fardeau , ou par quelque autre cause externe , ou bien qu'ils sont excités par quelque affection morale , la joie, la colère principalement.

Lorsque la maladie du cœur , connue sous le nom de *palpitations* , existe , les mouvements irréguliers et violents de cet organe qui la constituent , surviennent souvent sans aucune cause apparente dans le repos, pendant le sommeil même; s'ils diminuent ou cessent dans les intervalles , c'est pour revenir plus ou moins vite , comme par accès et avec plus de violence , de durée et de fréquence , souvent sans cause manifeste..

Les palpitations du cœur sont ordinairement précédées de bouffées de chaleur , au visage sur-tout, et d'une difficulté de respirer passagère , avec sensation d'un resserrement de la poitrine , d'un tiraillement et d'une chaleur âcre dans la région épigastrique. Les malades éprouvent ordinairement une augmentation d'appétit , de faim même , espèce de *fringale*, de fréquents borborygmes, et quelquefois une tuméfaction douloureuse des régions abdominales par des gaz que les malades rendent souvent par des rots plus ou moins sonores. Il y a en eux des irrégularités dans le pouls , telles qu'il est souvent intermittent ; ses pulsations sont aussi plus ou moins fréquentes et plus faibles qu'on ne devrait l'attendre, des mouvements violents et inordonnés du cœur.

Quelquefois, au lieu de vraies palpitations de cet organe, il n'y a que des *tremblements*, qui, d'après *Senac*, ne sont, comme dans le cardiogme, que des espèces de frémissements de ses parois avec des vibrations presque insensibles, inégales et souvent mêlées de secousses subites, qu'on peut attribuer, non-seulement aux mouvements des fibres et des trousseaux musculaires du cœur, mais encore aux déplacements généraux successifs, plus ou moins violents et plus ou moins rapides de la masse de ce même organe.

Ces tremblements ou frémissements, quelque légers qu'ils soient, sont des palpitations au plus faible degré ; et n'est-ce pas par cette raison qu'il n'y a alors ni percussion sur les côtes, ni sur le diaphragme ? Cela nous paraît d'autant plus naturel à croire, que ces mouvements peuvent être occasionés par les mêmes causes que celles des palpitations ; qu'ils les précèdent souvent ou qu'ils leur succèdent ; enfin, que les mêmes remèdes leur conviennent, avec quelques modifications cependant, selon la force de la maladie, la nature et la disposition du malade. Très-souvent les palpitations légères du cœur ne sont que spasmodiques.

C'est fréquemment pendant la nuit que les accès des palpitations commencent; alors les malades aiment à croire qu'ils ont le cochemar (incube, *éphialtes*):

des médecins même s'y sont trompés. Mais si ces malades continuent de les ressentir, étant bien réveillés, hors du lit et debout, ils finissent bientôt par avoir de vraies palpitations qui ne cessent même pas quoiqu'ils soient levés et hors du lit.

La maladie, en faisant des progrès, ne se manifeste pas seulement la nuit, mais aussi le jour; les palpitations se renouvellent à la moindre agitation morale et physique, et il reste dans ces malades, lorsque les accès des palpitations sont fréquents, un sentiment presque constant de rétraction et de douleur dans le creux de l'estomac, qui augmente encore pendant les palpitations jusqu'à un grand degré d'intensité.

Mais souvent les forces manquent pendant la violence de ces accès, et la tête même se trouble; la respiration étant plus ou moins gênée, il survient une oppression qui augmente, lors sur-tout que ces malades veulent se disposer au sommeil. Ils se tiennent souvent assis sur leur lit et inclinés en avant, si toutefois ils y peuvent rester, ou bien ils se mettent sur un fauteuil, leur tête appuyée sur une table un peu élevée; les hypochondres, sur-tout le droit, sont plus élevés et tuméfiés vers le bas-ventre; le gauche l'est aussi quelquefois d'une manière très-remarquable. On sent, en portant la main sur la région épigastrique et aussi le long des hypochondres, une rénitence formée par le foie et la rate; viscères que le cœur a refoulés vers le bas-ventre, s'ils ne sont eux-mêmes, sur-tout le foie, tuméfiés et engorgés par des matières concrétées et rougeâtres comme du sang , ce qui a souvent lieu , soit primitivement , soit consécutivement aux palpitations du cœur. En un pareil état, les ailes du diaphragme sont non-seulement refoulées vers le bas-ventre par le cœur plus ou moins volumineux ; par le péricarde, qui contient une surabondance d'eau ; par les poumons quelquefois gorgés de sang, etc. , mais encore la portion tendineuse de ce grand muscle est plus ou moins prolongée dans la cavité abdominale : elle forme quelquefois une espèce de poche au cœur , ou, comme *Senac* l'a dit , une espèce de capuchon.

Les palpitations du cœur se font principalement ressentir vers la cinquième, sixième et septième vraies côtes gauches , environ à six travers de doigt du sternum ; elles sont quelquefois si fortes qu'elles soulèvent la main , et quelquefois avec un tel bruit qu'on peut les entendre de loin (1). Elles ont été si fortes dans quelques sujets , que les côtes en ont été fracturées, et que les cartilages sterno-costaux ont été désunis du sternum ou des dernières vraies côtes gauches.

Quant à la fracture des côtes qu'on a réellement

(1) J'ai consigné , dans l'*Anatomie médicale*, divers exemples qui le prouvent ; entre autres celui rapporté par *Columbus* , qui a été cité par *Morgagni* , *Senac* , etc. , dont *Saint-Philippe-de-Néry* fut le triste sujet. Les palpitations du cœur dont il était atteint, étaient si violentes qu'on les entendait en entrant dans sa chambre.

observée chez des personnes mortes de palpitations du cœur, on a remarqué qu'elles étaient déjà ramollies ou plus ou moins cariées (voy. *Anat. méd.*, tom. iii, p. 94), ce qui les avait sans doute disposées à être fracturées.

Enfin les battements ne se bornent pas au cœur : ils résident souvent aussi dans l'aorte, à sa partie ascendante, dans sa crosse ou dans sa partie descendante pectorale et quelquefois encore abdominale ; ils sont alors souvent plus ou moins violents. Ordinairement les malades se plaignent de ces battements, et disent en éprouver de très-violents à la partie supérieure de la poitrine, près du sternum, ou plus bas latéralement le long de la colonne vertébrale.

Le médecin peut quelquefois les sentir en plaçant sa main à plat contre la paroi postérieure et inférieure, un peu à gauche de la poitrine, à peu de distance de la colonne vertébrale ; alors le gonflement et les battements des artères carotides, des veines jugulaires même sont plus ou moins apparents ; enfin quelquefois toutes les artères ont leur pulsation plus forte : cela est sur-tout remarquable dans les artères axillaires et inguinales : mais de tels exemples, comme l'a dit *Senac*, sont rares.

Le pouls est généralement, dans toutes les artères, petit, fréquent, inégal, intermittent, variable. Cependant on a reconnu, dans quelques sujets atteints de palpitations du cœur, une différence dans le battement du pouls de diverses arières , étant plus fort ou plus faible , plus fréquent ou plus lent dans quelques-unes que dans d'autres , ce qui peut provenir de diverses causes particulières. Souvent ces malades éprouvent des douleurs dans le tronc ou dans les membres , dans les articulations sur-tout , avec de la chaleur quelquefois précédée de froid ; douleurs qui durent plus ou moins de temps, similant des accès de goutte ou de rhumatisme, pendant lesquels les urines sont plus ou moins abondantes, claires, troubles, briquetées, etc.

Un tel état dans ceux qui ont des palpitations du cœur, est plus ou moins durable, des semaines , des mois, des années , selon l'intensité des symptômes, l'âge des sujets , l'efficacité des secours mis en usage, la persévérance dans le régime , la régularité dans le repos, ou au moins dans les doux exercices , le calme de l'esprit.

La maladie a fait de grands progrès lorsque l'œdématie des extrémités ou l'anasarque surviennent ; que les faiblesses sont fréquentes et intenses ; que la respiration est laborieuse ; enfin que les cavités pectorales se remplissent d'une eau plus ou moins abondante : le malade périt de suffocation ou de syncope , s'il ne meurt quelquefois subitement de la rupture du cœur , ou de son extrême dilatation avec amincissement de ses parois alors très-affaiblies, ou, au contraire , avec un tel épaississement et désorganisation, qu'elles ont perdu la faculté de se contracter; d'où il résulte que la circulation du sang ne pouvant plus se soutenir, la vie s'éteint.

Tel est le résultat que l'on peut déduire des diverses observations rapportées par les auteurs et par nous-mêmes, dans un mémoire imprimé dans le Recueil de l'académie des sciences, année 1784, et dans ceux que j'ai lus à la même académie en 1817 et 1818; mémoires qu'on trouve plus haut dans ce volume.

Causes et espèces.

1° Elles peuvent être simplement spasmodiques, ou par excès d'irritabilité du cœur et des vaisseaux sanguins; 2° par pléthore; 3° par inflammation du cœur ou d'autres parties; 4° par des vices des humeurs; 5° par l'usage des boissons spiritueuses et des aliments échauffants; 6° par des douleurs générales ou particulières; 7° par suite d'excessives évacuations; 8° par des fièvres diverses; 9° par de fortes affections de l'âme; 10° par intumescence du corps adipeux, ainsi que par des tumeurs dans la poitrine et dans le bas-ventre, par la grossesse; 11° par des chutes, des efforts violents, des contusions, des plaies; 12° enfin il y a des palpitations héréditaires.

Les différences des palpitations que nous venons d'admettre d'après les résultats bien constatés des observations, nous paraissent plus faciles à comprendre et plus propres à nous conduire pour le traitement qui leur convient, que celles que *Cullen* a adoptées (1).

(1) Selon ce célèbre médecin, il y en a *cinq* principales. La *première* est celle qui naît de l'action du stimulus

1° On peut comprendre parmi les palpitations du cœur *par excès d'irritabilité*, celles auxquelles les enfants sont plus fréquemment sujets que les adultes, leur sensibilité étant naturellement plus grande ; elles peuvent aussi être excitées par les douleurs de la dentition. On peut y comprendre aussi celles qui sont produites par de vives affections de l'ame, la colère le plus souvent ; celles qui ont lieu à l'époque de la puberté chez les filles, sur-tout au temps de leur première menstruation ; celles qui surviennent également aux filles et aux femmes hystériques, et pendant leur grossesse, laquelle tient alors souvent des palpitations par pléthore, comme on le dira plus bas.

A ces palpitations spasmodiques on doit réunir celles que les affections mélancoliques peuvent produire aux hommes mêmes ; celles qui se réunissent aux diverses affections convulsives, à l'épilepsie

ordinaire du cœur ; la *seconde* comprend les palpitations qui naissent de toute résistance qui s'oppose à l'évacuation libre et continue des ventricules du cœur ; la *troisième*, les palpitations qui viennent d'un cours plus ou moins violent et plus rapide du fluide nerveux dans les fibres musculaires du cœur ; la *quatrième* vient de toutes les causes qui produisent une faiblesse dans l'action du cœur ; enfin, la *cinquième* différence des palpitations, dit *Cullen*, vient d'une irritabilité particulière ou mobilité du cœur (*Cullen, Med. prat.* mccclviii). Mais cette division des palpitations n'est-elle pas trop abstraite pour conduire à leur diagnostic et à leur vrai traitement ?

très-souvent ; celles qu'éprouvent les personnes que de cruelles douleurs tourmentent, la pierre ; la goutte, le rhumatisme, et chez les femmes, les douleurs de l'enfantement, ou celles qui sont la suite des couches; celles qui sont causées par divers poisons, l'arsenic. le sublimé corrosif, les vomitifs et les purgatifs trop violents; enfin on doit y comprendre les palpitations du cœur qui sont excitées par de vives douleurs occasionées par des vers, des piqûres, par des fractures des membres, par des opérations chirurgicales, etc.

Que de belles observations confirmatives de toutes les causes des palpitations spasmodiques ne pourrions-nous pas rapporter qui les confirmeraient ! J'ose dire qu'il m'en coûte beaucoup de n'en pas faire le récit, étant très-souvent contraire aux opinions de quelques médecins relativement aux traitements excitants plus ou moins funestes qu'ils ont souvent malheureusement prescrits à de tels malades. On trouverait, dans ces observations, la conviction que ces palpitations n'ont cessé que par l'usage des anodyns, des relâchants, ou par des dépuratifs, qui détruisaient les causes de l'irritation du cœur ; ce qui faisait alors connaître clairement la nature de la maladie.

2° Les palpitations du cœur *par pléthore* ou par trop de sang, peuvent provenir d'une surabondance de ce liquide dans tous les vaisseaux qui sont destinés à le recevoir, ou de celui qui est contenu dans les cavités du cœur, ou seulement encore dans

les parois de cet organe, par quelques causes particulières locales (1).

Le sang étant le véritable stimulus du cœur, il
en maintient les mouvements d'une manière convenable, tant qu'il y est porté en quantité suffisante pour en exciter les contractions, et elles
sont alors régulières ; mais s'il est trop abondant, il oppose à ses parois un excès de résistance
qu'elles ne peuvent vaincre qu'en se contractant
plus fortement d'une manière plus ou moins irrégulière, et de là viennent les palpitations : mais si,
au lieu d'être trop abondant, le sang péchait par
défaut de quantité, alors les parois du cœur éprouveraient plutôt des frémissements que des palpitations ; ses mouvements même s'éteindraient, si la
quantité de sang était considérablement diminuée :
c'est ce qui a lieu après les grandes hémorrhagies,
puisque alors, au lieu de palpitations, il y a des
syncopes souvent mortelles.

Il n'est pas étonnant, d'après cela, que les palpitations du cœur aient précédé des apoplexies produites par une extrême abondance de sang, et que
les syncopes soient souvent survenues à ceux qui
avaient de grandes hémorrhagies par des saignements de nez, par des hémorrhoïdes ou par des
pertes utérines, tandis qu'au contraire les palpita-

(1) Comme le rétrécissement de l'orifice du sinus coronaire dans l'oreillette droite, qui est très-commun, et qui
peut provenir de diverses causes. Voyez ci-dessus notre
*Mémoire sur les anévrysmes du cœur avec épaississement
de ses parois*, art. IV, pag. 7.

tions surviennent fréquemment aux personnes qui, après avoir éprouvé des évacuations de sang qui leur étaient salutaires, elles viennent à en être privées. Les femmes grosses sont fréquemment exposées, par cause de pléthore, aux palpitations du cœur, et même encore toutes les personnes qui éprouvent, je ne dis pas seulement une suppression dans leurs excrétions, de la transpiration, des urines, des selles, mais seulement une diminution notable dans ces mêmes excrétions.

3° L'inflammation du cœur n'existe pas sans pléthore, quoique celle-ci puisse avoir lieu à un degré plus ou moins grand, sans inflammation ; mais souvent, lorsque l'inflammation existe, il survient de violentes pulsations qui redoublent ou diminuent selon les degrés d'intensité de sa cause. Le résultat de l'ouverture des corps a souvent démontré la réalité des palpitations du cœur, lorsque cet organe était enflammé. On peut lire à ce sujet les ouvrages de *Morgagni*, de *Senac*, de *Lieutaud*, pour être convaincu de ce que j'avance.

4° On comprend que les palpitations du cœur pourront survenir, si les humeurs prennent un caractère acrimonieux, parce qu'elles pourront stimuler les nerfs en général, et ceux de cet organe en particulier, comme après des rougeoles, des petites véroles, des dartres, des gouttes, des rhumatismes qui n'ont pas eu leur développement complet, ou qui ont éprouvé quelque répercussion.

On comprend aussi que si le sang et la lymphe même avaient trop de consistance, de viscosité, et si ces liquides étaient moins fluides, il pourrait en résulter des palpitations du cœur ; les parois des oreillettes ou des ventricules ne pouvant opérer la circulation du sang dans cet organe, ni dans les vais-seaux qui doivent le recevoir, qu'en se contractant plus fortement et peut-être plus fréquemment, pour produire le même effet que dans l'état naturel, lors-que le sang a sa fluidité requise ; une contrac-tion n'étant pas suffisante alors, la nature en excite plusieurs, et de là le trouble, le désordre dans les mouvements du cœur. Cette espèce de palpitation n'est-elle pas confirmée par le résultat des observa-tions ? Celles qu'éprouvent quelquefois les scro-phuleux ne proviennent – elles pas, non - seule-ment du défaut de fluidité du sang, mais en-core des congestions stéatomateuses qui ont quel-quefois leur siége dans les parois même du cœur, ou encore d'autres congestions formées dans les parois des vaisseaux sanguins ou autour d'eux, et qui auraient opéré l'épaississement de leurs pa-rois (1) ?

J'ai vu des malades qui, par cause de ces acri-monies, ont éprouvé tantôt des céphalées affreuses, tantôt des orthopnées graves, souvent des palpita-

(1) On a parlé, dans l'*Anatomie médicale*, de diverses concrétions stéatomateuses reconnues dans le cœur et dans les vaisseaux sanguins de plusieurs sujets qui avaient éprouvé des palpitations violentes, ou même qui en sont morts, sans doute parce que les fibres musculaires du cœur et des vaisseaux étant désorganisés, avaient perdu leur contractilité naturelle.

tions du cœur fortes et fréquentes, quelquefois avec des troubles dans la digestion, et divers autres maux qui en étaient la suite, accidents qui nous paraissaient les plus funestes, et qui cessaient cependant dès qu'il survenait quelque éruption psorique, herpétique, etc.

Une dame que j'ai long-temps soignée, madame de G***, éprouvait, depuis plusieurs années, de très-fortes et fréquentes palpitations du cœur, dont on ignorait la cause; après un très-long traitement par des antiphlogistiques, anodyns, adoucissants, relâchants, des sangsues au fondement, et même la saignée du bras, elle guérit. Quelques années après, elle éprouva des maux de gorge avec difficulté d'avaler, la voix rauque; elle eut une petite toux sèche: on craignit pour une phthisie laryngée; cependant le traitement rafraîchissant, adoucissant, et la saignée, guérirent de nouveau la malade. Mais, environ deux ans après, elle éprouva une douleur dans la région de l'estomac, avec de la difficulté de digérer, qui céda à un traitement analogue. Parvenue à l'âge de quarante-deux ou trois ans, le cours des règles étant diminué, divers symptômes d'engorgement de la matrice eurent lieu. On craignit une lésion grave dans cet organe; des bains, des boissons rafraîchissantes, relâchantes, anodynes, des saignées, calmèrent ces accidents. Il survint cependant à la malade une éruption au sein, que l'on crut d'abord érysipélateuse par son opiniâtreté à disparaître; mais qui, étant mieux examinée, fut jugée dartreuse. On prescrivit avec

-succès les sulfureux intérieurement et extérieurement. Cependant les glandes du sein se gon-
flaient, se durcissaient et étaient douloureuses.
Les palpitations du cœur revinrent. Un cautère
fut établi au bras; des boissons relâchantes et adoucissantes furent prescrites. La malade fut saignée
au bras à quelques distances; elle fit encore usage
des boissons sulfureuses et des bains de même
nature. Elle parut jouir d'une bonne santé pendant
deux ou trois ans, après lesquels une congestion
dure et douloureuse s'étant formée dans un des
seins, il fallut l'emporter par l'opération chirurgicale. La malade recouvra la santé sans éprouver
d'ultérieures palpitations.

5° Les boissons excessives ou trop long-temps
prolongées des liqueurs spiritueuses, des vins généreux, ainsi que l'abus des aliments échauffants
de toute espèce, ont fini par produire des palpitations affreuses du cœur à des individus qui n'y paraissaient nullement disposés. Il n'est pas surprenant, d'après cela, que l'observation ait appris
que la boisson des liqueurs échauffantes, spiritueuses, était très-contraire à ceux qui ont des palpitations du cœur.

6° Les douleurs du cœur sont quelquefois produites par de violentes palpitations de cet organe,
et à leur tour ces douleurs peuvent donner lieu aux
palpitations. Rien de plus fréquent que d'observer
leur réciprocité; bien plus, les palpitations du
cœur surviennent encore, à la suite des douleurs

dans d'autres parties du corps plus ou moins éloignées de cet organe, par un effet de la correspondance des nerfs. Il est inutile de rapporter des observations particulières pour prouver la réalité de cette espèce de palpitation, mille faits l'ayant confirmée. La dentition produit les palpitations les plus fortes ; de manière que les enfants continuent d'en éprouver après la sortie des dents, et pendant plus ou moins de temps. Les vers, le solitaire surtout, occasionent souvent des palpitations plus ou moins vives, longues et fréquentes. Les palpitations sont aussi une suite trop commune des douleurs de l'estomac et des intestins, par abus des émétiques ou de violents purgatifs, par des poisons, l'arsenic, le sublimé corrosif, les champignons, la tithymale, et autres poisons plus ou moins âcres.

C'est après avoir éprouvé des palpitations du cœur qu'ont péri plusieurs personnes qui avaient fait de fortes chutes, qui avaient été blessées dans quelque membre, ou qui avaient éprouvé de violentes contusions.

M. le maréchal de Muy mourut peu de temps après avoir subi l'opération de la lithotomie, sans proférer un seul cri. Cette mort avait été précédée de très-fortes palpitations du cœur.

Des femmes sont mortes pendant un accouchement très-laborieux, ayant des palpitations du cœur affreuses, sans aucune perte de sang à laquelle on eût pu attribuer la mort.

Combien de malheureux goutteux n'ont-ils pas

éprouvé des palpitations du cœur pendant les cruels accès de la maladie dont ils étaient affectés!

7° Quel praticien n'a pas reconnu que des palpitations du cœur avaient été la suite des excessives évacuations, non-seulement sanguines, ce qui est très-fréquent, mais même après de longues diarrhées, des sueurs excessives? *Senac* en cite des exemples, et on en trouve d'autres dans divers ouvrages. D'ailleurs quel médecin n'en a pas eu sous les yeux?

8° Les FIÈVRES sont souvent précédées de tremblements ou frémissements du cœur, quelquefois de palpitations de cet organe plus ou moins violentes; et ce ne sont pas seulement les fièvres continues malignes, ni la peste, qui est la plus funeste de toutes les fièvres, mais encore les rémittentes et les intermittentes.

Dans combien de malades n'ai-je pas vu que l'invasion de la fièvre était annoncée par des troubles dans les mouvements du cœur? troubles qui avaient encore des récidives, ou qui survenaient uniquement pendant le redoublement : ces palpitations ne cessaient quelquefois qu'avec eux. Dans quelques malades ces palpitations du cœur ont dégénéré en des faiblesses, des syncopes ou des lipothymies qui ont fini par être mortelles.

Ne pourrait-on pas croire, avec quelque vraisemblance, qu'il y a un gaz délétère fébrile qui se porte alors sur les nerfs et sur les fibres musculaires du cœur, et qui en trouble ou en détruit l'action?

D'autres observations relativement aux palpitations du cœur, ont prouvé que des malades atteints de fièvres véritablement intermittentes, en étaient morts.

9° Il y a long-temps qu'on connaît les effets des affections morales sur le cœur; on en trouve de nombreux exemples dans les auteurs, et sur-tout dans cette fameuse thèse *De animæ imperio in cor* (1760, in-4°), soutenue aux écoles de Montpellier, sous la présidence de *Sauvages*, zélé sectateur des principes de *Stahl*. Ce savant médecin établit dans cette petite dissertation et dans plusieurs ouvrages qu'il a publiés, que l'ame influe sur toutes nos fonctions; sur-tout qu'elle agit sur le cœur; que, dans l'état naturel, elle en excite les contractions d'une manière douce, insensible, et que, dans l'état de maladie ou de vives passions, elle en suscite les mouvements, tantôt violemment et avec secousse, tantôt aussi qu'elle les ralentit ou les suspend, les éteint quelquefois par des apoplexies ou des épilepsies qui surviennent.

Qui ignore que les palpitations sont une suite fréquente des affections mentales? la crainte, la colère, la tristesse et la joie.

Ainsi le cœur palpite quand on voit un objet désiré, comme il palpite quand on voit celui qu'on redoute : un procès gagné, comme un procès perdu, ont donné lieu à des palpitations. L'un comme l'autre, peut produire une impression fâcheuse sur le cœur, d'où résultent ensuite très-souvent des palpitations plus ou moins durables et plus ou moins funestes.

Une dame (madame de Flesselles) à qui j'ai donné mes soins , apprit que son mari avait été assassiné par une horde révolutionnaire : elle fut dans l'instant atteinte d'une palpitation du cœur, qui fut bientôt suivie d'une syncope qu'on crut mortelle ; elle n'eut cependant pas une suite aussi malheureuse qu'on le craignait; mais les palpitations durèrent plusieurs années. Cette dame a fini , plus tard , par périr d'une hydropisie de poitrine.

Quel tragique récit ne pourrait-on pas faire des palpitations survenues après de fortes commotions de l'ame (1) !

10° J'ai observé plusieurs fois que des palpitations du cœur très-violentes étaient survenues à des personnes très-maigres qui étaient devenues très-grasses ; le sang sans doute alors ne pouvant librement circuler du cœur , par les artères , dans les diverses parties du corps , l'avait irrité , enfin dilaté outre mesure , et des palpitations affreuses étaient survenues : elles ont aussi eu lieu , ces palpitations , par cause d'engorgement ou d'obstructions dans la poitrine , dans le bas-ventre , sur-tout dans la rate , dans le foie , etc. ; enfin , des femmes

(1) On pourrait lire avec quelque avantage l'histoire d'une maladie convulsive avec diverses palpitations musculaires dont fut atteinte madame d'Aumont, de Saumur , et dont j'ai parlé dans mon ouvrage *sur les maladies du foie ,* pag. 445.

grosses n'ont éprouvé des palpitations que pendant leur grossesse ou par des couches extrêmement laborieuses.

11° Quant aux palpitations du cœur par des contusions sur la poitrine ou sur le bas-ventre, par des chutes d'une plus ou moins grande hauteur, des coups, des ligatures, etc., on en trouve des exemples dans les auteurs, et nous en avons eu nous-mêmes un remarquable sous les yeux.

Un maçon étant tombé de très-haut sur ses fesses, ne proféra plus aucune parole. Un chirurgien qui fut appelé put à peine lui trouver le pouls, tant il était petit, enfoncé, serré. Cependant le cœur battait avec tant de force contre les côtes qu'on en entendait le bruit. Deux saignées du bras furent inutilement pratiquées. Ce malheureux maçon étant mort, on reconnut, par l'ouverture du corps, que le cœur était dilaté et plein d'un sang concret.

On trouverait dans l'*Historia anatomico-medica* de *Lieutaud*, et dans beaucoup d'autres grands répertoires d'ouvertures de corps, des observations sur des palpitations qui ont été produites par des coups, des chutes ou des contusions sur la poitrine, ou même en d'autres parties du corps.

12° Les palpitations *par cause héréditaire* sont communes. Nous en avons consigné divers exemples dans la petite dissertation que nous avons publiée sur les maladies qui se transmettent des pères aux enfants. Communément ces palpitations se manifestent dans la jeunesse. J'ai cependant vu des individus d'une même famille qui n'ont eu ces palpitations que dans un âge avancé. Dans plusieurs, j'ai reconnu un vice scrophuleux, soit par l'intumescence et l'engorgement des glandes lymphatiques du cou, des aisselles, des aines, etc., soit dans la constitution vicieuse des os en général ou de ceux de la poitrine en particulier (1).

Principaux résultats de l'ouverture des corps.

Considérons maintenant les altérations organiques du cœur qu'on trouve dans ceux qui sont morts de palpitations de cet organe, et disons brièvement (2), que tantôt elles ont leur siége dans le cœur seulement, et que tantôt elles résident dans les poumons ou dans d'autres parties de la poitrine, fréquemment aussi dans le bas ventre, dans la tête, et enfin dans les extrémités.

Le cœur est presque toujours alors augmenté de volume dans sa totalité, par la dilatation de ses oreillettes et ventricules, souvent avec amincissement plus ou moins considérable de leurs parois, mais quelquefois ayant acquis un surcroît d'épaisseur, de dureté stéatomateuse, quelquefois presque cartilagineuse dans une étendue plus ou moins grande, même dans sa totalité.

(1) On trouvera dans mes *Considérations sur les maladies héréditaires*, divers faits curieux sur ce sujet, et quelques remarques pathologiques que je crois importantes.

(2) Voyez précédemment nos *Mémoires sur les maladies du cœur*.

On a trouvé le cœur ulcéré , rompu dans ses parois ou dans ses colonnes charnues et tendineuses internes , couvert ou contenant des concrétions adipeuses , stéatomateuses , des hydatides ou des matières endurcies. On a reconnu plusieurs fois que les valvules du cœur , même leurs ligaments circulaires , étaient endurcis , cartilagineux , ossifiés , pierreux. Les tubercules qui terminent les valvules artérielles étaient quelquefois considérablement tuméfiés , difformes , endurcis.

On a reconnu , dans les cavités du cœur , des excroissances fongueuses plus ou moins dures et de forme polypeuse, libres ou sans adhérences aux parois du cœur.

Des altérations dans le péricarde même sont fréquentes dans ceux qui éprouvent des palpitations du cœur. Le péricarde est quelquefois très-épaissi par une infiltration., ou endurci , comme squirrheux ou cartilagineux; quelquefois il est très-rouge, étant enflammé et adhérent au cœur , dans une plus ou moins grande étendue. Il est aussi quelquefois ulcéré ou plein d'hydatides , de concrétions stéatomateuses contenant des matières diverses , souvent plein d'eau limpide , claire ou sédimenteuse , en une extrême quantité (1).

Les maladies des poumons ont été compliquées

(1) Nous devons renvoyer les détails ultérieurs sur les lésions du cœur et du péricarde, à notre *Cours d'Anat. méd.*, tom. III, pag. 74 , qui laisse , je crois , peu à désirer sur cet objet.

de celles du cœur, des palpitations particulièrement; alors on trouve dans cet organe des indurations, des congestions diverses, ses vaisseaux sanguins, artériels et veineux trop dilatés, pleins de sang. On trouve aussi des épanchements divers dans les cavités de la poitrine et dans celle du péricarde, ou entre ses lames et celles du médiastin; et combien sont nombreux ceux qui éprouvent des palpitations du cœur par cause de rétrécissement dans la cavité du thorax par vice rachitique! J'ai vu plusieurs bossus qui sont morts après avoir éprouvé des palpitations du cœur.

La poitrine peut aussi être rétrécie par le refoulement du diaphragme dans sa cavité, soit parce que le bas-ventre est généralement trop plein de la graisse qu'il renferme, des tumeurs stéatomateuses, des kystes pleins d'eau ou d'hydatides qui en contiennent; soit aussi parce que quelqu'un de ses organes ou plusieurs ont acquis un trop-grand volume, le foie particulièrement; car il y a peu de dilatations du cœur sans engorgement des veines hépatiques, et par suite du foie lui-même.

Des palpitations du cœur ont été la suite des tumeurs particulières de la rate, de l'épiploon ou du mésentère; et combien de femmes n'ont-elles pas eu des palpitations de cet organe pendant la grossesse, qui provenaient du développement extrême de la matrice ou d'un reflux de sang dans la rate, le foie, etc.! C'est ce qu'on a reconnu par l'ouverture des corps.

Si le cerveau et les nerfs ont de l'influence sur le cœur dans l'état naturel , comme nous l'avons dit plus haut , leurs altérations sont aussi une cause fréquente des palpitations de cet organe. Ainsi on a reconnu , dans plusieurs malades qui en sont morts , des inflammations dans le cerveau , dans le cervelet , dans la moelle allongée et épinière , dans les nerfs même ; car ils y sont très-sujets , et plus même qu'on ne le croit généralement (1). On y a encore reconnu des endurcissements , des fongosités , des ramollissements , des infiltrations , des suppurations , des ulcérations , etc. ; ainsi les maladies du cœur ont été très-souvent réunies à celles du cerveau et de la moelle épinière, sur-tout l'engorgement des vaisseaux sanguins , l'épanchement de sang ou d'eau dans la cavité du crâne , dans les ventricules du cerveau , etc.

Enfin il a été reconnu que des palpitations du cœur devaient leur origine à des altérations des parties les plus éloignées du cœur , troublant l'action des nerfs et des vaisseaux sanguins trop dilatés , affectés d'anévrysmes ou de varices , ou rétrécis par des congestions dans leurs parois , ou par des compressions cartilagineuses , pierreuses , osseuses.

Nous avons traité de toutes ces diverses altérations dans notre Cours d'Anatomie médicale , auquel nous renvoyons pour avoir des détails ultérieurs.

(1) On en trouve la preuve dans l'ouvrage de Comparetti , *Occursus medici*, in-8°, *Venet.*, 1770.

Diagnostic.

Ce n'est pas le diagnostic de cette maladie qui est difficile : elle s'annonce d'une manière trop évidente, malheureusement souvent trop cruelle, pour qu'elle puisse être méconnue quand elle est confirmée ; c'est seulement quand elle commence à se manifester par de légers frémissements du cœur , qu'elle peut être confondue avec des dispositions spasmodiques , venteuses et même vermineuses ; mais les intermittences et les inégalités du pouls , les battements qui ne correspondent pas à ceux du cœur , par leur force sur-tout , et d'autres accidents dont nous avons parlé en traçant le caractère de cette maladie , la font reconnaître sans équivoque. Ce sont ses diverses complications et ses différentes espèces qu'il est difficile de bien distinguer. Cependant toutes ne le sont pas également; il en est qu'on ne peut malheureusement reconnaître que par l'ouverture des corps.

Les palpitations spasmodiques et convulsives sont en général annoncées par l'excessive sensibilité du système nerveux et l'irritabilité musculaire ; par la constitution fluette , sanguine et la jeunesse du malade , l'irascibilité , les insomnies , la vivacité et la mobilité du regard ; par les affections venteuses , vermineuses , hystériques , mélancoliques et autres dispositions nerveuses ; la petitesse , le resserrement , la fréquence et les inégalités du pouls.

Les palpitations par pléthore sont annoncées par la rougeur du visage , des yeux, la plénitude du pouls, l'âge du sujet, celui de puberté , dans lequel il se fait un développement remarquable dans l'un et l'autre sexe ; les premières règles chez les filles, et chez les femmes lorsqu'elles finissent d'être réglées. Ces palpitations par pléthore sont communes dans ceux qui , après avoir eu de fréquents saignements de nez ou des hémorrhoïdes, ou chez les femmes qui , après avoir eu des règles très-abondantes , en éprouvent la suppression ou quelquefois même la diminution ; les palpitations par pléthore ont encore lieu chez les personnes sujettes à des transpirations copieuses , à des dévoiements fréquents ou à d'autres excrétions , et qui ne les éprouvent plus.

Les palpitations par des vices acrimonieux , morbilleux , varioleux , herpétique , psorique , rhumatismal, arthritique , rachitique , etc. , sont caractérisées par les signes qui se manifestent dans ces maladies , et dont il serait trop long d'en rappeler ici les principaux.

Les autres palpitations par polysarcie ou corpulence en général , sont facilement reconnues à la seule inspection de l'individu malade.

Mais quant aux palpitations qui proviennent d'une désorganisation du cœur , on peut les reconnaître à leur continuité ou à leurs intermittences peu notables, et qui ne sont même souvent obtenues qu'à force de précautions et de remèdes , la sai-

gnée particulièrement. On reconnaît ces lésions organiques du cœur par l'absence des signes qui caractérisent les palpitations qui ne sont pas de ce
genre, et aussi par leur ancienneté, quand elles
continuent sans variation, nonobstant les meil-
leurs traitements relatifs à toutes les espèces de
palpitations, qu'on prescrit méthodiquement.

Mais, soit que les palpitations du cœur proviennent de la désorganisation de cet organe, ou qu'elles
existent sans désorganisation, elles finissent par altérer le cœur et y produire des dilatations, du ramollissement, des ruptures, des indurations, des
ossifications, des engorgements; de sorte que les
palpitations peuvent être tantôt des effets et tantôt
la cause des altérations du cœur.

Quant au *diagnostic* des altérations de telle ou
telle partie du cœur, des oreillettes ou des ventricules du côté droit ou du côté gauche, de la pointe,
de la base, de la cloison du cœur, des valvules,
des colonnes charnues et tendineuses, nous n'avons
aucunes connaissances assez positives qui puissent
nous éclairer à cet égard.

Pronostic.

Les palpitations du cœur sont toujours fâcheuses
si elles ne sont pas passagères ; elles le seraient,
quelque légères qu'elles fussent, si elles avaient
des retours fréquents. Celles qui sont l'effet de
quelque maladie exanthématique, de quelque

métastase, des fièvres, de la goutte, du rhumatisme, sont susceptibles de guérison, ainsi que celles qui ne sont que spasmodiques, pourvu toutefois qu'elles ne soient pas trop anciennes ou trop violentes; car le cœur pourrait alors être affecté d'une manière si forte qu'il s'y formerait quelque altération organique, laquelle pourrait devenir permanente et incurable, ou même que, quoique détruite, elle laissât dans le cœur une disposition vicieuse, comme des dilatations de ses cavités, dont les parois ayant été distendues outre mesure, pourraient ne plus se rétablir assez pour rentrer dans leur état naturel; alors, les palpitations qui surviendraient seraient incurables.

On peut en général établir que les palpitations du cœur sont d'autant plus dangereuses qu'elles sont idiopathiques, les sympathiques pouvant plus facilement être détruites par un bon traitement.

Les palpitations sont d'autant plus difficiles à guérir qu'elles sont plus anciennes. Celles par pléthore sont curables, pourvu cependant qu'elles ne soient pas anciennes; car alors les parois du cœur étant affaiblies par une extension plus ou moins longue, ne reprennent pas leur ressort naturel, sans même qu'il continue d'y avoir un excès de sang ou une pléthore bien prononcée.

Les palpitations du cœur, sans vices organiques en lui-même, peuvent quelquefois être susceptibles de guérison, si l'on est assez heureux pour connaître leur cause primitive, comme les vices vénérien, scrophuleux, herpétique, psorique, etc. Sans doute aussi, nous le répétons, il ne faut pas que le cœur soit désorganisé; et que peut-on attendre quand il est déjà squirrheux, cartilagineux, pétrifié, ossifié, en suppuration ou en gangrène?

Par quels moyens aussi pourrait-on rendre aux parois du cœur leur souplesse et leur ressort, quand elles les ont entièrement perdus? Comment diminuer l'excès d'épaisseur des parois des ventricules et des oreillettes, ou leur donner celle qu'ils devraient avoir pour jouir d'une force convenable? Comment les ramollir quand elles sont trop arides et sèches, ou comment détruire leur ramollissement s'il y a lieu? Comment enfin guérir les abcès, les plaies, les tumeurs de ce viscère, dont la moindre lésion peut troubler ou même supprimer les fonctions?

Toutes ces guérisons sont au-dessus des ressources de l'art : aussi ceux qui ont malheureusement de telles altérations organiques du cœur, même très-légères, terminent-ils par périr après avoir éprouvé des palpitations plus ou moins violentes. En effet, comment la vie pourrait-elle se soutenir quand le cœur ne peut plus pousser le sang dans les parties qui ne vivent que par lui?

La mort est encore plus prompte lorsque le cœur se rompt; et cela n'est malheureusement que trop fréquent, comme nous l'avons déjà prouvé par nos propres observations dans un de nos Mémoires (1).

Ceux qui ont éprouvé des palpitations du cœur dans leur jeunesse peuvent craindre, et avec quelque fondement, qu'elles ne reviennent dans un âge avancé ; mais il ne faut pas prendre pour des palpitations les simples battements du cœur auxquels les jeunes personnes sont sujettes, ni même ces battements du cœur qui surviennent dans le cochemar, et qui se dissipent au réveil ou bientôt après.

Les palpitations qui arrivent subitement sont en général moins fâcheuses que celles qui ont une marche progressive, commençant par de simples frémissements du cœur, des bouffées de chaleur, et finissant par de violentes palpitations, souvent suivies de faiblesses et de syncopes mortelles.

Les palpitations qui sont continues ou à-peu-près, et sans paroxysmes remarquables, sont plus dangereuses en général que celles qui en ont, surtout s'ils sont réglés, et pas trop fréquents ni violents. Ces palpitations peuvent provenir d'une fièvre quelconque qu'on peut guérir.

Les palpitations qui viennent pendant ou après le repas, peuvent être guéries en rétablissant les fonctions de l'estomac, quelquefois seulement en mangeant moins, ou par un meilleur choix d'aliments.

Celles avec difficulté dans la respiration, len-

(1) Académie des sciences, 1779. Voyez aussi l'article *ruptures du cœur*, *Anat. méd.*, tom. III, p. 94, art. 14.

teur, faiblesse et inégalité dans le pouls, œdématie des extrémités supérieures ou inférieures, bouffis-sure à la face, sont ordinairement le prélude de l'hydropisie de poitrine, qui les termine souvent. On peut en dire autant à l'égard des longs catarrhes avec palpitations du cœur : l'hydropisie de poitrine en est aussi une suite fréquente.

Les palpitations du cœur, au contraire, quoique assez fortes, mais avec facilité dans la respiration, couleur naturelle du visage, peuvent être suscepti-bles de guérison, n'étant souvent que spasmodiques.

On a cru que les palpitations occasionées par des polypes étaient incurables; mais on ignorait alors que l'existence de ces polypes n'est rien moins que démontrée (1), les concrétions albumineuses plus ou moins colorées par la partie rouge du sang pouvant en imposer.

Les palpitations du cœur sont souvent suivies d'hémoptysie, qui est elle-même alors très-dangereuse. Quelques sujets affectés de palpitations du cœur, depuis plus ou moins de temps, ont éprouvé des paralysies de l'extrémité supérieure gauche, et même de la moitié du corps du même côté. *Morgagni* a cité un exemple de paralysie du bras droit. D'autres personnes atteintes de paralysie du cœur ont eu des convulsions des membres.

(1) Nous renvoyons à ce sujet, et pour tous les résultats des ouvertures des corps, relatifs aux maladies du cœur, aux ouvrages de *Morgagni*, *Haller*, *Senac*, *Lieutaud*, et à notre *Anat. méd.*, tom. III, pag. 13.

Enfin, les palpitations du cœur sont en général d'autant plus funestes qu'elles sont précédées ou suivies de lipothymies. De longues et de très-fortes palpitations ont quelquefois fini par diminuer au point d'être peu sensibles, ou même par n'avoir plus lieu ; mais alors fréquemment les lipothymies sont plus intenses, et enfin le malade y succombe. Il paraît que c'est là fin malheureuse et trop fréquente de l'excessive distension des cavités du cœur.

Traitement.

On peut considérer le traitement des palpitations du cœur comme curatif ou comme palliatif.

Dans le premier cas, on se propose de détruire la cause de la maladie, s'il est possible, et dans le second, d'en adoucir les accidents autant que cela se pourra. Or, comme malheureusement il n'est que trop commun qu'on ne peut pas parvenir à remplir le premier objet, on est alors forcé de se borner à ce dernier traitement ou au palliatif.

Pour opérer efficacement dans le premier sens, il faut, après avoir bien reconnu la cause de la maladie, si toutefois cela est possible dans une matière aussi obscure, car malheureusement il n'est que trop commun qu'on ne peut y parvenir, lui opposer les remèdes dont l'expérience a fait reconnaître l'efficacité.

1° Si l'on juge que les palpitations proviennent d'un excès de sensibilité des nerfs en général ou de ceux du cœur et des vaisseaux en particulier, ainsi que de son extrême irritabilité musculaire, il faut prescrire les remèdes anodyns reconnus, parmi lesquels les boissons relâchantes et adoucissantes tiennent le premier rang ; l'eau de poulet, de veau, le petit-lait, les infusions ou légères décoctions des plantes mucilagineuses, les malvacées, l'eau d'orge, de graine de lin légères, avec addition de l'écorce de pavot blanc, des fleurs de coquelicot ; des juleps, rendus anodyns par les opiacés, le laudanum liquide, les gouttes de Rousseau en petit nombre ; l'extrait d'opium gommeux, à la dose d'un demi-grain, d'un ou deux grains ; le musc, le camphre, l'assa-fœtida, le quinquina, la valériane sauvage en poudre ou sous diverses formes ; les bains de pieds, les demi - bains tièdes jusqu'à la ceinture ou les bains entiers, des lavements émollients, quelquefois avec du quinquina, de l'assa-fœtida, le musc, le camphre et autres remèdes qu'on donne aussi en boisson, ainsi que je viens de le dire ; mais comme très-souvent la pléthore domine chez de pareils malades, la saignée est nécessaire, et elle doit être réitérée à diverses distances, soit au bras par la lancette, soit aux veines hémorrhoïdales par les sangsues, ou en d'autres parties plus ou moins voisines du cœur, si l'on croit, par cause de faiblesse, devoir moins tirer de sang, ou plus lentement que par la saignée ordinaire faite avec la lancette.

On a le soin de tenir le ventre libre à de pareils

14.

malades, sans négliger de prendre en considération que les opiacés augmentent leur constipation. On doit veiller à leur régime, qui doit être humectant, adoucissant et médiocrement nourrissant. Le repos est ordinairement si nécessaire qu'on ne peut trop le conseiller : on peut seulement permettre aux malades quelques tours de promenade à pied ou en voiture.

Le plus grand calme de l'esprit est alors nécessaire. Mais comment empêcher de pareils malades de commettre des écarts dans leur régime et dans leurs exercices! Leur maladie provenant de trop de sensibilité et d'irritabilité, les moindres causes qui les excitent les portent hors d'eux-mêmes, ainsi ils redoublent leurs maux; d'où il résulte que les palpitations les plus légères deviennent de plus en plus graves. On parvient cependant quelquefois, à force de temps et de bons soins, à les calmer, à les guérir même, si elles ne sont pas extrêmes et trop anciennes. Je pourrais à ce sujet rapporter l'histoire de plusieurs traitements heureux de jeunes gens (1),

---

(1) Le prince de Salm, qui a péri sur l'échafaud révolutionnaire, avait été atteint dans sa jeunesse d'une palpitation effroyable du cœur. Il fut traité par MM. *Tronchin* et *Bordeu*, qui lui prescrivirent pendant long-temps divers remèdes : la saignée, les ferrugineux, les antiscorbutiques, les calmants divers, et sans succès. On craignait de perdre ce jeune malade lorsque je fus appelé. Je crus, ces divers traitements ayant été sans aucun heureux effet, devoir considérer la palpitation comme spasmodique. Je

de filles, sur-tout hystériques, que l'on avait cru destinés à une mort certaine, et qui sont cependant guéris de cette maladie épouvantable, soit par un bon traitement, soit par la régularité et la quantité de leur flux menstruel.

2° Les palpitations du cœur par pléthore, qui sont très-communes, peuvent être considérées sous deux aspects; celles qui proviennent non-seulement de la pléthore générale, mais encore celles qui sont causées par la pléthore particulière du cœur : la saignée est toujours alors le premier remède auquel il faut recourir; la plénitude et la dureté du pouls la commandent. Mais lorsque la pléthore n'est que partielle, la saignée peut n'être pas également indiquée par le pouls. Cependant, à moins qu'il ne soit d'une extrême faiblesse, il faut y recourir, l'expérience ayant appris qu'elle était alors l'unique remède qu'il fallût conseiller pour diminuer la violence des palpitations. Il n'y a qu'une asthénie extrême qui puisse la proscrire; encore ne faut-il pas ignorer que de grands praticiens, comme on l'a dit précédemment, l'ont fait pratiquer heureusement dans des cas où la faiblesse paraissait extrême.

Après la saignée on prescrit les médicaments

conseillai les bains, les boissons rafraîchissantes et relâchantes, les juleps antispasmodiques, un grand usage de la poudre tempérante de *Stahl*, pour tenir le ventre un peu libre ; des lavements avec l'assa-fœtida dans une décoction de feuilles de violette, de poirée, et quelques têtes de pavot blanc. Le jeune prince guérit.

opiacés (1), les boissons relâchantes et adoucissantes, les pédiluves, les lavemens émolliens, et
ensuite quelques doux laxatifs; enfin on évite tout
ce qui peut produire la pléthore, soit sanguine,
soit humorale. C'est ainsi qu'ont été guéries plusieurs palpitations du cœur de cette espèce.

3° Les palpitations qui surviennent lorsque le
cœur est atteint d'inflammation, réclament, plus
qu'aucune autre espèce de palpitation, les saignées
multipliées, les boissons rafraîchissantes, relâchantes et anodynes : quelquefois après ce traitement, et non avant, les vésicatoires ou les synapismes aux jambes, aux pieds, aux bras sont utiles,
pour exciter une irritation en des lieux plus ou moins
éloignés du cœur. (Voyez l'article *Carditis.*)

L'application des vésicatoires ou des synapismes
sur la région du cœur, comme on le fait fréquemment aujourd'hui, nous a paru plusieurs fois plus
nuisible qu'utile. Il faut y recourir avec beaucoup
de circonspection.

4° Les palpitations du cœur par quelques vices
varioleux, morbilleux, psorique, arthritique,
rhumatismal, vénérien, scrophuleux, sont principalement remarquables par l'excès de sensibilité des nerfs et d'irritabilité du cœur. Aussi récla-

______

(1) On a, dans ces derniers temps, remplacé l'opium
par l'extrait de jusquiame à la dose de quatre à cinq
grains ; en général à double quantité de celle de l'o-
pium. Il paraît que l'usage de ce calmant n'est pas suivi
d'une augmentation de dilatation dans le pouls, comme
cela a lieu pendant l'effet de l'opium.

ment-elles l'usage des antispasmodiques ; souvent faut-il recourir à la saignée , si elles sont violentes , ou seulement si la pléthore sanguine est prononcée ; mais ensuite il faut insister dans l'usage des opiacés , du musc , de l'assa-fœtida , du camphre , de la digitale , de la valériane sauvage , de la jusquiame à petite dose , enfin avoir recours aux pédiluves , aux synapismes , aux vésicatoires , quelquefois aux doux diaphorétiques. De quels développements cet article ne serait-il pas susceptible , si l'on voulait donner une juste idée de la prescription de tous ces remèdes ! Combien d'observations ne pourrions-nous pas rapporter d'abord , pour prouver la réalité des palpitations par suite des vices *acrimonieux* ; et ensuite que de différences dans le traitement qui seraient relatives à la nature de ces vices ! traitements divers , que nous ne pouvons exposer ici , en ayant d'ailleurs parlé en traitant des maladies particulières de ces humeurs délétères que des médecins ont généralement reconnues, malgré toutes les remarques critiques de quelques modernes contre cette dénomination.

5° Les palpitations qui sont la suite des boissons spiritueuses exigent le plus prompt changement d'un pareil régime , l'usage des boissons relâchantes et rafraîchissantes , les pédiluves , les demi-bains tièdes , les antispasmodiques les moins échauffants , parmi lesquels le quinquina peut être compris et même réuni au lait d'ânesse. J'ai heureusement éprouvé ce traitement dans un jeune homme qui avait devives palpitations du cœur survenues à la suite de fréquents excès de boissons spiritueuses et par abus des femmes.

6° Les palpitations du cœur par des vers, dont l'existence a été si souvent bien reconnue, ont été plusieurs fois radicalement guéries, chez des enfants sur-tout, par l'usage des anthelmintiques, la mousse de Corse, le *semen contra*, le mercure ou ses préparations éprouvées, les huileux pris intérieurement, comme l'huile d'olive, de *palma-christi*; traitement qu'on réunit quelquefois aux antispasmodiques, tels que la poudre de valériane sauvage, qui jouit éminemment de cette propriété, et qui tue aussi les vers : on peut aussi alors prescrire le quinquina ou quelqu'une de ses préparations. J'ai conseillé, en pareil cas, de faire prendre, intérieurement, quatre ou cinq gouttes d'huile animale de *Dippel* dans de l'eau de menthe. J'ai aussi retiré de l'utilité des gouttes anodynes d'*Hoffmann*, et à haute dose, également dans de l'eau de menthe. La saignée est quelquefois nécessaire, ainsi que les bains tempérés, pour diminuer la violence des mouvements du cœur.

Les palpitations par des vers sont sans doute un effet de l'irritation qu'ils causent dans le canal alimentaire, en stimulant et en agaçant les nerfs de ces organes fournis par les paires vagues et les grands sympathiques. Or, par un effet de leur correspondance avec les nerfs du cœur qui en proviennent, cet organe est mis en une espèce de convulsion. Ce qui peut provenir des vers ; peut être une suite des douleurs de diverse nature, par exemple, de la *dentition* chez les enfants : ces palpitations peuvent survenir aux femmes en couche; lorsqu'il y a des fractures , des distensions, des contusions des parties, sur-tout des nerfs; elles ont souvent lieu dans des opérations chirurgicales. Alors on prescrit les relâchants et les anodyns en fomentation , en boisson, en lavement , en bain, quelquefois la saignée.

7° Les palpitations du cœur après des évacuations extrêmes , et sur-tout après de grandes hémorrhagies, ne peuvent être guéries que par des aliments restaurants , mais graduellement prescrits et convenables au malade : les laitages , celui d'ânesse particulièrement, les bouillons de tortue ou autres dont l'estomac supporterait facilement l'usage. J'ai ainsi heureusement traité deux jeunes femmes qui éprouvaient de fréquentes palpitations du cœur après des pertes utérines énormes, auxquelles on avait prescrit tous les antispasmodiques anodyns et sédatifs connus. Le même traitement a été prescrit avec un succès étonnant, après des hémoptysies ou autres hémorrhagies considérables par excès d'irritabilité et de sensibilité , ou par cause de pléthore sanguine.

8° Les palpitations qui surviennent au début des fièvres continues, rémittentes ou intermittentes, ou dans leur cours, pendant leurs exacerbations , ou pendant leur rémission ou leur intermittence ,

réclament ordinairement une prompte adminis-
tration du quinquina , et en grande quantité, non-
seulement comme antispasmodique , mais aussi
comme antifébrile. On y réunit avec succès les
anodyns opiacés et autres. Cependant l'administra-
tion de ces remèdes n'exclut pas toujours , ou plutôt exige souvent le concours des saignées , des vésicatoires , quelquefois des bains ; et sans doute
que toujours la prescription de ces remèdes est
subordonnée aux indications qui peuvent se pré-
senter.

9° Les palpitations par de vives affections de
l'ame exigent d'abord tous les conseils moraux
pour les calmer , et donner des consolations , des
espérances , si les malades sont susceptibles d'en
prendre ; les anodyns , les calmants en boisson , les
lavements , des bains de pied ou de grands bains ;
tenir sur-tout le ventre libre , et procurer du sommeil par de doux narcotiques , souvent par les seuls
raffraîchissants , le changement d'air , d'agréables
promenades à pied ou dans une voiture douce.

10° Les palpitations auxquelles sont sujettes les
personnes remarquables par leurs intumescences
adipeuses, stéatomateuses , ne peuvent être traitées comme les précédentes. Ce sont les apéritifs
divers, les savonneux, les sels de différente nature ,
les amers, les ferrugineux, les mercuriaux , les
antiscorbutiques plus ou moins actifs, les vésicatoires , les moxa, les sétons; et s'il y a de la
disposition à l'œdématie, ou encore plus s'il en

existe, il faut prescrire les diurétiques éprouvés. J'ai plusieurs fois retiré d'heureux effets de la teinture de digitale dans une infusion de cerfeuil ou dans d'autres boissons apéritives semblables.

Une marchande de la rue des Bourdonnais m'appela en consultation avec MM. *Maloët* et *Borie*. Cette malade fut interrogée et examinée avec soin : elle était âgée d'environ quarante-cinq ans ; elle était encore réglée, mais peu, et éprouvait des retards ; sa corpulence était extrême. Nous lui conseillâmes une saignée du bras, et même de la réitérer ; l'usage de quelques prises d'une poudre composée de huit grains de sel essentiel de quinquina, autant de safran de mars apéritif, et autant de poudre de valériane sauvage, à prendre deux ou trois fois par jour, dans une cuillerée à bouche de sirop de chèvrefeuille et autant d'eau de fleurs d'oranger. Notre avis fut aussi de mettre un vésicatoire au bras, que l'on remplacerait par un cautère. Ce traitement fut suivi pendant environ un mois, mais il fut peu efficace. Je continuai de voir la malade : je portai mes regards vers son extrême corpulence, croyant qu'elle pouvait être la cause principale des palpitations, par la gêne qu'elle pouvait opposer à la circulation du sang, et le retenir dans le cœur. Je conservai le vésicatoire du bras, et je conseillai la boisson d'un verre d'eau tous les matins avec un gros de sel de *Glauber*, et, tous les six à sept jours, deux ou trois verres semblables, qui avaient pour but d'entretenir la liberté du ventre.

Ce traitement, suivi d'un bon régime, avec diminution d'aliments, eut le succès que j'en espérais. La malade maigrit d'une manière remarquable, sans que sa santé en parût affectée. Les palpitations du cœur diminuèrent beaucoup. Le cautère fut établi, les antispasmodiques continués. On tint le ventre libre. Quelques saignées du bras furent pratiquées de loin en loin; et, moyennant ce régime et traitement, les palpitations du cœur diminuèrent considérablement; enfin la malade passa heureusement son temps appelé *critique*.

11° Les palpitations après des courses extrêmes, des chutes, des contusions, des piqûres, des plaies, doivent généralement être traitées par la saignée et ensuite par les antispasmodiques, quelquefois par les scarifications, les ventouses, le cautère actuel ou potentiel, sur-tout dans le cas de morsure d'un animal enragé ou venimeux : l'usage des alcalis volatils, intérieurement et extérieurement, a souvent bien réussi à calmer les palpitations du cœur et autres accidents convulsifs survenus après la morsure de la vipère.

12° Quant aux palpitations du cœur héréditaires, il faut considérer d'abord de quelle nature elles sont, et diriger leur traitement vers leur cause la mieux reconnue, voir si elle ne provient pas d'un excès de sensibilité, s'il n'y a pas surabondance de sang, s'il n'existe pas quelque vice dartreux ou s'il n'y a pas un caractère scrophuleux prononcé; car ces deux maladies, qui sont souvent réunies, sont également héréditaires ; enfin, il faut diriger le traitement vers celle des causes qui est la mieux prononcée, et le combiner, autant que cela se peut, avec les anodyns, pour diminuer la sensibilité et l'excitabilité du cœur (1).

13° Enfin il faut quelquefois avoir égard, pour le traitement des palpitations du cœur, quand on ne peut les rapporter aux espèces dont on vient de parler, aux diverses altérations qui peuvent exister dans la poitrine, dans le bas-ventre, dans la tête, dans le tronc et dans les membres mêmes, et elles sont infiniment nombreuses ; car si le cœur a la plus grande influence sur toutes les parties du corps, dans l'état de santé, il n'en a pas toujours moins dans celui de maladie, et, à leur tour, les maladies des autres parties du corps ont la plus grande influence sur le cœur. Ainsi il y a une réciprocité d'action, d'où il résulte que les traitements des palpitations du cœur doivent être variés selon leurs diverses causes et aussi selon leur siége, la constitution des sujets, le sexe, etc. Nous ne pouvons donner ici qu'une esquisse de cette doctrine : on en trouvera une plus longue exposition dans les articles relatifs aux maladies dont ces palpitations peuvent provenir. La plupart des remèdes que nous venons de conseiller se trouvent dans les auteurs ; mais ils ne les ont pas, pour la plupart, mis à leur place, d'où

(1) On trouvera dans mes *Considérations sur les maladies héréditaires*, divers faits qui tendent à prouver l'utilité de notre clinique.

il est résulté que des remèdes qui avaient eu du succès dans une espèce de palpitation , ont été conseillés pour plusieurs autres au détriment des malades.

On voit , par l'exposé succinct du traitement des palpitations que je viens de donner , que je n'ai pas aussi souvent conseillé que plusieurs médecins l'ont fait , les toniques divers , et les martiaux particulièrement , employés par des médecins célèbres. On a vu que je n'ai pas craint de recourir souvent à la saignée , parce qu'il y a réellement peu de maladies où elle soit plus nécessaire qu'elle l'est contre les palpitations ; enfin , on est en état d'apprécier , d'après la méthode de traitement des palpitations que nous avons exposée , les effets qu'on peut attendre des remèdes divers recommandés par la plupart des auteurs des matières médicales , de l'or , par exemple , conseillé , sous diverses formes par les médecins arabes (1) ; du mercure , de teinture de succin (2) ; depuis quelques gouttes jusqu'à un gros ; de la racine de galanga , célébrée par *Avicenne ;* du safran (*crocus sativus*) ; des clous de girofle (3) ; de la canelle , de la muscade , du café (4) ; de la cochenille , dont *Mesué* a préconisé les heureux effets (5) ; des fleurs de bleuet , de bourrache , de l'agripaume sur-

(1) Mat. med. de *Geoffroi*, tom. 1 , pag. 340.
(2) *Ibid.*, pag. 299, — tom. III , pag. 46.
(3) *Ibid.* , pag. 332.
(4) *Ibid.*, pag. 308 , — tom. V, pag. 472.
(5) *Ibid.*, tom. III , pag. 401.

tout, et ses diverses préparations ; de la langue de cerf et autres remèdes très-nombreux préconisés par *Ray*. On peut porter son jugement sur l'usage du suc de citron, vanté par *Geoffroi* et par *Ethmuller*; de la poudre de l'os du cœur des cerfs, du pied d'élan, tant recommandée par quelques anciens; le baume de copahu, célébré par quelques modernes.

La plupart de ces remèdes, que l'antiquité a vantés comme spécifiques des palpitations du cœur, sont purement empiriques, et ne répondent aucunement aux espérances qu'on pourrait en avoir, si l'on n'avait égard qu'à la réputation des auteurs qui les ont recommandés.

DES FAIBLESSES *OU* DE L'ASTHÉNIE (1).

Quoique l'asthénie (2) désigne toute espèce de faiblesse en général, cependant plusieurs médecins

(1) *Asthenia, debilitas, languor virium*, épuisement, faiblesse des membres, des nerfs. *Sauvages*, Nosol., class. VI, *debilitates*.

(2) On sait que *Brown* avait cru pouvoir comprendre toutes les maladies en deux classes, les *sthéniques* et les *asthéniques* : l'on connaît trop généralement, non-seulement l'insuffisance, mais même le danger d'une telle méthode dans la pratique, pour que nous devions nous occuper ici à la réfuter; elle l'a d'ailleurs été par tant d'habiles médecins, que tout ce que nous pourrions dire ici serait superflu.

modernes ne lui conservent ce nom que pour celle qui est caractérisée par une débilité générale , telle que l'homme qui en est atteint a de la peine pour se livrer à ses exercices ordinaires , comme de marcher , de se tenir debout ; il éprouve de la langueur dans les digestions , de l'inertie dans ses idées ; il est plus porté au sommeil qu'il ne l'est ordinairement ; son pouls est plus petit, plus lent , plus mou ; enfin toutes ses fonctions se font avec moins d'énergie.

L'asthénie peut survenir graduellement, plus ou moins vite , ou bien elle peut être si prompte et si intense qu'elle est subitement mortelle.

La lipothymie et la syncope sont généralement considérées comme des espèces d'asthénie d'autant plus dangereuses qu'elles paraissent provenir d'un défaut d'action du cœur. Quelques médecins modernes ont aussi voulu y comprendre les asphyxies par des gaz , malgré leurs différences remarquables.

La lipothymie est annoncée par des bouffées de chaleur au visage avec de la rougeur , de la pesanteur à la tête , des éblouissements , des tintements d'oreille , auxquels il survient une extrême faiblesse des muscles du tronc et des extrémités , telle , que le malade ne peut faire les plus légers mouvements , et qu'il est obligé de se tenir couché dans son lit sans s'y mouvoir.

La lipothymie survient promptement et se dissipe aussi souvent très-vite : elle peut cependant durer plus ou moins de temps , et avoir des récidives plus ou moins fréquentes, au lieu que l'asthénie vient progressivement et ne diminue que lentement.

Dans la *syncope*, il y a non-seulement, comme dans la lipothymie, une prompte diminution des forces musculaires du tronc et des extrémités, mais de plus un ralentissement et une extrême faiblesse du pouls et de la respiration ; ce qui n'a pas également lieu dans l'asthénie ni dans la lipothymie. Ne pourrait-on pas croire que dans l'asthénie simple, qui vient plus lentement que la lipothymie et la syncope, et qui ne se dissipe aussi que lentement, il y a en général un défaut réel des forces ; et que dans la lipothymie et la syncope, qui peuvent venir subitement et cesser presque aussi vite, les forces ne sont généralement d'abord que retenues par quelque obstacle, et qu'elles peuvent être rétablies quand cet obstacle est levé. La promptitude avec laquelle elles surviennent et cessent quelquefois, paraîtrait le démontrer. Au contraire, la circulation du sang et la respiration sont tellement affaiblies dans la syncope, que ces deux fonctions paraissent quelquefois ne plus exister, ou qu'elles semblent éteintes, comme cela a lieu dans l'asphyxie par le méphitisme. Il y a cependant de grandes différences dans ces deux espèces de morts apparentes, puisque dans la syncope le visage est pâle, le corps froid et couvert d'une sueur plus uo moins visqueuse, et que dans l'asphyxie par le méphitisme, la chaleur du corps et la rougeur du visage se conservent long-temps même après la mort réelle. D'autres différences entre la syncope et l'asphyxie peuvent être déduites des résultats bien reconnus de l'ouverture des corps.

Dans ceux qui sont morts de syncope, les vaisseaux contiennent généralement moins de sang que dans ceux qui ont péri d'asphyxie par le méphitisme. Ce liquide est souvent alors plus épais, plus concret, la partie lymphatique étant ordinairement séparée de la partie rouge, tandis que, dans les personnes mortes d'asphyxie par le méphitisme, le sang est plus ou moins fluide, coulant pendant long-temps par les piqûres faites aux veines extérieures. Dans la syncope aussi, le sang ne peut presque point couler, même des gros vaisseaux, et celui qui sort est ordinairement froid, au lieu que dans les asphyxiés, il conserve, ainsi que le corps en général, long-temps de la chaleur. Les vaisseaux du cerveau, dans les asphyxiés, sont aussi plus ou moins remplis d'un sang fluide, et ils n'en sont pas également pleins dans ceux qui ont péri de syncope.

Causes.

Les causes des faiblesses ont été divisées en *prochaines* et en *éloignées*. Mais cette division est si peu exacte, que celles que l'on considère quelquefois comme éloignées, peuvent être réputées prochaines, *aut vice versâ*, selon leur intensité et la disposition des sujets. Quoi qu'il en soit, on doit comprendre parmi les causes des faiblesses, 1° diver-

ses altérations du crâne, du cerveau, de la moelle
épinière et des nerfs; telles que le défaut de conformation du crâne, les exostoses, les fractures
dans les os de cette boîte osseuse; les tumeurs, les
indurations, les ulcérations de la substance céré-
brale, les engorgements des vaisseaux sanguins, et
les épanchements de sang, d'eau, de pus (1), dans
le crâne et dans les ventricules du cerveau. Ces
mêmes altérations peuvent avoir leur siége dans la
moelle épinière, et produire aussi des faiblesses.

L'on doit encore comprendre parmi ces causes,
toutes les altérations des nerfs en général, ou seulement de ceux des parties dans lesquelles ils se
distribuent, et dont l'altération des fonctions peut
se faire ressentir sympathiquement dans le cerveau ou dans le cœur.

2° L'on reconnaît très souvent dans le cœur des
personnes mortes de syncope, des altérations qu'on
n'observe pas dans celles qui ont péri d'asphyxie
par le méphitisme, ou du moins qui en sont indépendantes : telles sont les dilatations plus ou
moins considérables des ventricules ou des oreillettes, l'épaississement ou l'amincissement avec endurcissement ou ramollissement de leurs parois,
en y comprenant la cloison qui les sépare, l'inflammation, des abcès, des ulcères, des tumeurs,
des ossifications ou autres indurations qui se manifestent aussi aux valvules du cœur, ou dans d'autres

(1) *A tumoris intus ruptione, exsolutio, animique*
animi deliquium fit. Hippocr., sect. VII, aphor. 8.

parties du corps plus ou moins éloignées de cet organe ; en un mot, toutes les altérations des artères et des veines qui peuvent gêner ou arrêter la circulation du sang.

3° On trouve souvent dans ceux qui ont péri de syncope, diverses altérations du péricarde, qui ont troublé, gêné, altéré les mouvements du cœur. On reconnaît des engorgements divers dans le médiastin, dans les poumons.

4° On observe fréquemment des intumescences; des obstructions ou autres altérations diverses dans les viscères abdominaux ;

5° Des congestions diverses dans les capacités, cause commune des faiblesses (1) ;

6° La pléthore, avec ou sans inflammation du cœur et des vaisseaux sanguins en général, ou particulièrement du cerveau et des nerfs même, ainsi que celle d'autres parties essentielles à la vie ;

7° Diverses acrimonies, manifestées par différentes maladies ;

8° Les évacuations trop fortes de sang et autres ;

9° Les fièvres malignes pernicieuses, syncopales, comateuses, etc. ;

10° La gangrène, sur-tout celle qui succède aux fièvres ;

(1) On trouvera, dans notre Anatomie médicale, aux articles relatifs aux cavités du corps et aux organes qu'elles contiennent ; des remarques à ce sujet, dans lesquelles nous ne pouvons entrer ici.

11° Les fortes-douleurs par cause externe et interne;

12° Les violentes affections morales.

De combien d'exemples l'existence de toutes ces causes ne pourrait-elle pas être appuyée, si l'on se donnait la peine de les chercher dans les auteurs, sans compter ceux que chacun pourrait rapporter d'après sa propre clinique!

Remarques.

Lorsque la pléthore existe à un degré notable dans les organes de la circulation du sang, cette fonction se fait difficilement; elle est troublée, suspendue; de là les asthénies, les lipothymies et les syncopes qui en sont les suites.

Les mêmes accidents surviennent s'il y a quelque obstacle qui gêne, qui rétrécisse les vaisseaux, ou qui comprime le cerveau et les nerfs. Ils surviennent encore plus vite si l'inflammation existe dans ces derniers organes ou même dans d'autres qui ont le plus de correspondance avec le cœur.

Pour que cet organe soit convenablement stimulé par le sang, et que ses contractions soient naturellement excitées, il faut d'abord qu'il jouisse lui-même de toute son irritabilité; car si elle est diminuée, affaiblie, les syncopes ne peuvent manquer de survenir : ainsi les affections du cœur par vice arthritique, vénérien, catarrhal, rhumatismal, scrophuleux, psorique, dartreux, etc., peuvent être suivies de syncopes.

Pour que la circulation du sang se fasse librement, ne faut-il pas que le cœur et les vaisseaux sanguins soient convenablement remplis de ce liquide, et que le cerveau et les nerfs jouissent de toute leur énergie pour donner à l'appareil circulatoire la force qui lui est nécessaire pour bien opérer cette fonction ? Or, les évacuations trop fortes de sang par les hémorrhagies, ou celles d'autres humeurs, des sueurs, des diarrhées, des dysenteries, le diabètes, le ptyalisme, les pertes de semence, l'acte vénérien trop fréquent, la masturbation, la gonorrhée simple ou la pollution involontaire, parce qu'elles diminuent les forces de la circulation, peuvent donner lieu à l'asthme en général ou aux lipothymies et aux syncopes.

Dans quelques fièvres malignes ou ataxiques, l'influence du cœur sur le cerveau et les nerfs, et celle du cerveau et des nerfs sur le cœur, est tellement diminuée, troublée, suspendue même par un principe délétère tenant plus ou moins de la nature méphitique, qu'il survient des syncopes, malheureusement trop souvent mortelles ; d'où il est résulté que des fièvres ont été appelées *syncopales*, parce que les syncopes en étaient les symptômes les plus fréquents et les plus effrayants, etc. Dans les fièvres malignes en général, et dans la peste, la plus redoutable de toutes ces fièvres, la plupart des malades périssent de syncope.

C'est sur-tout lorsque la gangrène survient dans les fièvres et dans d'autres maladies, que les syncopes ont lieu et qu'elles sont les avant-coureurs de la mort. Il y a en général dans la gangrène , ou dans la cause qui la produit , un principe si délétère qu'il détruit celui de la vie. Nous disons en général , car quelquefois , au contraire , la gangrène survenant aux parties extérieures , sert tellement à la dépuration du corps qu'elle en opère la guérison.

Combien d'heureux cas de ce genre n'avons-nous pas vus ; et dont nous pourrions rendre compte!

Les fortes douleurs sont souvent suivies d'une telle prostration des forces, que les faiblesses graves , même mortelles, surviennent.

Les pathologistes ont cité des exemples de syncope finissant par la mort, après les douleurs d'une opération chirurgicale , après un accouchement laborieux , après des douleurs très-fortes , excitées dans quelques personnes, par la pierre dans les voies urinaires ou dans les canaux de la bile , par des vers dans le canal alimentaire , par des blessures , des piqûres de nerfs , etc.

Des faiblesses ont été produites par des émanations fétides ou non fétides de certains corps ; ce qui les rendait d'autant plus *pernicieuses* qu'on ne prenait ou même qu'on ne pouvait prendre aucune précaution pour les éviter.

Enfin les affections de l'ame sont une cause fréquente de l'asthénie , de la lipothymie et de la syncope. Les observations qui le prouvent sont si nombreuses qu'il est inutile d'en rapporter d'autres. C'est tout ce qu'on peut dire de plus réel sur les causes de l'asthénie en général, et de ses espèces, les lipothymies et les syncopes. Il paraîtrait seulement que, lorsque celles-ci ont lieu, le cerveau, les nerfs et le cœur sont affectés d'une manière plus intense (1).

Pronostic.

Les faiblesses légères qui ont des récidives, et encore plus celles qui sont intenses, sont ordinairement mortelles, et souvent lorsqu'on ne s'y attend pas.

L'asthénie et la lipothymie, dans lesquelles la force des muscles du tronc et des membres est seulement diminuée, sans lésion de la circulation du sang, sont en général beaucoup moins dangereuses que la syncope dans laquelle les facultés vitales et animales sont tellement diminuées que la mort peut facilement survenir : *Nullus proximior ad mortem gradus est syncope* (2). Aussi doit-on craindre que ceux qui éprouvent de fréquentes syncopes, sans cause apparente, meurent promptement ; ce qui a fait dire à *Hippocrate* (3) : *Qui sæpè et fortiter, sine causa manifesta, animo de-*

(1) On peut voir, sur cet objet, ce que *Senac* a écrit de curieux et d'intéressant long-temps avant que *Legallois* et des anatomistes anglais, etc., eussent fait à ce sujet des expériences sur les animaux vivants.

(2) *Klein interpres clinicus ; lipothymiæ , syncop. ,* pag. 176.

(3) *Hippocrate*, sect. II, aphor. 42.

linquunt, subitò moriuntur. Il n'en est pas toujours ainsi des syncopes qui arrivent quelquefois pendant ou immédiatement après quelques salutaires éva-cuations, comme de fortes constipations terminées par de copieuses selles, des urines supprimées qui viennent à couler en très-grande abondance : ce-pendant des saignées qui n'étaient pas même quel-quefois excessives en quantité, ont été funestes à cause des syncopes qui sont survenues, ainsi que des évacuations d'eau, de sang, de pus, etc. ; tan-dis que d'autres fois, étant opérées par la force de la nature ou par l'art, et dans des cas où elles étaient utiles pour soulager la nature, elles ont donné lieu à des syncopes qui n'ont été, non-seule-ment d'aucun danger, mais même favorables (1).

Les plus fâcheux symptômes des syncopes sont, la sueur froide et visqueuse, le visage cadavéreux. Les syncopes sont funestes si, après que le malade a repris sa connaissance, le pouls ne se ranime pas, et si l'habitude extérieure de son corps reste froide.

La syncope avec rétraction des tendons, celle avec évacuation d'une urine noire, celle qui a lieu après la rupture d'un abcès dans quelque organe essentiel à la vie, ou dans une cavité du corps quel-

(1) *Quæ prodeunt non copiâ sunt estimanda, sed si prodeant qualia opportet, et facilè ferat. Et ubi ad animi deliquium ducere opportet, id etiam faciendum, si æger sufficiat.* Hippocrat., aph. 23, sect. 1.

conque, et celle qui survient par cause de gangrène interne ou externe, annoncent une mort certaine.

Les faiblesses, même d'abord légères, qui proviennent de quelque vice du cerveau, du cœur ou du péricarde, sont ordinairement incurables, et finissent ordinairement par des syncopes mortelles; celles qui surviennent dans les fièvres malignes, dans la peste, sont aussi des avant-coureurs ordinaires de la mort; celles qui ont lieu dans les fièvres intermittentes, ont été guéries avec ces fièvres elles-mêmes; celles occasionées par des vers, ont heureusement cessé par l'expulsion de ces animaux, soit naturellement, soit par le secours de quelque anthelmintique; celles par des affections morales, hystériques, mélancoliques, ne sont pas, à beaucoup près, aussi funestes que les autres; quelquefois même elles se dissipent après avoir été très-intenses et très-prolongées.

Il faut savoir qu'il peut y avoir des morts apparentes par la syncope comme par l'asphyxie, et que l'on pourrait confondre et enterrer, d'après cette funeste erreur, des personnes vivantes. J'ai vu un homme qui, après une forte colique, resta en syncope pendant plusieurs heures, sans pouls, avec la couleur cadavéreuse et le froid intense, sans aucun mouvement dans la poitrine qui pût annoncer que la respiration existait encore. Après quelques heures de mort apparente, cet homme rendit par les selles une matière bilieuse concrète,

et la syncope se dissipa. J'ai vu une autre syncope
chez un avocat qui venait de dîner copieusement.
On l'avait d'abord regardée comme une affection co-
mateuse, quoique le malade fût presque sans pouls,
très-pâle, presque froid, et sans aucun trouble
dans la respiration. On lui avait prescrit en vain
plusieurs grains d'émétique qu'il ne put avaler; on
avait aussi essayé, mais sans succès, de lui faire
prendre des lavements irritants et purgatifs; on
croyait enfin le malade mort, lorsqu'on entendit
dans son ventre des borborygmes, des vents, qui
furent suivis d'une copieuse évacuation de matières
fécales, après laquelle la connaissance revint et la
santé fut rétablie.

On a cité à Paris et ailleurs plusieurs exemples
semblables à ceux que je viens de rapporter.

Traitement.

Deux objets se présentent à remplir dans le traitement des faiblesses; d'abord, celui de diminuer
l'intensité de la syncope, d'empêcher qu'elle ne
devienne plus grave et que le malade n'y succombe; ensuite celui de soutenir assez efficacement
les forces du corps pour prévenir, par un bon
traitement, d'ultérieures syncopes.

Les premiers remèdes peuvent être externes ou
internes. De simples projections d'eau froide sur la
face ont quelquefois produit une impression favo-

rable , puisqu'on a vu des syncopes se dissiper après avoir été traitées par cette simple méthode.

Il faut promptement déshabiller les malades , leur ôter leur col , leurs jarretières , délacer les femmes , ouvrir les fenêtres et les portes de la chambre , et les exposer au grand air , quelque froid qu'il fasse , en évitant toutefois les mouvements trop grands , trop rudes , qui pourraient éteindre le peu de force qui reste ; des frictions sur l'habitude extérieure du corps avec des flanelles sèches ou imbibées de quelque liqueur spiritueuse , d'eau de la reine de Hongrie , d'eau vulnéraire camphrée ou de Cologne , de vinaigre fort ou celui des quatre voleurs : on peut leur en faire flairer , en mettant sous leurs narines un flacon de ces liqueurs ou d'alcali volatil fluor , dont on leur frotterait encore les tempes. Souvent , par des stimulations de la membrane pituitaire , on a suscité les mouvements du diaphragme et rappelé ainsi ceux de la respiration.

De légers frottements sur la région épigastrique et sur le bas-ventre , doucement réitérés , peuvent être utiles pour ranimer l'esprit vital. On souffle aussi avec succès dans la bouche , avec un tuyau de pipe ou avec un soufflet, pour introduire de l'air dans les poumons (1).

On a recommandé de faire des ligatures aux

(1) *Voyez* mon Instruction sur les asphyxiés, noyés, etc.

membres; mais cette méthode, bien loin d'être utile, nous paraît contraire, étant plus propre à retarder la circulation du sang qu'à la favoriser. Des ventouses sèches ou avec des scarifications, ont été utilement pratiquées sur les régions abdominales, sur l'épigastrique principalement. On prescrit aussi en pareil cas, et utilement, des lavements stimulants avec la coloquinte, le vin émétique trouble, quelquefois les simples lavements laxatifs; mais si l'asthénie est intense, des sinapismes aux pieds ou en d'autres parties du corps, des vésicatoires aux jambes sont quelquefois utilement employés.

Mais, de quelque avantage que puissent être les secours extérieurs, il faut toujours recourir aux remèdes internes, à ceux d'abord que le malade peut prendre le plus facilement, supposé encore même qu'il jouisse de la faculté d'avaler. On lui introduit dans la bouche une cuillerée d'eau de mélisse, de fleurs d'oranger, de cannelle orgée ou autre, avec quelques gouttes d'alcali volatil, en lui tenant en même temps les narines serrées, s'il est nécessaire, pour lui faire avaler cette cuillerée de liquide, dont on peut réitérer plusieurs fois la déglutition, laquelle souvent est déterminée par la seule irritation des houppes nerveuses de la bouche, qu'occasionent ces liqueurs spiritueuses.

On a conseillé des remèdes plus stimulants: les huiles de menthe, de rhue; les élixirs les plus concentrés, quelques gouttes d'esprit volatil d'ammoniaque, etc., etc. Cependant il faut prendre garde de ne pas brûler la bouche de ces malades.

Dans quelques espèces de *syncope*, les stimulants chauds pourraient être nuisibles en resserrant le gosier au lieu de le faire ouvrir pour opérer la déglutition. Il faut craindre même alors d'irriter trop fortement la membrane pituitaire, et d'exciter l'éternuement, sur-tout lorsque le malade a le visage rouge, le pouls plein, parce qu'alors l'apoplexie pourrait facilement se joindre à la syncope ; et malheureusement plusieurs fois l'on s'est mépris, au point qu'au lieu de la syncope qu'on croyait traiter, le malade était dans un assoupissement profond, qui finissait par une apoplexie mortelle. Qu'on craigne donc de confondre ces deux états, qui sont très-différents, ainsi qu'il a été dit. Il n'est pas étonnant que le peuple s'y méprenne souvent, puisque les médecins s'y trompent eux-mêmes.

Un verre d'eau froide, avec quelques gouttes de vinaigre, a été plus d'une fois un puissant moyen pour dissiper la syncope ; d'autres fois quelques petits verres de bon vin d'Espagne, d'Alicante, une ou deux cuillerées d'une bonne liqueur, de l'alkermès, de l'élixir de Garus, ou de telle autre liqueur spiritueuse, même d'un vin généreux quelconque qui peut se trouver dans la maison du malade, sont suffisants : mais si ces secours, qui sont pour ainsi dire sous la main, ne suffisent pas, il faut prescrire des cordiaux plus puissants, l'esprit de *Mindérérus*

(acétate d'ammoniaque) , à la dose d'un, deux gros, jusqu'à demi-once, une once.

Tels sont les remèdes généraux qu'il faut d'abord administrer dans la plupart des syncopes.

Quand la déglutition est bien rétablie, on fait prendre au malade quelques tasses d'un bon bouillon, de deux en trois heures.

Si l'on croyait que la syncope fût produite par quelque perte ou évacuation excessive, on insisterait peu-à-peu sur une nourriture plus forte, mais de très-facile digestion.

Dans les syncopes nerveuses, hystériques, les boissons froides acidulées sont très-convenables, ainsi que les lavements de même nature, tels qu'on les administre également aux asphyxiés.

La syncope une fois dissipée, il faut, si l'on peut en craindre le retour, s'occuper à en découvrir la cause et la combattre par un traitement approprié ; car si on ne la détruit pas, les récidives des syncopes sont à craindre : elles peuvent même être si formidables, que le malade y succombe, et peut-être à la première.

Les syncopes qui sont occasionées par quelques vices organiques bien réels du cœur et des vaisseaux, sont ordinairement incurables, comme on l'a déjà dit ; la saignée, les adoucissants, les calmants, les légers laxatifs, le repos et la diète, sont les remèdes qui diminuent leur intensité et leur fréquence, mais ne les détruisent pas, car les malades

finissent par en mourir, et plus ou moins vite.
Nous disons des vices organiques du cœur et des
vaisseaux bien réels, car s'il n'y avait en eux qu'une
simple dilatation sans désorganisation, elle pourrait n'être pas toujours incurable, sur-tout si elle
ne provenait que d'un seul excès de sang ou d'une
extrême pléthore qui donnât lieu à la distension
des parois du cœur, comme *Senac* et autres grands
médecins ont cru que cela pouvait avoir lieu, et
d'une manière assez positive pour prescrire contre
ces syncopes des saignées même réitérées. *Senac* a
aussi confirmé cette doctrine par d'heureux exemples; en effet, la saignée quelquefois réitérée, à des
distances plus ou moins éloignées, selon les forces
du malade, en diminuant la quantité de sang qui
maintient les parois du cœur distendues, peut être
efficace en permettant aux parois de cet organe de
se rétrécir en se contractant; c'est de cette manière
que le cœur peut, dans un temps plus ou moins
long, perdre de son amplitude vicieuse et de sa
faiblesse; les saignées pourraient, encore après,
être secondées par des remèdes toniques : *les préparations martiales*, les antiscorbutiques, les amers,
le quinquina sur-tout, le polygala, la serpentaire
de Virginie, etc.

J'ai vu deux jeunes gens qui éprouvaient des
faiblesses intenses avec de violentes palpitations du
cœur. La mort paraissait imminente, lorsqu'elles
furent terminées spontanément par des hémorrhagies du nez.

Dans des personnes plus âgées, des syncopes ont été guéries par un flux hémorrhoïdal plus ou moins abondant. Des filles recouvrent souvent leurs forces par l'apparition des règles; et les femmes, après des accouchements, par le rétablissement des lochies.

C'est ce qui a été plusieurs fois bien remarquable, quoique dans de pareils malades, il y ait eu de la bouffissure ou de l'emphysème dans toute l'habitude du corps, de l'œdématie même, ce qui avait fait croire à des médecins que la disposition à l'hydropisie, et le peu de force apparente du pouls, étaient des signes plutôt de vacuité que de plénitude des vaisseaux. Or, d'après une telle théorie, ils se sont opposés à la saignée que la nature a cependant heureusement opérée; et ce n'est pas la seule fois qu'elle a pu trouver, à l'insu des médecins, le remède le plus efficace.

Instruit par de pareils exemples, j'ai plusieurs fois heureusement prescrit la saignée dans des cas de maladies du cœur, nonobstant la leucophleg-matie. On doit même la regarder comme le plus efficace des remèdes dans les syncopes qui surviennent à ceux qui ont éprouvé la suppression des saignements habituels du nez, des hémorrhoïdes, des règles. Elle serait aussi utile dans les syncopes qui auraient lieu après des douleurs du cœur, s'il y avait pléthore des vaisseaux sanguins, ou si elles se manifestaient chez des malades qui éprouveraient de vives douleurs par diverses causes internes ou externes, comme par des piqûres, des blessures de nerfs; car presque toujours alors il y a de la plénitude dans le pouls. Les saignées seraient encore bien plus nécessaires et même très-urgentes, si les palpitations étaient réunies à l'inflammation du cœur, comme la pratique en offre des exemples; et cela, nonobstant la bouffissure du visage, des mains et des pieds, ou malgré même la véritable œdématie.

Je ne parle ici que d'après ma propre pratique, quoique je pusse l'appuyer des noms de très-grands médecins, véritablement praticiens, avec lesquels j'ai quelquefois vu de pareils malades.

Les contractions du cœur étant déterminées par le sang, si celui ci le stimule trop, ses contractions seront trop fortes ou trop fréquentes, et les syncopes proviendront de pareille cause : elles pourront ainsi être l'effet d'un vice du sang, scorbutique, vénérien, ou par des métastases diverses. Or, alors les saignées pourraient bien n'être pas indiquées, elles deviendraient, au contraire, nuisibles.

On prescrit, dans le cas de quelque vice acrimonieux, les remèdes dépuratifs, tels *que les sucs des plantes appropriées*, les eaux minérales sulfureuses, les légers diaphorétiques, les vésicatoires, les cautères; mais tous ces remèdes, plus ou moins échauffants, ne pourraient être utiles, si la pléthore des vaisseaux sanguins et celle du cœur étaient prononcées.

En effet, que doit-on en espérer contre une maladie si dangereuse, et qui peut en un instant faire périr celui qui en est atteint ? Il faudrait qu'il vécût long-temps pour que les remèdes internes et externes pussent changer la nature du sang qui détermine les syncopes.

L'on concevrait de plus heureuses espérances du quinquina contre les syncopes, si elles dépendaient d'un vice *fébrile ;* combien de fois, en effet, ne l'a-t-on pas vu rappeler des portes de la mort, des malades atteints des syncopes les plus effrayantes (1).

Plus ces syncopes sont intenses et rapprochées, plus il faut profiter de leurs intervalles, quelque courts qu'ils soient, pour faire prendre aux malades du quinquina en poudre, même à haute dose, dans quelque véhicule, ou sous forme de pilules, d'électuaire, en décoction, si le malade ne peut le prendre autrement. Des lavements de quinquina peuvent aussi être très-efficaces.

Ce traitement peut être heureusement secondé par les vésicatoires qui réveillent et stimulent les nerfs, en ranimant aussi les oscillations languissantes des vaisseaux, ou prêtes à s'éteindre, et en attirant à la peau des humeurs vicieuses, ou en les détournant des organes malades ; souvent même quand on entretient la suppuration des vésicatoires,

____

(1) *Voyez* dans les ouvrages de *Torti*, de *Pringle*, etc., des observations sur des syncopes malignes guéries, et celles que j'ai rapportées dans mon Traité sur les maladies du foie.

16.

on en opère l'excrétion. L'on a aussi, en pareil cas, recours aux ventouses avec succès.

C'est par un pareil traitement que des syncopes, qui annonçaient une mort imminente, ont été victorieusement détruites, et que le malade est, pour ainsi dire, en très-peu de temps, passé de la mort à la vie.

Les syncopes provenant du *défaut d'aliments*, ne peuvent être dissipées qu'avec du temps, et plus ou moins long, par de bonnes nourritures données avec gradation et choisies; d'abord des bouillons qui commencent à restaurer le corps épuisé, des soupes au pain, au riz, au vermicelle et autres farineux, mais peu-à-peu, pour ne pas surcharger l'estomac; il faut en général commencer par conseiller les aliments tendres qui ne résistent pas à la mastication, comme de bonnes viandes blanches, ensuite des viandes de boucherie, du gibier; enfin, s'il y a de l'amaigrissement, les laitages, celui d'ânesse sur-tout, combiné à l'usage de quelques amers, du quinquina particulièrement, qui peut alors être prescrit, et comme concourant à la digestion en ranimant le ton de l'estomac, et aussi comme excitant celui des autres parties dans lesquelles la digestion se complète.

Les syncopes par des hémorrhagies, des sueurs excessives, des diarrhées extrêmes, etc., doivent d'abord, quant à la nourriture, être traitées comme celles par défaut d'aliments, mais en y réunissant les remèdes les plus propres à diminuer et même à arrêter ces évacuations : ainsi, en général, il convient de prescrire les rafraîchissants, les adoucissants, les anodyns et les incrassants, qui sont alors utiles; et, après les hémorrhagies, les légers astringents, les amers qui peuvent aussi être efficaces, mais donnés avec prudence dans les cas de pertes sanguines sur-tout, pour ne pas trop augmenter le ton des vaisseaux et l'action du cœur, ce qui prolongerait ou renouvellerait l'hémorrhagie.

Pendant la syncope causée par d'excessives évacuations, la boisson d'eau froide et même à la glace peut souvent être salutaire pour arrêter ou du moins suspendre les hémorrhagies. On peut prescrire utilement les préparations martiales, l'infusion légère de rhubarbe, lorsqu'il y a de la disposition à l'asthénie ou à la syncope par infiltration du tissu cellulaire, ou par quelque engorgement des viscères abdominaux.

Les syncopes, après des exercices trop violents, exigent d'abord le repos. On conseille ensuite les toniques avec plus ou moins de réserve, selon le degré de faiblesse et l'état du malade; de bons aliments, tirés principalement des substances animales, quelques verres de bon vin de Bordeaux ou autre vin rouge généreux, pour parvenir peu-à-peu à de plus fortes nourritures.

Dans les syncopes par la violence des passions, la colère sur-tout, le sang ayant été poussé avec trop de force et de vitesse dans le cœur, dans le cerveau, dans les nerfs, et même dans les diverses parties du corps où les vaisseaux le portent, la saignée peut être nécessaire; mais pour y recourir, il faut cependant que le pouls soit plein, dur; qu'il y ait de la gêne dans la respiration; que la tête soit pesante ou qu'il y ait des palpitations du cœur, car autrement elle serait dangereuse. Les boissons froides et adoucissantes, celles qui sont légèrement calmantes, peuvent être utilement prescrites, en même temps qu'il faut détourner, s'il est possible, le malade des idées qui le tourmentent, supposé qu'il en soit encore affecté: Les bains un peu froids, lorsque les forces sont un peu relevées, conviennent quelquefois.

Un traitement analogue doit être prescrit dans les syncopes *hystériques* et *hypochondriaques*, très-communes aux personnes dont le système nerveux est trop sensible. Les filles y sont très-sujettes aux premières époques de la menstruation, et les femmes pendant leur grossesse, ou quand elles sont disposées à perdre leurs règles, dans leur temps appelé *critique*. J'en ai vu qui avaient des syncopes fréquentes, contre lesquelles la saignée et les bains presque froids ont été efficaces: Quant aux syncopes qui proviennent des maladies diverses des poumons, la pneumonie, la phthisie pulmonaire, les diverses hydropisies de la poitrine, etc., etc., elles ne peuvent être détruites que par la guérison des maladies qui y donnent lieu, mais qui sont presque toujours incurables.

L'état des viscères du bas-ventre demande tou-jours à être considéré quand il y a des synco-pes , d'autant plus qu'ils peuvent influer sur le cœur, quelquefois sans qu'il y ait en eux des alté-rations remarquables au toucher, et même sans que les syncopes soient indiquées par des symptômes particuliers, ce qui n'a été quelquefois reconnu qu'après la mort. Il suffit que ces altérations ab-dominales produisent quelque dérangement dans la circulation du sang de la veine-porte, pour cau-ser de fréquentes syncopes (1). Et par combien de causes cette circulation ne peut-elle pas être trou-blée! Le nombre en est plus grand qu'on ne croit généralement, non-seulement dans le foie, où se rend le sang de tout ce système , mais aussi dans l'épiploon, la rate , le mésentère , l'estomac et les intestins , par diverses causes , particulièrement dans ces deux derniers organes , par divers gaz, sou-vent par défaut des excrétions alvines.

Enfin, des syncopes peuvent être occasionées par des vers dans le canal alimentaire, notamment par le *tænia*, et elles ne sont guéries ou prévenues qu'en tuant ou expulsant ces vers par les remèdes appropriés.

(1) *Voyez* dans l'Anatomie médicale une longue énu-mération des causes qui peuvent gêner, troubler, sus-pendre la circulation du sang dans la veine-porte, t. III, pag. 20, 22, 24 et ailleurs, comme on peut le voir en consultant la table de cet ouvrage, où l'on trouvera aussi l'indication de plusieurs autres espèces de syncopes.

C'est ainsi que se multiplient les diverses espèces de syncopes et les traitements qu'il faut leur opposer; car, comme nous l'avons si souvent dit, il n'y a que ceux qui sont bien dirigés, et d'après l'expérience, vers leurs nombreuses causes, qui puissent être efficaces.

MÉMOIRE

SUR L'INFLAMMATION DU PÉRITOINE,

Lu à l'Institut (juillet 1818).

Iʟ paraît que les plus anciens médecins confondaient les maladies provenant de l'inflammation
des membranes qui revêtent et entrent dans la structure du cerveau, des poumóns et des viscères du
bas-ventre, avec celles que cause l'inflammation
de la substance même de ces viscères, ou, si l'on
veut, qu'ils n'avaient pas encore distingué, dans
leur clinique, l'inflammation des membranes de
celle des organes parenchymateux.

Hippocrate est le premier qui ait différencié le
siége de ces maladies d'après les symptômes ; et son
opinion a été celle de Galien ; de Cœlius Aurelianus (1), et de la plupart des médecins qui leur ont
succédé. On peut même dire qu'elle domine encore
dans nos livres et dans les écoles. Cependant, comme
une pareille opinion ne pouvait être réputée vraie
qu'autant qu'elle serait confirmée par l'ouverture des

____

(1) *Cœlius-Aurelianus* (*Acut. morb.*, lib. II, cap. XVI)
nous apprend qu'*Euriphon*, antérieur à *Hippocrate*, avait
placé le siége de la pleurésie dans le poumon. *Voyez*
la lettre de *Tissot* à M. *Pinel*, au sujet de cette opinion,
que j'ai soutenue dans un Mémoire lu à l'académie des
sciences en 1789.

corps des personnes mortes de ces maladies, les médecins anatomistes, qui en ont été persuadés, n'ont pas manqué de la soumettre à ce genre d'épreuve.

A l'égard de la phrénésie, dont le siége avait été fixé dans les membranes de l'encéphale, Coïter, un des premiers, assura, d'après ses recherches sur les cadavres, que cette maladie provient de l'inflammation du cerveau et non de ses membranes; opinion qui a été confirmée par Morgagni et par plusieurs autres anatomistes.

Quant à la pleurésie et à la péripneumonie, Coïter, en donnant l'histoire d'une péripneumonie épidémique qui régna à Rome en 1563, dit en avoir trouvé le siége dans le poumon et non dans la plèvre. Plater et divers autres médecins ont été du même avis, d'après les résultats de l'ouverture des corps. Laurent Joubert, Zwinger, Valsalva (1), et surtout Morgagni, son illustre disciple, sur l'autorité duquel on doit tant compter, ont été également convaincus de ce point de doctrine, après l'avoir soumis à de nombreuses recherches. Combien n'est-il pas intéressant de voir Morgagni procéder dans ses dissections et dans ses discussions pathologiques pour parvenir à une juste conséquence, sur cette question sur-tout! Il paraît d'abord être de l'avis de ceux qui croient que l'inflammation

(1) *Valsalva* n'a trouvé aucune altération remarquable dans la plèvre, dans des sujets qui étaient morts après avoir éprouvé les symptômes d'après lesquels on avait cru reconnaître la pleurésie. *Morgagni, De sed. et caus. morb.*, lib. XI, epist. 58.

des membranes et celle des viscères qu'elles revêtent, se montrent par des symptômes différents;
mais le résultat de ses observations le conduit au
doute; et, par d'ultérieures recherches, il finit par
se convaincre que la pleurésie ne peut être distin-
guée de la péripneumonie, ni pour le diagnostic,
ni pour le traitement, et qu'elle réside dans le poumon, et non dans la plèvre.

Cependant Morgagni avait éclairé cette question
d'après ses dissections anatomiques, plutôt que d'a-
près l'examen des symptômes regardés par les médecins comme caractéristiques de la pleurésie et
différents de ceux de la péripneumonie; c'est pourquoi je crus, avant d'aller plus loin, devoir soumettre cette question à de nouvelles observations
cliniques, ayant souvent sous les yeux des maladies de ce genre, et me proposant aussi de me livrer
à de nouvelles ouvertures de corps des personnes
que mes remèdes n'auraient pu soustraire à la mort,
malheureusement trop souvent causée par ces maladies inflammatoires.

J'ai recueilli sur ces deux points un très-grand
nombre de faits, dont j'ai fait part à l'académie
des sciences dans un Mémoire qu'elle fit imprimer dans le volume de 1789; et sans doute ce Mémoire est de quelque intérêt, puisqu'il a été hono-
rablement cité par de savants médecins, par Tissot
particulièrement. Ce médecin, véritablement praticien, a dit, dans une lettre (1) écrite à notre sa-

(1) Lausanne, 1789.

vant confrère M. Pinel, qu'il ne doutait pas que mes observations ne répandissent un nouveau jour sur cette doctrine, et qu'elle ne fût bientôt adoptée de tous les médecins, qui ne regarderaient plus la pleurésie comme une maladie particulière, différente de la péripneumonie. Cependant, depuis cette époque, non-seulement l'opinion de Tissot n'a pas été celle d'un très-grand nombre de médecins, mais de plus ils ont cru, sans au préalable en démontrer l'erreur, devoir différencier la maladie qu'on a supposée survenir lorsqu'il y a inflammation du péritoine, de celle qui a lieu réellement lorsque l'inflammation réside dans un ou plusieurs des viscères abdominaux : ils en ont, pour ainsi dire, fait une maladie nouvelle.

J'ai dû, plus que tout autre, être étonné, non-seulement de voir adopter par des médecins estimables une opinion contraire à celle de Morgagni, de Tissot, de plusieurs autres médecins consommés dans l'expérience, et que j'avais moi-même confirmée par de nouvelles observations, mais encore de voir qu'ils considéraient comme signes caractéristiques de l'inflammation particulière du péritoine, les mêmes symptômes d'après lesquels les praticiens les plus recommandables avaient cru reconnaître ceux de l'inflammation du bas-ventre en général, ainsi que ceux de l'inflammation particulière de quelqu'un de ses organes, à l'exclusion, pour ainsi dire, du péritoine même. Jusqu'ici les anciens médecins n'avaient presque pas fait men-

tion de cette membrane dans laquelle les plus illustres physiologistes modernes n'ont, après Haller,
reconnu ni sensibilité ni irritabilité, propriétés
qui, au contraire, existent éminemment dans la
plupart des viscères du bas-ventre, comme les expériences sur les animaux vivants l'ont bien démontré à tous ceux qui en ont fait ; or, je suis
loin d'être demeuré étranger à ces expériences (1).
J'en ai adopté les résultats pour l'état naturel,
sans en conclure que, dans celui de maladie, les
membranes ne puissent acquérir une sensibilité
plus ou moins grande, plusieurs faits pathologiques
m'ayant paru le démontrer, mais toujours avec
moins de facilité et d'intensité que les parties qui
sont naturellement les plus sensibles et les plus irritables.

Je fis ces réflexions lorsque j'entendis parler de la
péritonite ; mais sachant que les seuls résultats de
l'observation devaient servir de base à nos opinions,
en matière de clinique sur-tout, je n'ai voulu en
adopter aucune, quelle qu'elle fût, sur ce point de
doctrine, qu'après avoir recueilli un grand nombre
de faits, soit auprès des malades, soit par l'ouverture des corps; la seule méthode, à ce que je crois,
de démontrer la vérité dans une pareille question.

Il est résulté de mes observations recueillies dans
les amphithéâtres d'anatomie : 1° qu'on trouve ra-
rement dans le péritoine des marques d'inflamma-

(1) Cours de Physiologie expérimentale fait au collége
de France en 1771.

tion, telles que la rougeur, sans apparence d'inflammation dans les parties voisines : mais, comme je ne connaissais ni la nature ni les symptômes de la maladie des sujets qui étaient dans ce cas, je n'en ai pu rien conclure pour l'état pathologique ; néanmoins j'ai reconnu que le péritoine était quelquefois très-rouge dans des personnes mortes après des éruptions diverses, erysipélateuses, dartreuses, psoriques, et même varioliques ; quelquefois alors j'ai vu, qu'indépendamment de la rougeur, il y avait à la surface de cette membrane des élévations graniformes, miliaires, tantôt pleines d'une sérosité claire ou jaunâtre comme de petites hydatides, tantôt dures, comme charnues, ou plus dures encore, quelquefois comme verruqueuses ; j'en ai vu qui étaient ramollies et comme ulcérées, mais toujours d'une figure, d'une couleur, d'une consistance et d'un volume si différents des éruptions cutanées observées pendant la maladie dont ces individus étaient morts, qu'on ne pouvait y trouver aucune ressemblance ; ce qui, par conséquent, m'a rapproché de l'opinion de *Cotunni*, qui ne croit pas que, dans la petite-vérole, il se forme dans l'intérieur du corps des pustules varioliques comme celles de la peau, mais qui ne nie pas qu'il ne s'en forme intérieurement d'autres plus ou moins étendues, et d'une couleur rouge plus ou moins intense. On peut, à ce sujet, consulter sa belle Dissertation sur le siége de la petite-vérole (1).

(1) *De sedibus variolarum.* Neapoli, 1769, in-8°, p. 122.

Voici d'autres exemples de rougeur dans le péritoine, comme s'il était enflammé, sur des personnes qui n'avaient pas, avant la mort, éprouvé les symptômes que l'on croit caractériser l'inflammation de cette membrane.

L'ancien archevêque de Bourges, M. de *Philippeaux*, avait le corps et particulièrement le visage couvert d'une éruption herpétique très-rouge. Cette éruption ayant considérablement diminué, soit par cause de maladie, soit par l'effet des traitements externes ou internes très-nombreux qui avaient été administrés, l'hydropisie générale survint; l'ascite se forma et résista à tous les remèdes. A l'ouverture du corps on trouva que le péritoine était très-rouge, et dans quelques endroits couvert d'une éruption remarquable par quelques élévations de figure irrégulière. Le foie était altéré dans sa substance et dans son volume.

J'ai également remarqué, dans une personne morte de phthisie pulmonaire, après la répercussion d'une gale, par une lotion avec de l'acide muriatique, que la plèvre, tant du côté des côtes et du diaphragme, que du côté des poumons, ainsi que le péritoine vers les parois abdominales et vers les viscères abdominaux, étaient couverts de plaques rouges, inégalement élevées en divers endroits, et par des espèces de tubercules irréguliers.

Dans ces personnes que j'ai traitées, il n'y avait eu, avant la mort, ni tension ni gonflement du bas-ventre, enfin aucun des symptômes admis nou-

vellement comme caractéristiques de l'inflammation du péritoine. On n'eût pu par aucun symptôme, du moins reconnu, je ne dis pas annoncer,
mais même présumer l'existence d'une telle altération.

2° Quant à l'inflammation du péritoine réunie
à celle des parties qui le recouvrent extérieurement, on en trouve peu d'exemples dans les auteurs. Je vais cependant en citer quelques-uns que
j'ai eus sous les yeux.

Un marchand de vin de la rue Saint-Denis était
depuis long-temps tourmenté des plus vives douleurs rhumatismales et arthritiques dans les extrémités inférieures. Les accès, qui avaient d'abord
été très-éloignés et fort courts, devinrent plus fréquents et plus longs. Le siége des douleurs variait
quelquefois, tantôt vers les régions coxales ou les
cavités cotyloïdes, tantôt aux genoux ou aux articulations des pieds. L'extrémité inférieure droite
maigrit considérablement, et finit par s'atrophier;
des douleurs très-violentes se manifestèrent dans la
région lombaire du même côté; on y sentait, au
toucher, une intumescence dure et douloureuse,
quand on la comprimait même légèrement. Enfin
ce malade ne put plus marcher; à peine pouvait-il
se mettre dans un fauteuil et y rester quelque temps.
Je fus appelé en consultation par M. *Cagnard*,
chirurgien. Divers remèdes furent inutilement
prescrits; les douleurs des lombes furent des plus
violentes; le malade finit par éprouver dans la res-

piration une gêne qui l'empêcha de rester dans son lit; il maigrit de plus en plus; une fébricule s'établit, et il mourut comme suffoqué par une violente orthopnée. L'ouverture du corps fut faite par M. *Dubois*, élève de M. *Cagnard :* il reconnut que les muscles de la région lombaire gauche, en y comprenant les muscles carrés des lombes et la membrane interne et postérieure du muscle transverse, étaient très-rouges, gonflés et ramollis, ainsi que la partie postérieure du péritoine, qui était d'un rouge très-foncé, tirant sur le violet; il y avait entre les muscles sacro-lombaires et le carré, une collection de matière albumineuse concrétée.

On observera que dans ce malade, quoique le péritoine parût enflammé, il n'y avait eu ni tension, ni gonflement dans le bas-ventre, ni nausées, ni vomissements, ni coliques, ni jaunisse, ni rétention ni suppression d'urine, enfin aucun des symptômes d'après lesquels on a voulu signaler l'inflammation du péritoine.

J'ai recueilli un autre exemple d'inflammation de cette membrane, sans aucune marque d'inflammation des viscères abdominaux, dans une femme morte de fièvre lente et d'hydropisie survenues à la suite de la ceinture herpétique (*zona herpetica*), et de douleurs violentes dans la région lombaire.

L'ouverture du corps fut faite par un de mes prevôts d'anatomie, M. *Marchand*, lequel reconnut que les muscles du bas-ventre, grands et petits obliques, ainsi que les muscles transverses et ceux du dos, étaient, sous la partie de la peau affectée par la ceinture herpétique, très-rouges et ramollis, et que l'aponévrose antérieure ou interne du muscle transverse paraissait aussi très-enflammée, ainsi que la portion du péritoine dans l'endroit qui la revêtait et dans les parties voisines. Cette femme était morte sans éprouver aucun symptôme de l'inflammation du péritoine, ou plutôt d'inflammation abdominale.

J'ai encore trouvé le péritoine aussi rouge que s'il eût été très-enflammé à sa partie postérieure et supérieure, dans un enfant de madame la comtesse de R***, qui était depuis long-temps tourmenté de plusieurs symptômes de la *maladie vertébrale*. L'ouverture du corps ayant été faite, on reconnut que le corps de la dernière vertèbre dorsale et des deux premières lombaires étaient diminués de volume et atteints d'un commencement de carie; que leurs ligaments antérieurs étaient très-rouges et gonflés, ainsi que la portion voisine du péritoine; que, de plus, la plèvre costale était très-rouge, ainsi que la portion de cette membrane qui revêtait les poumons, lesquels étaient même ulcérés et pleins de concrétions stéatomateuses; il y avait dans la poitrine beaucoup d'eau rougeâtre. L'enfant avait paru mourir d'une hydropisie de poitrine, suite de la phthisie pulmonaire, comme cela arrive souvent.

Voilà les seuls symptômes d'inflammation du péritoine avec inflammation des parties extérieures que je puisse citer d'après mes observations.

3º Quant à l'inflammation du péritoine réunie à celle des viscères abdominaux, les exemples en sont si communs, que les ouvrages de *Morgagni*, de *Lieutaud* et autres, en contiennent une multitude. Il paraît même que ces auteurs ont considéré l'inflammation du péritoine comme de si peu de conséquence, que très-souvent ils ne disent pas si elle existait ou non ; et on ne peut les accuser de négligence ou d'oubli à cet égard, lorsqu'on les voit entrer dans les plus petits détails sur tous les autres points de l'observation.

J'ai remarqué que dans l'inflammation des viscères abdominaux bien reconnue, souvent il n'y avait que la portion du péritoine qui les revêtait, ainsi que celle qui était la plus voisine, qui fussent affectées d'inflammation, tandis que les parties du péritoine éloignées ne l'étaient pas ; ainsi, dans les inflammations de l'estomac, on trouve la portion du péritoine qui forme les épiploons et celle qui revêt la face intérieure du diaphragme, plus ou moins enflammées ; dans l'inflammation des intestins grêles, la portion du péritoine qui les recouvre, en y comprenant encore les deux lames du mésentère ; et dans celle des gros intestins, les lames du méso-colon et du méso-rectum.

Ordinairement, dans l'inflammation de la matrice, la portion du péritoine qui revêt une grande partie de sa face externe et supérieure, ainsi que celle qui forme ses ligaments larges et ronds, supérieurs et inférieurs, sont plus ou moins enflammés. Or, l'inflammation n'a-t-elle pas été transmise de la matrice au péritoine par les nerfs, les vaisseaux sanguins et lymphatiques, renfermés dans un tissu cellulaire commun, ainsi qu'il n'est pas douteux qu'elle se transmet en d'autres parties? Se refuser à ce point de doctrine, ne serait-ce pas se refuser à l'évidence? Je ne doute pas que la plupart des métastases ne se fassent de la sorte, *dans le tissu cellulaire*, plutôt que *par le tissu cellulaire*, sans cependant méconnaître entièrement son action (1).

Pourrait-on croire, au contraire, que cette inflammation est parvenue du péritoine à la matrice, quand on sait qu'il n'est lui-même formé que de tissu cellulaire presque dépourvu de nerfs, si même il en a quelqu'un qui lui soit propre, car ceux très-peu nombreux qu'on y voit, ne font que le traverser (2)? On sait d'ailleurs qu'il est naturellement insensible et non irritable, pouvant être piqué, incisé, brûlé dans les animaux vivants, sans qu'il survienne d'accidents aussi graves que ceux qui seraient produits par des lésions bien moindres de la plupart des autres organes abdominaux, de

(1) *Voyez* dans mon Anatomie médicale l'article sur le *Tissu cellulaire*, tom. II.

(2) *Voyez* les belles Observations de *Meckel*, de *Lobstein*, etc., sur les nerfs des membranes.

la matrice particulièrement, qui jouit d'une si
vive sensibilité et d'une telle irritabilité, que la
plus petite lésion peut occasioner une inflammation
mortelle. De plus, on sait que la matrice a été le
principal siége de la maladie qui est survenue après
les couches, ainsi que tous les grands accoucheurs
[parmi lesquels je comprendrai Lamotte, dont notre
confrère Sabatier a publié une si bonne édition (1)]
l'ont prouvé par de bonnes et nombreuses observations, dont les résultats ont été si souvent constatés par les ouvertures des corps, rapportées par
Manget, *Bonnet*, *Morgagni*, *Lieutaud*, et tant
d'autres savants anatomistes et accoucheurs.

Je pourrais faire les mêmes remarques à l'égard
des inflammations de tous les organes abdominaux,
lorsqu'on a reconnu que le péritoine était aussi
plus ou moins enflammé. Ainsi, nul doute que
l'inflammation ne lui soit le plus souvent transmise par les viscères voisins. Ne serait-ce pas prendre la question à contre-sens que de la voir autrement (2)?

(1) Page 1235.

(2) N'a-t-on pas plusieurs fois considéré la rougeur
d'une partie comme un signe d'inflammation, quoiqu'elle
n'eût pas existé? Je n'en doute nullement quand je considère que dans certaines inflammations, du cerveau par
exemple, qui ont été caractérisées par la fièvre aiguë, le
délire et souvent une très-vive douleur de la tête, on
trouve cet organe endurci, compacte, de couleur blan-
châtre ou brunâtre, tandis que ses membranes sont d'une
couleur plus ou moins rouge; que la même chose a été

On pourrait cependant croire que, dans quelques cas, la cause de l'inflammation étant très-intense, elle pourrait déployer son activité à-la-fois, sur le

observée à l'égard des inflammations des poumons, reconnues aussi par leurs symptômes, ainsi que celles du foie, de la rate, de la matrice, des ovaires, etc. Il paraîtrait qu'alors le sang finit par se ramasser dans les vaisseaux des parties membraneuses plus ou moins voisines du lieu où est le vrai siége de l'inflammation, quoique la rougeur ne l'indique pas. *Morgagni* et d'autres anatomistes ont bien observé que dans la plupart des cadavres, les vaisseaux des parties déclives sont plus pleins de sang que ceux des parties plus élevées; ainsi, que la peau du dos était noire et comme ecchymosée, lorsque les cadavres étaient immédiatement couchés sur elle, et qu'on observait le contraire lorsque le cadavre était tourné dans un sens opposé. On sait que lorsque le cadavre est placé sur sa face postérieure, la partie des poumons qui y correspond est d'un rouge si foncé qu'elle est souvent noire comme dans les cas de forte ecchymose. La même observation peut être faite à l'égard de l'estomac, du canal intestinal, plus rouge alors à la face postérieure qu'à l'antérieure. Je ne doute pas aussi que généralement la face externe du canal alimentaire, l'œsophage, l'estomac, les intestins, ne soient plus rouges que, dans l'état naturel, lorsque le siége de l'inflammation réside dans la lame muqueuse, dont la couleur est souvent plus terne. Le sang se ramasse alors principalement dans les extrémités veineuses qui rampent dans la membrane externe; d'où il résulte que la rougeur d'une partie n'est pas toujours le signe le plus assuré qu'elle ait été enflammée, du moins autant que d'autres parties qui pourraient n'être pas rouges.

péritoine et les autres organes abdominaux; mais le péritoine eût-il commencé par être le premier affecté d'inflammation, on ne pourrait disconvenir que les symptômes qui alors auraient lieu, la douleur, la tension, la tuméfaction, la rénitence du bas-ventre, la fièvre, etc., etc., etc., ne provinssent principalement de la lésion même des organes abdominaux, et non de celle du péritoine, puisqu'on l'a trouvé enflammé dans quelques personnes chez lesquelles on n'avait pas observé les symptômes indiqués comme étant propres à la péritonite.

Quant aux divers épanchements qu'on trouve dans la cavité du péritoine, après les inflammations abdominales, je crois qu'il faut moins les attribuer à une inflammation immédiate du péritoine, qui aurait augmenté la sécrétion naturelle de sa surface interne, ou qui en aurait diminué la faculté absorbante (car l'un et l'autre peuvent avoir lieu), qu'à quelque affection morbide des organes abdominaux que cette membrane revêt, et à la structure desquels elle concourt. *Morgagni*, *Lieutaud*, et d'autres anatomistes célèbres, ont cru, et très-expressément affirmé, d'après les résultats de leurs observations, que les hydropisies du cerveau, de la poitrine, du bas-ventre en général, et celles des ventricules du cerveau, du péricarde et de quelques autres en particulier, avaient été causées par des maladies de ces organes, indépendantes de la membrane qui les revêt, ce que de nombreux résultats de l'observation anatomique ont en effet si souvent prouvé.

On ne peut cependant douter que le péritoine étant affecté par quelque cause stimulante, la sécrétion de l'humeur séreuse qui en transsude ne puisse naturellement être augmentée en quantité, et même qu'elle ne devienne plus ou moins visqueuse, comme on voit la sérosité sécrétée par la conjonctive devenir plus abondante et quelquefois plus gluante, lorsque cette membrane éprouve quelque vive irritation; mais cet excès de sécrétion par les membranes, n'exclut pas celle bien plus considérable qui peut dépendre de l'engorgement des organes sous-jacents. *Morgagni*, en traitant de l'hydropisie des cavités pectorales, rapporte divers faits qui prouvent que la cause de cette hydropisie réside dans les poumons et non dans les portions de plèvre qui les recouvrent ou qui en sont plus ou moins éloignées, et que la plèvre pulmonaire donne alors passage aux fluides qui viennent des poumons, étant elle-même plus ou moins rouge et un peu tuméfiée, sans doute par sa communication intime avec le poumon enflammé, moyennant son tissu cellulaire et ses artères principalement. D'après ces mêmes considérations, on doit croire que les épanchements dans la cavité du bas-ventre proviennent le plus souvent de l'affection des viscères qui y sont contenus, et non de celle du péritoine seulement, puisqu'il n'est alors en général que médiatement affecté.

Les épanchements n'ont souvent lieu dans les diverses cavités du corps, que parce que la circulation des matières qui les forment a été interrompue dans quelques organes voisins, ainsi qu'on voit les extrémités supérieures s'œdématier, lorsqu'il y a des engorgements dans les aisselles ou plus intérieurement dans la poitrine, soit par la tuméfaction des glandes, soit par d'autres causes; ainsi que l'on voit également les extrémités inférieures s'œdématier, lorsque les engorgements ont leur siége dans les aines, ou plus intérieurement dans le bas-ventre.

Ces obstacles sont la cause la plus fréquente des épanchements qu'on trouve dans le bas-ventre, après les inflammations des viscères abdominaux, souvent même sans qu'il y ait la moindre marque d'inflammation dans le péritoine.

Qu'on lise les observations sur cette maladie, et l'on verra que celle du cerveau a été suivie de l'hydropisie de ce viscère ou de la tête; celle des poumons de l'hydropisie de la poitrine; celle du cœur de l'hydropisie du péricarde; enfin, pour revenir à l'hydropisie du péritoine, qui ne sait qu'elle est survenue à la suite des inflammations de l'estomac, des intestins, et autres viscères du bas-ventre, du foie sur-tout?

Les auteurs sont pleins d'observations cliniques et anatomiques qui confirment ce point important de doctrine. J'en ai cité un très-grand nombre dans l'Anatomie médicale, et encore plus dans mon ouvrage sur les maladies du foie. Qu'on y jette un coup-d'œil, et l'on verra combien est longue la série des auteurs qui ont trouvé dans ces organes la cause des hydropisies. Là sont inscrits les noms de *Tulpius*, de *Bonnet*, de *Morgagni*, de *Haller*, de *Lieutaud*, de *Storck*, de *Haën*, d'*Hazenorl*, enfin celui du docteur *Saunders*, célèbre médecin de Londres qui est persuadé que l'affection pathologique du foie est la cause la plus fréquente, non-seulement de l'hydropisie du bas-ventre, mais aussi de celle des autres parties du corps : observations d'un grand praticien, qui sont confirmées par les nôtres.

On pourra faire un pareil recueil d'observations, lorsqu'on publiera des traités particuliers sur les maladies de la rate, du pancréas, des reins, du mésentère et autres organes ; et, dans toutes ces observations, on verra que le péritoine a été à peine reconnu malade, les auteurs n'ayant fait aucune mention de ces altérations, ou ayant même expressément observé, comme je l'ai fait plusieurs fois, que cette membrane ne paraissait nullement altérée, quoique le bas-ventre fût plein d'eau.

Quant aux épanchements qu'on y trouve après les maladies de la matrice, sur-tout après les couches plus ou moins laborieuses, ou par d'autres causes relatives à la grossesse, aux maladies et à la constitution de la femme accouchée, si l'on ne peut, d'après ce qui a été dit, en trouver la source immédiate dans le péritoine, on ne peut s'empêcher de la reconnaître dans la matrice et dans les parties qui en dépendent, les trompes, les ovaires, les ligaments. Les humeurs séreuses, albumineuses, muqueuses, dont ces parties sont remplies

pendant la grossesse, et sur-tout dans les derniers
temps, n'ayant pas été suffisamment et convenà-
blement excernées pendant le travail de l'accouchement et après les couches, il est resté une congestion de ces humeurs, dont une partie, plus ou
moins grande, s'est évacuée dans la cavité abdominale à travers les parois du péritoine, sans doute
par la voie des vaisseaux exhalants de cette membrane, vaisseaux qui font partie des artères utérines, lesquelles sont encore plus ou moins pleines
de sang et d'autres fluides séreux, gélatineux, mu-
queux, albumineux (1). Or, ces humeurs, ne pou
vant pénétrer les veines utérines trop pleines elles-
mêmes d'un pareil sang, vont danss les canaux ex-
créteurs des extrémités artérielles du péritoine et

(1) J'y eusse vraisemblablement compris, il y a quelques années, les sucs laiteux (je ne dis pas le lait pur),
d'après l'opinion générale ; mais je sais que d'habiles médecins et accoucheurs en ont aujourd'hui une différente. Cependant, avant d'être adoptée, ne doit-elle pas être appuyée sur de nouvelles preuves ? On a peine à croire que
les mamelles soient les seuls organes préparatoires, sécré-
toires et excrétoires du lait, sans quelque disposition pré-
cédente à cette sécrétion opérée dans les fluides dont le
lait provient ou est formé, de la part des organes utérins sur-tout, quand on considère la nature et la quantité des matières lactiformes qu'on trouve épanchées dans
la cavité hypogastrique ou infiltrées dans les parois de la
matrice, dans le tissu des trompes, dans les ovaires, et
dans le tissu cellulaire des ligaments utérins qui font partie du péritoine.

découlent dans sa cavité; tandis que, d'une autre part, les vaisseaux absorbans appartenant aux lymphatiques et peut-être aussi aux veines sanguines (1), ne repompent pas suffisamment les matières de l'épanchement; d'où il résulte que celles-ci augmentent en quantité de plus en plus, et quelquefois très-rapidement.

J'ai examiné la matrice; et je l'ai si souvent trouvée dans un état d'altération, que je ne doute nullement que ce ne soit en elle qu'il faut chercher le siége primitif de la maladie, lors même qu'il y a des marques d'inflammation dans le péritoine ou quelques épanchements dans sa cavité; et ces marques, quand elles ont lieu, se trouvent le plus ordinairement autour de la matrice et dans diverses parties plus ou moins contiguës, d'une manière bien plus apparente que dans tout le reste de l'étendue du péritoine; ce qu'il n'est pas inutile de considérer.

Le dégorgement de la matrice, après les couches, doit se faire d'une manière si régulière, quant aux excrétions sanguines, séreuses, muqueuses, etc., qui ont lieu par le vagin, par la transpiration, par les urines ou par les selles, que la moindre altération dans ces excrétions, non-seulement empêche ce dégorgement si nécessaire, mais encore produit, dans

(1) Non-seulement le contraire n'est pas prouvé, mais plusieurs faits paraîtraient démontrer que les extrémités capillaires veineuses jouissent aussi d'une faculté absorbante.

l'utérus ; un plus grand engorgement, d'où résulte nécessairement une ultérieure congestion de sang dans les vaisseaux sanguins de la membrane du péritoine qui revêt cet organe et qui forme ses ligaments. Or, dans ces cas, l'inflammation du péritoine nous paraît subséquente à celle de la matrice.

N'est-ce pas pour donner un appui à l'opinion que le péritoine est le siége principal de la maladie après les couches, que très-souvent on a dit que la matrice était en bon état, parce qu'elle n'était pas tuméfiée, ni plus rouge qu'elle ne devait l'être à cette époque, comme si c'étaient les seuls signes des affections morbides de cet organe? Je me suis, au contraire, plusieurs fois convaincu que celles-ci consistaient en des endurcissements plus ou moins considérables des parois de la matrice, quelquefois des trompes, des ovaires, ou des divers ligaments qui assujettissent ce viscère. Ces parties endurcies étaient même plus ternes ou plus blanches que dans l'état naturel. Le sang, ne pouvant plus circuler en elles ainsi altérées, reflue dans celles qui les avoisinent : aussi deviennent-elles d'autant plus rouges, quoique l'inflammation y soit moins réelle, que dans la matrice et dans ses dépendances.

J'ai déjà fait cette remarque dans mon Anatomie médicale à l'égard des inflammations du cerveau, des poumons, du cœur, du foie, de la rate, de l'estomac et autres viscères, dont la substance s'était endurcie par l'effet de l'inflammation, et avait pris une couleur terne ou blanche, au lieu de devenir plus rouge; tandis qu'au contraire les membranes qui revêtaient ces organes endurcis, avaient cette couleur à un plus haut degré. Je ne doute pas qu'il n'en soit ainsi pour le péritoine qui s'altère à la suite des fausses couches; et que l'inflammation qu'on y a souvent observée à l'ouverture des corps, ne soit secondaire à celle de la matrice, caractérisée d'ailleurs par ses vrais symptômes pendant le cours de la maladie.

Il me paraît résulter des observations et des remarques qui font l'objet de ce mémoire : 1° que l'on trouve quelquefois dans le péritoine les marques de l'inflammation la mieux prononcée dans des sujets qui n'ont éprouvé aucun des symptômes qu'on a regardés comme caractéristiques de la phlegmasie de cette membrane; savoir: la douleur, la tension, le gonflement avec rénitence du bas-ventre, les vomissements, la suppression des selles, des urines, etc.; 2° que l'on trouve, lorsque ces symptômes ont eu lieu avec plus ou moins d'intensité, un ou plusieurs des viscères du bas-ventre atteints d'inflammation, ce qui a sans doute fait que les anciens se sont contentés de la dénomination générique d'*inflammation des viscères du bas-ventre*, sans la désigner par un nom qui la restreignît à un seul organe, le péritoine, dont la structure leur a même paru la moins propre à produire les symptômes auxquels les médecins reconnaissent l'inflammation; 3° que si le péritoine

est enflammé, il l'est ordinairement dans la partie
la plus voisine d'un ou de plusieurs autres organes
phlogosés, et dont les lésions ont été indiquées par
les symptômes caractéristiques qui ont précédé la
mort; 4° que la propagation de l'inflammation des
organes abdominaux au péritoine est très-fréquente;
tandis qu'au contraire, celle du péritoine à ces
mêmes organes est rare, et doit, dans tous les cas,
être rapportée aux nerfs et aux vaisseaux sanguins
et lymphatiques (comme l'ont fait Willis et Boer-
haave, et le plus grand nombre des savants médecins qui leur ont succédé, Haller particulièrement),
plutôt qu'au péritoine dans le bas-ventre, qu'à la
plèvre dans la poitrine, qu'aux méninges dans le
crâne, et enfin qu'à aucune des membranes. Leur
principale fonction n'est guère en effet que de servir
de soutien aux vaisseaux et aux nerfs qui se portent
d'une partie à une autre. 5° D'où nous concluons
que l'inflammation du péritoine ou la *péritonite*,
comme on la nomme assez généralement aujour-
d'hui, n'est pas, en l'admettant d'après les symptômes caractéristiques qu'on lui a reconnus, une
maladie plus distincte de celle des autres viscères
abdominaux, que la phrénésie ne l'est de l'inflammation du cerveau, et que la pleurésie ne l'est
de celle des poumons.

Heureusement que toutes ces divisions d'opinion
sur le siége des inflammations des membranes du
cerveau, des poumons, du péricarde, du cœur, des

viscères du bas-ventre, etc., n'ont influé en rien sur la méthode de les traiter que les bons médecins ont adoptée d'après les seuls résultats de leur expérience.

QUELQUES CONSIDÉRATIONS

SUR LES CAUSES DU VOMISSEMENT,

Lues à l'Institut en 1817.

L'ESTOMAC a été considéré par tous les médecins comme l'organe immédiat du vomissement. Ce n'est qu'en 1621 que *Bayle*, docteur en médecine et professeur de philosophie à Toulouse, crut devoir émettre une nouvelle opinion. Ce médecin joignait à des connaissances d'anatomie, acquises par la dissection des cadavres humains, celle des expériences sur les animaux vivants; et comme il avait fait des études plus profondes en mathématiques que les médecins ne le font ordinairement, il crut devoir en profiter pour expliquer diverses fonctions de l'économie animale et le vomissement sur-tout, ce qui ne l'a pas toujours conduit à tirer de justes conséquences de ses observations anatomiques et de ses expériences sur les animaux vivants. L'estomac ne lui paraissant pas capable de pouvoir opérer le vomissement, il crut en trouver la cause dans les muscles abdominaux, et il ne craignit pas de conclure que l'estomac n'y concourait en rien, ne prenant en aucune considération ni les bandes musculaires nombreuses si harmonieusement répandues dans tout cet organe, ni les contractions même qu'on y voit dans les animaux vivants, et, bien plus, que l'on sent si bien avec les doigts, quand on les introduit dans ce sac membrano-musculeux, après y avoir fait une petite ouverture.

Dix-neuf ans après *Bayle* (1), *Chirac*, premier médecin de Louis XV, conduit par le même penchant à réunir la science des mathématiques, sur laquelle il n'avait que de très faibles lumières, à celle de la physiologie, et ne trouvant pas dans l'estomac assez de force pour produire le vomissement, crut pouvoir la reconnaître dans la seule contraction des muscles abdominaux. Son opinion est consignée dans le volume de l'Académie royale des Sciences, année 1700 (2). *Duverney*, son

(1) *Dissert. physicæ sex*, *Tolosæ*, 1681. Nous avons parlé de cet ouvrage et de l'opinion de *Bayle* sur le mécanisme du vomissement, dans l'Histoire de l'Anatomie, tom. III, pag. 414.

(2) *Senac*, en parlant de *Chirac*, dit : « Figurez-vous un homme qui, dans une profonde obscurité, croit voir de ses yeux les objets qui se présentent à son imagination : tel est ce médecin si connu dans nos écoles ; sans savoir le calcul, il a calculé ; sans consulter les faits, qui sont comme les échelons que nous présente la nature pour nous élever jusqu'à elle, il est remonté jusqu'aux pre-

4.   18

confrère dans cette académie, déjà si célèbre par tant de grands travaux, ne l'adopta pas complètement. Il se borna à dire qu'il croyait que l'estomac contribuait peu au vomissement par sa contraction, et qu'il était convaincu qu'il s'opérait principalement par celle du diaphragme et des muscles abdominaux, « lesquels serrent, disait-il, alors l'estomac, chacun de leur côté, si étroitement, qu'il est comme dans une presse; de telle sorte, ajoute *Duverney*, que la grande portion des humeurs qu'il contient est obligée de regorger par l'œsophage (1). »

Littre, autre membre très-célèbre de l'académie des sciences, ne fut ni de l'avis de *Chirac*, ni de celui de *Duverney*. Il soutint que l'estomac, doué de trousseaux musculaires, dont la structure, la direction, le volume, ont depuis été si bien décrits par *Haller*, *Bertin*, *Garengeot* et autres anatomistes célèbres; que l'estomac, dis-je, était susceptible de fortes contractions, et enfin qu'il était l'organe du vomissement.

L'opinion de *Littre* a été adoptée par *Lieutaud*, et confirmée par le résultat d'une observation curieuse : cet anatomiste et habile médecin ayant inutilement prescrit plusieurs fortes doses de tartre stibié à une femme atteinte d'une maladie contre

mières causes. » *Senac*, Introduction à l'histoire du cœur humain, tom. 1, pag. 101, deuxième édition que j'ai publiée.

(1) OEuvres posthumes, Anat., tom. II, pag. 184 et 185.

laquelle les vomitifs paraissaient très-indiqués, cette femme mourut. *Lieutaud*, voulant reconnaître la cause qui avait pu s'opposer à l'effet ordinaire du *vomitif*, fit faire sous ses yeux l'ouverture du corps de cette femme, et il découvrit que l'estomac avait acquis une énorme capacité : la rate était très-petite, comme cela a lieu alors fréquemment (1); il ne trouva, au reste, aucune autre altération. *Lieutaud* (2) en conclut que, dans cette femme, le vomissement n'avait pas eu lieu, parce que l'estomac ayant été trop dilaté, avait perdu, par une espèce de paralysie qui était survenue, la faculté naturelle qu'il a de se contracter; ainsi, dit-il, que l'ischurie ou la rétention d'urine survient, lorsque la vessie est trop amplement distendue par l'urine qui a été retenue en elle. Or, dans ce cas en effet, on ne comprend pas pourquoi le vomissement ne serait pas survenu, si sa cause résidait essentiellement et uniquement dans la contraction des muscles abdominaux et du diaphragme qui ont été reconnus en bon état.

Les opinions si diverses de ces anatomistes distingués durent fixer mon attention; mais, comme j'ai été toujours convaincu qu'en matière de physique il n'y a que les expériences qui puissent nous éclairer d'une manière positive, je crus, en 1771,

(1) *Voyez* notre Anat. méd., tom. V, art. *Rate.*

(2) Relation d'une maladie rare de l'estomac, avec quelques observations contenant le mécanisme du vomissement et l'usage de la rate. Acad. des sciences, 1752.

dans un cours de physiologie expérimentale sur des animaux vivants, que je fis au collége de France, le seul peut-être qui ait encore été fait, devoir prendre cet objet en considération.

Voici le récit de deux expériences relatives au vomissement, faites sur deux chiens vivants, après leur avoir fait prendre beaucoup d'aliments, telles qu'elles sont rapportées dans le précis de ce cours, qui fut publié par M. Collomb, l'un de nos disciples (1).

Expériences sur le vomissement, etc.

« On a donné à un chien une certaine dose d'arsenic; à un autre chien, une grande quantité d'une pâte faite avec de la noix vomique. Le premier chien a été bientôt tourmenté par le hoquet, par le vomissement et par les convulsions.

» C'est pour lors qu'on lui a ouvert le bas-ventre, les muscles droits ont été coupés en travers, ainsi que l'aponévrose des obliques et des transverses. Cependant les vomissements ont continué; on a vu le ventricule se relâcher et se resserrer alternativement avec force, et toujours lorsque le diaphragme était refoulé dans la poitrine ou pendant l'expiration. Plusieurs fois on a comprimé le

(1) Lettre de M. Collomb, étudiant en médecine, sur un cours de physiologie expérimentale, fait au collége royal de France en 1771.

ventricule qui était plein de matière alimentaire, dans le temps que le diaphragme était en contraction, pour voir si l'on pourrait faire refluer la matière dans l'œsophage et exciter le vomissement.

» Ces tentatives ont été inutiles, le diaphragme resserrant fortement l'extrémité inférieure de l'œsophage, lorsqu'il est en contraction.

» Le chien qui avait avalé de la noix vomique, continua d'éprouver des vomissements, quoiqu'on lui eût également ouvert le ventre. »

Les résultats de ces deux expériences m'ont donc positivement appris que le vomissement pouvait être opéré par l'estomac, après la section des muscles du bas-ventre; et quant à l'action du diaphragme, je devais la considérer comme très-faible, ayant remarqué que le passage des aliments de l'estomac dans l'œsophage ne se faisait que dans le temps de l'expiration, c'est-à-dire lorsque le diaphragme est dans le relâchement. Je n'osai cependant pas conclure que ce muscle, et encore moins ceux du bas-ventre, dont on voit et dont on sent au toucher les contractions plus ou moins violentes dans le vomissement, n'y coopérassent pas dans les animaux ainsi que dans l'homme. J'aimai mieux croire que ce n'était que dans des cas où l'estomac éprouvait une irritation extrêmement violente, telle qu'elle doit être dans les animaux soumis à de pareilles expériences, que le vomissement pouvait avoir lieu sans le concours des muscles du bas-ventre; et quant à l'action du diaphragme, je n'osai rien décider à cet égard, persuadé qu'il fallait attendre, du temps, d'ultérieures connaissances, et sur-tout prendre garde de ne pas attribuer aux maladies les effets qu'on obtient chez les animaux que l'on tourmente jusqu'à leur mort. J'ai continué, dans mes cours publics et dans mon *Anatomie médicale*, d'adopter la théorie généralement reçue, que le vomissement est produit par la contraction de l'estomac, réunie à celle des muscles abdominaux; et quant à celle du diaphragme, je me bornais à émettre quelques doutes sur son action dans le vomissement; motivés sur les résultats des expériences que j'ai rapportées.

Telle était l'opinion que j'avais adoptée sur l'action du vomissement par l'estomac et par les muscles abdominaux, lorsque M. *Magendie*, physiologiste très-distingué, connu de l'académie *par plusieurs bons mémoires qu'il y a lus, et qui doivent être imprimés parmi ceux des savants étrangers, a voulu prouver, par l'exposé de plusieurs expériences plus ou moins curieuses sur les animaux vivants, que le vomissement provenait de la seule compression que les muscles abdominaux exercent sur l'estomac.*

J'avoue que cette assertion me parut opposée à *celle qui était adoptée par tant d'habiles gens, et que j'avais adoptée moi-même, d'après des expériences faites sur les animaux vivants, et d'après la connaissance que j'avais des couches musculaires* dont l'estomac est réellement doué. Je ne pus croire qu'elles fussent dépourvues de force contractile dans l'état naturel, d'autant plus que je les avais bien vues se contracter dans les animaux vivants. J'ai dit dans l'état naturel, n'ignorant pas qu'elles peuvent, comme tous les autres muscles, perdre cette force contractile par cause de maladie plus ou moins complétement; sur-tout après de violentes douleurs, de fortes convulsions; car combien d'exemples de paralysies musculaires de ce genre ne pourrait-on pas citer?

Je ne pus donc me persuader que cet organe fût nul dans le vomissement, et qu'il fallût en attribuer l'unique cause à la contraction des muscles abdominaux. J'ai continué, au contraire, de croire qu'il était opéré par l'estomac et par les muscles abdominaux. Mon opinion a été depuis confirmée par les nouvelles expériences sur les animaux vivants, faites par M. *Maingault;* expériences qui ont été réitérées en présence de MM. *Chaussier*, *Desormaux* et *Maigrier:* elles ont prouvé que le vomissement était opéré par l'estomac dans des animaux vivants, non-seulement après que les nerfs diaphragmatiques avaient été coupés, mais encore après qu'on avait détruit les ailes du diaphragme, et qu'on leur avait coupé les muscles du bas-ventre transversalement. Ainsi mon opinion, ou plutôt celle de la plupart des anatomistes, sur l'action de l'estomac dans le vomissement, bien loin d'avoir été infirmée, a été encore mieux prouvée par ces nouvelles expériences.

Cependant je ne pense pas que, dans l'état naturel, l'estomac remplisse seul cette fonction; je crois, au contraire, qu'il a de très puissants auxiliaires dans les muscles abdominaux, dans les transverses sur-tout, dont la principale action est de resserrer le bas-ventre et de rétrécir sa cavité bien mieux que ne peuvent faire les autres muscles abdominaux, les droits particulièrement, dans les personnes maigres, puisqu'alors ces muscles peuvent, par leur contraction, modérer les effets de la compression, que les transverses et obliques pourraient opérer sur les viscères abdominaux et consécutivement sur l'estomac. Je pourrais appuyer la conviction dans laquelle je suis, que les muscles transverses sont ceux qui peuvent le mieux concourir au vomissement, parce qu'ils ne peuvent se contracter sans en même temps refouler la rate et le foie vers l'estomac, et par conséquent sans le comprimer latéralement, en même temps que par leur aponévrose commune les transverses compriment presque immédiatement la face antérieure de cet organe plein d'aliments, et le refoulent en arrière vers la colonne vertébrale, et en bas vers l'ombilic; d'où résulte un changement dans la situation de ce viscère, tel, que le vomissement en est si singulièrement favorisé, qu'il pourrait presque avoir lieu par cette seule cause, sans que l'estomac y coopérât par ses contractions, ou du moins quoiqu'elles fussent extrêmement faibles, circonstance bien remarquable et qu'on n'a pas considérée comme on l'eût pu faire. Je vais, à cet égard, entrer dans quelques détails pour me faire mieux entendre.

Je dirai d'abord, avec notre grand anatomiste Winslow (1), que, lorsque l'estomac est vide, de ses deux faces l'une est antérieure et l'autre est postérieure; que de ses courbures l'une est supérieure et l'autre est inférieure et dans le même plan; que des deux extrémités, la droite ou la grosse tubérosité est plus supérieure, et que l'autre, la gauche, celle où se trouve le pylore, est plus inférieure. J'ajouterai qu'alors l'œsophage s'ouvre directement dans l'estomac sans qu'il y ait aucune espèce de pli qui rétrécisse son extrémité inférieure ou son entrée dans la cavité de cet organe par l'orifice supérieur ou le cardia; tandis que le duodénum, contenu dans une espèce d'étui, formé par le péritoine, et sans autre adhérence avec lui dans

(1) *Exposition anatomique*, situation particulière de l'estomac, n° 5o. *Nicolas Massa* avait déjà remarqué, en 1536 (*Anatomia, liber introductorius*), pag. 24, que l'estomac changeait de position lorsqu'on y introduisait de l'air; de manière qu'alors cet organe se portait un peu plus en avant et sur le côté gauche. *Voyez* aussi notre Hist. de l'Anat., tom. Ier, pag. 352. *Schaw* a encore fait sur cet objet quelques remarques intéressantes, Transact. philosoph., année 1733.

son tiers supérieur que par un tissu cellulaire très-lâche, fait alors deux ou trois plis bien remarquables, connus de tous les anatomistes, sur-tout depuis *Winslow*.

Telle est la situation de l'estomac dans son état de vacuité; mais cet état change, lorsque l'estomac se remplit d'aliments ou de boissons; alors sa face antérieure devient presque supérieure, et sa face postérieure devient presque inférieure. En même temps que le bord supérieur de l'estomac ou sa petite courbure se porte en arrière, et que le bord inférieur ou la grande courbure se relève et se porte en avant, *surgit antrorsùm*, dit *Haller* (1), et s'applique contre la lame antérieure du péritoine, derrière les muscles abdominaux qu'elle tend à soulever, et tellement quelquefois qu'on y sent, sur-tout dans les personnes maigres et irritables, le battement de la grande artère coronaire inférieure; battement qu'on avait attribué, avant *Winslow*, au trépied de la cœliaque, par le défaut des vraies connaissances que ce grand anatomiste a principalement répandues.

Lorsque l'estomac est ainsi relevé par les aliments, l'extrémité gauche supérieure de cet organe est déjetée un peu en dedans avec la rate contre le diaphragme, moyennant la contraction du muscle transverse, tandis que l'extrémité droite de l'estomac, celle où est le pylore, plus relevée, est portée en avant; d'où résulte nécessairement, par ce *vire-*

(1) *Haller*, Elem. physiol, tom. IV, pag. 120.

ment de l'estomac (qu'on me passe cette expression), un pli à la partie inférieure de l'œsophage, et un extrême rétrécissement du cardia, lesquels s'opposent au reflux de la pâte alimentaire de l'estomac dans ce conduit, en même temps, au contraire, que le pli supérieur du duodénum diminue considérablement, s'il ne disparaît ; ce qui facilite nécessairement le passage des aliments dans le reste du duodénum et dans le jéjunum, où ils sont d'autant plus facilement conduits, que le duodénum est pourvu de couches musculaires beaucoup plus fortes que celles du jéjunum et de l'iléum; ce qui, joint à son excès de capacité, a donné lieu aux anciens de considérer cet intestin dans l'homme comme un second estomac, *seu ventriculus alter.*

Un mécanisme si simple pour porter la nourriture dans le canal intestinal et pour prévenir son retour dans l'œsophage, ou le vomissement, n'est-il pas admirable? et n'est-il pas surprenant que ceux qui ont écrit sur les causes du vomissement ne l'aient pas pris en considération? Je n'ai d'autre mérite, dans l'application que j'en fais, que de donner de l'extension au beau Mémoire de *Winslow.* J'applique à l'état maladif ce que cet anatomiste n'avait considéré que dans l'état naturel.

Mais si une pareille harmonie est troublée, si le pli de l'œsophage vient à disparaître en même temps que les contours du duodénum se reforment, ou plutôt se complètent, il n'est pas douteux que le reflux des aliments dans l'œsophage, et par suite le vomissement, ne soit singulièrement favorisé. Or, c'est ce qui arrive cependant, lorsque l'estomac est refoulé en arrière et vers la région ombilicale par les muscles abdominaux, par le transverse particulièrement, dont l'aponévrose, contiguë au péritoine, finit presque au dessous de l'ombilic.

On peut se former une idée des effets relatifs au vomissement que peut produire le refoulement de l'estomac vers les vertèbres lombaires et vers la région ombilicale, en comprimant antérieurement cet organe plein d'aliments solides ou liquides dans un animal vivant, après avoir ouvert le bas-ventre : si l'on comprime antérieurement l'estomac, on voit le vomissement survenir, dès que ce viscère est refoulé en arrière et en bas. J'ai également plusieurs fois, après avoir rempli d'eau l'estomac d'un cadavre, fait couler une grande partie de ce liquide dans l'œsophage, par une pareille compression, tandis qu'il n'en coulait pas ou presque pas dans le duodénum.

Ces notions physiologiques nous expliquent pourquoi ceux qui ont quelque tumeur, même d'un petit volume, à la face antérieure ou à la grande courbure de l'estomac, ou quelque intumescence du lobe gauche du foie qui revêt sa petite courbure et la partie supérieure de sa face antérieure, éprouvent de fréquents vomissements, l'estomac étant même assez ample;

Pourquoi ceux qui ont la rate gonflée et prolongée, ou descendant vers l'ombilic, vomissent fréquemment ;

Pourquoi ceux dont l'épiploon est atteint de quelque engorgement considérable, éprouvent des nausées et des vomissemens plus ou moins violens et réitérés, sur-tout lorsqu'ils sont debout, et pourquoi quelquefois ils les font cesser, en se couchant horizontalement dans leur lit, ou par le moyen d'une ceinture sur la région hypogastrique, moyen mécanique qui leur suffit alors quelquefois pour pouvoir marcher et exécuter les mouvemens naturels sans éprouver ni vomissemens, ni même des nausées, l'épiploon étant ainsi soutenu et ne tiraillant plus l'estomac. Voici deux faits, sur d'autres que je pourrais rapporter, qui me paraissent confirmer cette opinion.

Une dame (madame la marquise de Chauvelin), d'une forte constitution et très-grasse, fut atteinte d'une tumeur au bas-ventre, après une grossesse pénible et un accouchement laborieux : cette tumeur était mobile (1). La malade éprouvait des

____

(1) J'ai plusieurs fois reconnu dans des femmes naturellement grasses qui avaient fait des enfants, qu'il leur restait après leurs couches, dans le bas-ventre, quelque intumescence dure, d'abord mobile, qui avait son siége dans l'épiploon, ainsi que l'ouverture des corps l'a prouvé. Sans doute que ces tumeurs sont une suite de la compression plus ou moins grande que l'épiploon éprouve de la part de la matrice, qui le comprime pendant la gros-

tiraillements fréquents dans la région épigastrique ;
et souvent des nausées qui étaient quelquefois suivies de vomissement, sur-tout lorsqu'elle était debout, et après dîner plutôt qu'après souper, quoique
ce fût son meilleur repas. Je jugeai, au toucher du
bas-ventre, que la tumeur résidait dans l'épiploon,
parce qu'elle était très-mobile, qu'elle remontait
lorsque la malade était couchée, et qu'elle descen-
dait lorsqu'elle était levée. Je crus que cette tumeur
était dans l'épiploon qui est attaché à la grande
courbure de l'estomac, et qu'elle empêchait cet
organe de se relever convenablement, lorsque les
aliments provenant de l'œsophage s'y étaient introduits et y séjournaient plus ou moins de temps
pour le travail de la digestion. Je prescrivis quelques remèdes intérieurs pour diminuer les nausées
et pour prévenir le vomissement : mais, considérant
que la malade ne vomissait pas après le souper,
sans doute parce qu'elle se couchait bientôt après
ce repas, et que, dans cette situation, l'épiploon
n'était pas retiré vers la région hypogastrique, je
crus, après avoir conseillé plusieurs remèdes inutiles, devoir ordonner l'usage d'une ceinture sur
cette région, que la malade mettait étant couchée,
pour la maintenir dans une espèce de resserrement,
et empêcher l'épiploon d'y descendre lorsqu'elle

sesse, ou du moins qui l'empêche de prendre son extension naturelle. *Voyez* mon Anatomie médicale, article
Epiploon, et mon Mémoire sur les maladies de cet organe, Acad. des Sciences, 1771.

était levée : ce moyen simple eut un heureux et prompt succès. La malade fit ensuite usage de divers remèdes apéritifs, des eaux minérales de Baréges sur-tout, où elle se rendit. La tumeur de l'épiploon diminua beaucoup, et le vomissement ne reparut plus (1).

Le jeune prince Giustiniani éprouvait de fréquens vomissements après ses repas, depuis très-long temps, tels qu'il rendait presque tous les aliments qu'il avait pris, ce qui le maintenait dans une maigreur extrême. Divers remèdes, prescrits par de grands médecins, avaient été inutiles. Je reconnus une tumeur à la partie inférieure gauche de la région épigastrique, au-dessous des fausses côtes. Je jugeai que la rate était tuméfiée, qu'elle rétrécissait l'estomac, et l'empêchait de se relever convenablement lorsqu'il recevait les aliments, d'où résultait une gêne dans l'action de ce viscère;

(1) Je ne doute pas, d'après le résultat de l'ouverture des corps, que les hoquets ne proviennent souvent du tiraillement de l'estomac par l'épiploon, lorsqu'il a acquis un surcroît de pesanteur; car alors l'estomac ne peut se relever convenablement quand les aliments sont parvenus dans sa cavité. *Bonet* l'a prouvé par un fait que *Lieutaud* a exposé dans son Anatomie médicale. On a reconnu dans le cadavre d'un homme qui, avant de mourir, avait éprouvé un sanglot très-opiniâtre, que l'épiploon était squirrheux, et tellement augmenté de volume, qu'il pesait une livre ; ce qui faisait qu'il retirait l'estomac vers la région ombilicale, *et ventriculum ita deorsùm è suâ sede distraheret*. Bonet, *Hist. anat. med.*, *lib.* I, *obs.* 243.

nécessaire pour opérer la digestion. Ayant reconnu que la tumeur était molle, je pensai qu'elle était formée par le sang ; des sangsues au fondement, des bains tièdes, de doux apéritifs réunis aux anodyns, furent prescrits; la rate perdit de son volume, et la tumeur ne parut plus descendre aussi bas qu'elle le faisait avant le traitement. Par ce moyen et quelques autres remèdes que je conseillai, le jeune malade fut guéri.

Je ne doute pas que je n'aie dû cet étonnant succès à la faculté que l'estomac moins comprimé recouvra de se relever vers le diaphragme, lorsque les aliments parvenaient dans sa cavité, et aussi de se contracter plus efficacement et plus régulièrement; et cela, par la diminution du poids et du volume de la rate. On pourra lire dans le volume de l'Académie des Sciences, 1784, l'histoire de cette singulière maladie.

En admettant que l'estomac est le principal organe du vomissement, et que les muscles abdominaux en sont les auxiliaires, on réunit les connaissances physiologiques à celles de la pathologie. On continue d'admettre des vomissements idiopathiques et des vomissements sympathiques, comme le font les praticiens; les premiers étant un effet des contractions causées par des corps irritants qui agissent immédiatement sur l'estomac, et les autres vomissements n'étant qu'un effet secondaire à l'affection des nerfs des diverses parties qui ont des correspondances plus ou moins directes avec ceux de ce viscère. On n'est plus étonné que les médecins aient compris dans la première série, ou parmi les vomissements idiopathiques, ceux que produisent les émétiques pris par la déglutition, les purgatifs trop violents, les poisons, les inflammations de l'estomac, les vers, les fièvres diverses, et qu'ils aient compris parmi les sympathiques les vomissements qui ont lieu dans quelques maux de la tête en général, des yeux, des oreilles, des dents, du gosier, des poumons, du diaphragme, du foie, des reins très-fréquemment, de la matrice, et enfin les vomissements qui sont la suite de vives douleurs des membres en général, et en particulier de celles qui sont arthritiques, rhumatismales, etc.

Dans tous les vomissements, l'estomac est dans une espèce de convulsion qui se communique aux muscles abdominaux, car tout annonce que les contractions de ceux-ci ne sont que secondaires, du moins le plus souvent ; et quant au traitement des vomissements, on doit voir, par ce qui vient d'être dit sommairement sur la diversité de leurs causes idiopathiques ou sympathiques, combien il doit être varié. J'ai donné un tableau des résultats des vomissements dont on a pu reconnaître les causes par l'ouverture des corps, dans mon *Anatomie médicale* (1), et je me propose de publier, dans un ouvrage qui sert depuis long-temps de base à mes leçons cliniques du collége de France, une série des espèces de vomissements, dont on

____

(1) Tome IV, pag. 144, etc.

doit connaître les différences pour les traiter convenablement. Sans doute que les bons médecins sont imbus de cette salutaire doctrine, non-seulement à l'égard du vomissement, mais aussi à l'égard du traitement de presque toutes les maladies; il faut cependant avouer qu'elle n'est pas assez répandue, puisqu'on observe tous les jours les plus mauvais effets d'une pratique contraire.

L'opinion de M. *Magendie*, que *l'estomac est passif dans le vomissement*, et que *le diaphragme et les muscles larges de l'abdomen en sont les véritables agents*, bien contraire à celle que j'ai adoptée, et dont je viens de rendre compte, vient encore d'être combattue par M. *Isidore Bourdon*, étudiant en médecine, élève interne des hôpitaux de Paris, dans une dissertation qu'il a lue à la société royale de médecine de Paris le 25 novembre 1818, d'après une observation pathologique qu'il a recueillie à l'hôpital de la Charité, sur une femme âgée de cinquante-six ans, morte d'*un cancer* à l'estomac. M. *Bourdon* a soigneusement observé et décrit la marche funeste de cette maladie, et nous a donné le résultat exact de ce qu'il a reconnu par l'ouverture du corps dans l'organe qui en était le siége.

Il résulte de cette observation, que, lorsque la malade qui en est l'objet se présenta à l'hôpital, « sa maladie » était sur-tout remarquable par un état de langueur et » d'amaigrissement tel que, sur ce caractère, et d'après » le teint de la face, M. *l'Herminier* soupçonna l'exis- » tence d'un cancer, sans en désigner le siége : l'absence » de vomissements et de tumeur à l'épigastre fit rejeter » l'idée de cancer ou de squirrhe à l'estomac. » La ma-

.trice parut saine au toucher, et les autres organes parurent également dans l'état naturel.

Divers symptômes qui survinrent purent faire croire
que la poitrine était le siége de la maladie, comme la
diarrhée, une toux fréquente, quelques nausées ou envies de vomir, mais sans vomissement réel, quoique la
malade fît des efforts pour y parvenir, pendant lesquels
la respiration était suspendue, les muscles abdominaux
étant durs et contractés. La toux succédait aux envies de
vomir, qui diminuaient alors; le pouls était lent et de
force ordinaire; la respiration était d'ailleurs naturelle,
la poitrine sans douleur et sonore à la percussion.

Cependant, après un certain laps de temps, la malade
éprouva une toux plus fréquente, avec expectoration de
crachats jaunâtres, séparés, floconneux : ces symptômes,
joints au marasme et à la diarrhée, qui avait fort augmenté, et l'obscurité des sons de la poitrine, qu'on eut
le soin de percuter encore plusieurs fois, firent croire que
la malade était atteinte de phthisie pulmonaire; l'absence
des vomissements avait fait abandonner l'idée d'un cancer
à l'estomac. Toutes ces circonstances firent qu'après la
mort de cette femme on crut devoir faire l'ouverture de
son corps pour y reconnaître, s'il était possible, le véritable siége et la nature de la maladie qui l'avait causée.

« On ne trouva rien de remarquable à l'extérieur;
dans le crâne rien, aucune lésion du cerveau, pas même
d'épanchement. Les deux cavités pectorales contenaient
un liquide purulent et fétide : à droite, environ huit onces; à gauche, une quantité moins considérable. Les
deux plèvres étaient recouvertes de couches albumineuses, épaisses; le poumon gauche était sain; le droit pré-
sentait, vers son sommet, deux très-petites cavités remplies de pus; le cœur était sain; aucun épanchement

dans le péritoine ; le foie était volumineux , mais sans altération ; la rate et le pancréas étaient sains , ainsi que les
intestins.

» L'estomac était un peu plus étroit qu'il ne l'est ordinairement; ses parois, avant leur section, paraissaient
plus résistantes et plus épaisses qu'à l'ordinaire. On pouvait cependant , en comprimant l'estomac d'avant en arrière , adosser ses parois l'une à l'autre , forcer une partie
du fluide contenu dans ce viscère à sortir par l'orifice *cardia* , et à remplir ainsi l'extrémité de l'œsophage. A l'ouverture de l'estomac , il sortit de sa cavité environ huit
onces d'un liquide brunâtre, d'odeur aigre. Le tissu de
ce viscère était d'un blanc uniforme ; la section en était
brillante , demi-transparente ; la substance lardacée criait
sous le scalpel qui la divisait. Il était impossible d'y reconnaître les diverses tuniques, ni l'endroit où elles s'u-
nissent , ni le tissu cellulaire qui sert à cette union. On
ne pouvait plus distinguer que la face interne de la membrane muqueuse et la surface lisse de la séreuse. Ces parties étaient les seules qui fussent restées saines et reconnaissables. La tunique musculaire était complétement squir-
rheuse ; elle avait perdu ses caractères propres , et était devenue très-dure, blanche , brillante : on ne la reconnaissait
qu'à sa situation entre la membrane muqueuse et la séreuse. L'épaisseur des parois de l'estomac était de trois à
quatre lignes par-tout , plus considérable qu'ailleurs vers
les deux courbures et le pylore, qui cependant n'était
pas complétement obstrué, mais seulement rétréci. L'estomac était squirrheux dans presque toute son étendue :
il ne restait de parties saines que l'orifice œsophagien
dans toute sa circonférence et dans l'étendue d'un pouce
entre cet orifice et le corps de l'estomac.

» De cette observation très-remarquable, il résulte ,

1° que le vomissement n'a pas lieu dans tous les cas de cancer de l'estomac; 2° qu'alors il est facile de méconnaître la maladie; 3° que la toux survient quelquefois après des efforts impuissants pour vomir, et qu'alors le *cancer* de l'estomac peut être confondu avec une affection chronique de la poitrine. »

Cette observation de M. *Bourdon*, dont nous venons de rapporter les principaux faits, est intéressante, et elle doit nous le paraître d'autant plus qu'elle vient à l'appui de notre opinion sur la faiblesse des parois du cœur, lors même qu'elles sont plus épaisses que dans l'état naturel *, ne l'étant souvent que par une substance stéatomateuse qui s'y développe ou qui y est portée par les voies de la circulation; leur structure musculaire en est alors détruite, et par conséquent les fibres musculaires de ces parois perdent leur contractilité, qui est le principal attribut de cette organisation.

Nous avons déjà dit, dans nos leçons, et imprimé dans nos ouvrages, que les mêmes altérations pouvaient survenir, et avaient même été observées, dans les couches musculaires des grandes artères, de même que dans les parois du canal alimentaire, ainsi que dans les parois de la vessie, de la matrice, quoique ces organes eussent quelquefois une plus grande capacité. Nous avons dit qu'ils pouvaient perdre leur contractilité, et qu'ils la perdaient en effet très-souvent par une pareille cause; mais nous n'avons pas conclu que le vomissement n'avait pas lieu *dans tous les cas de cancer de l'estomac*, attendu qu'on trouve dans les auteurs des observations sur des cancers dans cet organe, dont ceux qui en étaient morts avaient eu des nausées et même des vomissements plus ou moins fréquents. Nous pourrions nous-mêmes

* *Voyez* le Mémoire page 17 et suivantes.

citer des exemples de ce genre que notre clinique nous a fournis : sans doute qu'alors les fibres musculaires de l'estomac n'avaient pas été également désorganisées , ou du moins d'une manière aussi complète en intensité et en étendue qu'elles l'ont été dans la femme dont M. *Bourdon* nous a donné l'histoire bien remarquable.

Quant aux nausées qui ont continué d'exister chez cette malade , sans vomissemens , ne peut-on pas les expliquer en admettant que les nerfs de l'estomac, n'étant pas désorganisés comme les fibres musculaires , avaient conservé assez de sensibilité pour être molestés par la maladie même qui existait dans cet organe , et que les nausées provenaient de cette affection des nerfs , lesquelles auraient sans doute amené les vomissemens , si les fibres musculaires de l'estomac avaient été susceptibles de contraction , mais qu'ayant perdu leur irritabilité , elles n'ont pu se contracter pour opérer le vomissement dans cette maladie ?

Dans combien d'autres paralysies ne pourrait-on pas également distinguer les effets de la lésion immédiate des muscles , de ceux qui dépendraient de la lésion de leurs nerfs ? On ne peut connaître la nature ni le traitement des paralysies, si l'on ne prend ces différences dans la plus grande considération.

SUR LA SURETÉ DE LA CAUTÉRISATION DES MORSURES FAITES PAR UN ANIMAL ENRAGÉ , POUR SE PRÉSERVER DE LA RAGE , ET SUR L'INCERTITUDE DES REMÈDES CURATIFS CONTRE CETTE MALADIE.

Lu au Cercle médical, mois de septembre 1817, et imprimé dans le Moniteur le mois suivant.

J'ai indiqué, messieurs, les moyens les mieux éprouvés de préserver de la rage ceux qui ont été mordus par des animaux enragés, à la suite de mon Instruction sur le traitement des asphyxiés, des noyés, etc., que le gouvernement fait répandre presque annuellement depuis plus de quarante ans.

La cautérisation ou la brûlure de la plaie faite par l'animal enragé est le seul remède préservatif qui m'a paru le mieux constaté et que j'ai cru devoir uniquement conseiller, en recommandant même d'y recourir le plus promptement possible, et cela d'après les résultats des observations des plus grands médecins, dont j'ai reconnu la vérité par mon expérience.

Le public a toujours de la peine à se conformer à cette pratique, non-seulement parce qu'elle lui paraît trop violente, quoiqu'elle le soit peu en comparaison de la maladie dont elle le préserve, mais encore plus parce qu'il est toujours persuadé qu'il y a des remèdes propres à guérir la rage; et les journaux qui en annoncent continuellement de nouveaux ne concourent pas peu à le lui faire croire (1). Il faut le détromper à cet égard, et lui apprendre que nous n'en avons encore aucun assez certain pour pouvoir y compter. Il faut qu'il sache qu'on a publié plus de mille remèdes, soit pour se préserver de la rage, soit pour la guérir, et qu'aucun n'a soutenu sa réputation. Ces remèdes sont consignés, du moins pour la majeure partie, dans le recueil que M. *Andry*, docteur régent de l'ancienne faculté de Paris, a publié, et dans mon ouvrage sur la rage, que j'ai fait imprimer trois fois, et qui a été traduit en plusieurs langues étrangères. On y voit que tantôt on a cherché les remèdes dans les vomitifs et les purgatifs violents, tantôt dans les saignées copieuses, souvent dans les bains d'eau de mer ou autre; ainsi que dans les boissons relâchantes, dans les calmants et anodyns de diverse nature. Le mercure est le remède qu'on a le plus préconisé. Le frère *du Choisel*, jésuite, a assuré, dans un ouvrage qui a été très-répandu, avoir préservé de la

(1) On a célébré tout récemment dans les papiers publics l'usage merveilleux d'une espèce de plantain aquatique, *alisma plantago*; contre la rage contractée par la morsure des animaux, dont on citait d'admirables effets obtenus en Russie, avant même qu'ils fussent bien constatés ; mais on a vu depuis que ce remède préconisé ne mérite pas mieux notre confiance que cent autres auxquels on a cru, pendant un temps plus ou moins long, avoir reconnu des effets merveilleux.

rage plus de cinq cents personnes par les frictions mercurielles. Ses succès ont été certifiés, je ne dis pas par un grand nombre de particuliers, mais par des autorités respectables. Bien plus, sa méthode a été adoptée par *Desault*, savant médecin de Bordeaux, par *Sauvages*, célèbre professeur de médecine à Montpellier, par *Astruc*, *Lassonne*, premier médecin de Louis XVI, par *Tissot*, *Ehrman*, etc., etc., enfin par les plus grands médecins de l'Europe, qui l'ont recommandée d'après des centaines d'observations qu'ils croyaient confirmatives.

J'ai cru devoir moi-même l'adopter, non-seulement d'après toutes ces grandes autorités, mais aussi d'après quelques heureux traitements que j'avais dirigés; mais, toutes mes espérances s'étant plusieurs fois évanouies par des malheurs qui sont survenus, j'ai été convaincu que nous n'avions pas encore trouvé en eux, non-seulement un traitement curatif de la rage quand elle est confirmée, mais même qu'aucun de ces remèdes tant vantés n'était réellement préservatif. Il a fallu se résoudre à admettre comme tel, la cautérisation déjà célébrée par de très-habiles gens (1). Je l'ai plusieurs fois re-

(1) La cautérisation des plaies faites par les animaux enragés, pour se préserver de la rage, a été conseillée par les plus grands médecins de tous les temps. *Ruffus-d'Ephèse*, *Galien*, *Ætius*, et tous les médecins grecs, comptaient plus sur ce moyen que sur aucun autre remède pour prévenir la rage; et, parmi les modernes, *van Helmont*, *van*

commandée; et , en ayant retiré les plus grands succès , je n'ai pas balancé à la conseiller comme le moyen le plus sûr pour préserver de la rage ceux qui ont été mordus par un animal enragé. C'est dans la cautérisation par le feu ou par les caustiques ou corrosifs , tels que l'acide nitrique , le beurre d'antimoine , etc. , qu'il faut chercher ce moyen.

Mais d'où vient que le public s'attache plus particulièrement à célébrer des remèdes pour la rage que pour les autres maladies , et, bien plus, à en démontrer les succès d'après les résultats de l'observation? Il est facile de le comprendre si l'on y réfléchit un peu.

Il est certain , 1° que sur cent personnes qui ont été mordues, il n'y en a souvent pas une seule qui l'ait été par un animal véritablement enragé. Cependant le public regarde , sans aucun fondement, ces traitements comme véritablement curatifs.

2° Que d'autres fois on a cru qu'on avait réellement préservé de la rage quelques individus, parce

Swieten , *Heister* , *Leroux* , habile chirurgien de Dijon, *Sabatier* , et un grand nombre d'autres bons médecins ou chirurgiens dont il est inutile de faire ici l'énumération. Plusieurs médecins des départements viennent encore de réitérer, par la voie de l'impression , l'avis salutaire que la cautérisation des morsures des animaux enragés est le plus sûr préservatif reconnu de la rage; mais, pour donner plus de poids à leur salutaire conseil, n'auraient-ils pas dû l'appuyer des noms des hommes recommandables qui l'ont donné avant eux?

qu'ils avaient été mordus par un animal dont la rage avait été bien constatée, même par la mort d'autres personnes qui en avaient été mordues; mais cet exemple, tout concluant qu'il paraît, ne l'est pas toujours, attendu que l'animal enragé peut avoir déposé sur les vêtements de la personne qui n'a pas contracté la rage, la matière qui aurait pu la lui transmettre si elle avait pénétré dans son corps.

3° Une autre cause qui peut encore faire que la rage de l'animal ne se transmette pas à l'homme qui en a été mordu, c'est l'écoulement de sang qui provient quelquefois de la morsure, l'observation ayant en effet appris que les grandes morsures avaient toujours été moins fâcheuses que les autres. Or, cependant, si après toutes ces circonstances les personnes mordues se sont soumises à un traitement quelconque, elles ne manqueront pas de croire qu'elles ont été préservées de la rage, et qu'elles leur doivent ce grand bienfait.

Enfin toutes ces causes et autres encore peuvent faire que la rage de l'animal ne se transmette pas à l'homme qui en a été mordu : mais, comme on n'est jamais bien sûr que cela soit ainsi, la prudence exige que l'on ait recours à la cautérisation de la morsure, ou des morsures s'il y en a plusieurs. Cette précaution une fois prise, on pourra, si l'on a confiance à quelque traitement intérieur, y recourir ; et de tous, celui par le mercure réuni aux anti-spasmodiques nous paraît encore le plus et le mieux éprouvé ; mais, nous le répétons, pas avec des succès assez constants pour qu'on puisse éviter la cautérisation lorsqu'elle est possible, soit pour détruire le foyer du mal en changeant de nature la matière de la rage, s'il y en a une, soit en changeant la nature de la plaie elle-même (1), ou l'un et l'autre à la fois.

Voilà ce qu'il serait essentiel que le public connût mieux qu'il ne fait pour lui donner plus de confiance à la cautérisation, et diminuer celle qu'il a pour les remèdes intérieurs, jusqu'à ce que l'art soit plus avancé qu'il ne l'est à cet égard. Il ne faut pourtant pas désespérer, d'après les grandes découvertes qu'il fait tous les jours, qu'il ne parvienne à ce grand résultat relativement à la rage, la plus affreuse de toutes les maladies que nous connaissions; mais, en attendant cet heureux événement, ne négligeons pas de recourir au seul moyen préservatif qui est jusqu'à présent en notre pouvoir.

QUELQUES CONSIDÉRATIONS SUR LES ANTIDOTES, *ou* REMÈDES SPÉCIFIQUES CONTRE LES POISONS,

Lues au cercle médical, mois de juillet 1818.

J'ai publié, il y a plus de quarante ans, une instruction par ordre de l'académie des sciences sur

(1) *Voyez* mon Instruction sur le traitement des asphyxiés, pag. 68.

le traitement des asphyxiés par divers gaz, ainsi que celui qu'il faut administrer aux noyés, que l'on confondait auparavant, quoique devant être très-différents, ces deux genres de mort n'ayant aucun rapport entre eux.

Le gouvernement fit répandre cet ouvrage en France en 1774. Je donnai, en peu de temps, dans une nouvelle édition de cette instruction, un précis du traitement préservatif de la rage, ou celui par la cautérisation des morsures, déjà plusieurs fois heureusement éprouvé, et qui, depuis, a été confirmé par mille faits. J'y joignis encore une instruction sur le traitement heureux des personnes qui avaient été empoisonnées par divers poisons.

Des éditions très-nombreuses de ce petit ouvrage ont été répandues en France et dans les pays étrangers ; et je puis dire que, malgré les étonnantes découvertes qui ont été faites sur la nature des poisons et sur leur décomposition, savamment opérée par les plus grands chimistes, hors du corps humain, les traitements que j'ai proposés sont encore ceux qui ont le plus de succès, et que tous les médecins véritablement praticiens adoptent (1) en France et dans le reste de l'Europe, quoique dans cet intervalle de temps on ait essayé diverses fois de les remplacer par d'autres, sur-tout ceux des substances qui sont de vrais poisons lorsqu'elles

(1) Si même ils ne les avaient déjà adoptés dans leur clinique, la mienne n'ayant été dirigée que sur leurs succès, confirmés par les miens.

sont prises par la déglutition. Mais comme, en dernier lieu sur-tout, des savants du premier ordre ont donné leur assentiment à une nouvelle manière de traiter les empoisonnés, plutôt d'après des probabilités, ou comme une conséquence de quelques décompositions chimiques et de quelques expériences sur des animaux vivants, que d'après les résultats confirmatifs de bonnes observations cliniques, sur des hommes réellement empoisonnés par divers poisons, j'ai cru devoir encore rappeler le public à la confiance qu'il doit avoir pour les traitemens que j'ai adoptés d'après leurs constants succès, généralement reconnus, pour qu'il puisse mieux les comparer et les apprécier, en ce moment où un examen impartial sur un pareil sujet ne peut être sans un grand intérêt, par rapport sur-tout à des ouvrages que d'habiles chimistes ont publiés sur les contre-poisons ou auxquels ils ont donné leur approbation.

De tous les temps on a célébré l'usage de certains remèdes comme spécifiques des poisons, soit de ceux qu'on croyait exister dans les premières voies, après y avoir été introduits par la déglutition, soit de ceux dont le siége semblait résider dans le reste du corps, tant dans les solides que dans les fluides; qu'ils y fussent parvenus du canal alimentaire, ou qu'ils s'y fussent introduits par les organes de la respiration, ou encore par la peau, moyennant les vaisseaux absorbants, sous forme de gaz ou autrement.

L'on a aussi cru que divers venins pouvaient
s'engendrer dans le corps par suite des altérations
de nos propres humeurs plus ou moins viciées; de
sorte que l'homme pouvait périr par des poisons
qui s'étaient formés en lui. Cette opinion a été
celle des plus grands médecins, parce qu'ils ont
cru qu'elle était fondée sur le résultat des plus
exactes observations : *Venenum per se in corporibus
gigni posse, observatione confirmatur*, nous a dit
l'immortel *Morgagni* (1).

C'est pour empêcher les poisons de produire
leurs effets délétères sur les corps vivants, que les
médecins de tous les temps ont conseillé divers remèdes alexipharmaques ou alexitères (2), soit internes, soit externes, tantôt comme préservatifs et
tantôt comme curatifs; mais, ne connaissant dans
aucun remède simple assez d'efficacité pour produire seul ces merveilleux effets, ils ont cru d'abord
devoir en réunir un plus ou moins grand nombre
pour corroborer ainsi leur action : de là sont survenues ces compositions pharmaceutiques mons-
trueuses, les thériaques diverses, le mithridate,
l'orviétan, le *philonium romanum*, etc., etc. Mais,
tous ces prétendus antidotes n'ayant pas répondu
aux espérances qu'on en avait conçues, on a cru devoir se borner à prescrire, tantôt les spiritueux
seuls et tantôt réunis aux aromates sous diverses

(1) Epist. LIX, art. 18.

(2) Ces mots peuvent être regardés comme synonymes.
Castell. Lex., *alexipharmaca, alexiterium.*

formes; quelquefois les amers, les acides, les alka-
lis en général ou en particulier, avec tel ou tel
autre ingrédient. On a aussi reconnu dans le camphre et dans l'assa-fœtida une vertu anti-septique
remarquable, sans trop savoir comment et sur
quelles parties du corps humain ils agissent; mais
de tous ces remèdes aucun n'a mieux soutenu sa
réputation que le quinquina, qu'on a si heureusement conseillé dans ces derniers temps, et que l'on
conseille tous les jours encore avec des succès merveilleux, sans mieux connaître la manière dont il
opère la guérison des fièvres putrides ou adyna-
miques, malignes ou ataxiques, de la peste même,
que l'on considère avec raison comme la fièvre la
plus maligne; enfin l'efficacité de ce médicament
est reconnue contre toutes les maladies qui peuvent
finir par la gangrène, le sphacèle, la pourriture,
la nécrose.

Mais comme ces remèdes, quelques succès qu'ils
aient, ne peuvent être utilement prescrits sans
qu'au préalable on n'ait apprécié l'espèce la pé-
riode, l'intensité, les complications, le siége de la
maladie, ainsi que la constitution des malades, les
médecins ont fini par être éminemment convaincus, et avec raison, qu'aucun de ces remèdes,
ainsi que tous ceux que les médecins prescrivent
dans quelque maladie que ce soit, ne sont véritablement efficaces que lorsqu'ils sont administrés
d'après l'observation rigoureuse des circonstances
qui en réclament ou en proscrivent l'usage, et non

empiriquement, comme de vrais antidotes qu'on croirait pouvoir indistinctement conseiller dans tous les cas et dans tous les sujets.

Bien convaincus des avantages d'une telle méthode, c'est d'après les effets des poisons bien reconnus sur le corps humain et non d'après leur seule composition chimique, que les médecins les ont compris en trois classes, pour en mieux différencier les traitements, ainsi que cela sera dit plus bas :

1° La classe des poisons *irritants*, qui produisent l'inflammation des parties;

2° Celle des poisons *stupéfiants* ou *narcotiques*, qui diminuent ou éteignent la sensibilité et l'irritabilité de nos organes, et dont quelques-uns aussi peuvent produire l'assoupissement plus ou moins profond;

3° Celle des poisons *septiques*, ou ceux qui produisent la putréfaction, la gangrène et le sphacèle des parties.

Cette division des poisons en trois classes, adoptée par les praticiens, est fondée, non-seulement sur la nature des funestes symptômes auxquels l'affection morbide des parties causée par les poisons donne lieu, mais aussi sur la nature des altérations qu'ils produisent dans les organes qu'ils affectent, altérations qui ont été bien reconnues par l'ouverture des corps.

1° Les poisons *stimulants âcres*, qui enflamment les parties, occasionent leur rougeur par l'engorgement des vaisseaux sanguins qui se remplissent de sang de plus en plus , d'où résulte leur pléthore , souvent avec extravasion de ce liquide dans le tissu cellulaire de la partie affectée , et une accumulation de substances albumineuses plus ou moins concrétées ; ce qui donne lieu à un épaississement et à des indurations des parties enflammées dans une plus ou moins grande étendue , ou souvent à une érosion plus ou moins considérable de leurs tissus , érosion quelquefois si profonde que l'estomac et les intestins en sont percés en un ou plusieurs endroits.

On trouve aussi, dans les parties cautérisées par les poisons âcres, plus ou moins de pus fétide ou sanieux dans leur texture , ayant plusieurs foyers , quelquefois tout l'organe étant enflammé, rouge , violet , et sa texture étant si ramollie qu'elle se déchire au plus léger contact. Enfin la partie est reconnue gangrenée ou sphacélée.

Telles sont les altérations qui ont été observées dans l'estomac et les intestins des personnes mortes d'empoisonnement par le sublimé corrosif, par l'arsenic et quelques autres poisons minéraux qui enflamment aussi les parties. On a également observé ces altérations dans l'estomac et les intestins de ceux qui avaient été empoisonnés par l'aconit , la chélidoine, la clématite , l'ellébore , les amandes amères , etc. , etc.

2° Quant aux altérations des organes qu'on trouve après l'empoisonnement par les *narcotiques*, elles consistent en des engorgements plus ou moins considérables des vaisseaux sanguins du cerveau, du cervelet et de la moelle allongée, et non-seulement de ceux qui rampent à la surface externe de ces trois parties de l'encéphale, mais encore de ceux qui parcourent leurs parties internes, en y ajoutant même les vaisseaux des plexus choroïdes particulièrement, ainsi que ceux de la moelle allongée et épinière, tellement quelquefois que ces vaisseaux paraissent injectés, tant ils contiennent de sang.

Les membranes du cerveau et la moelle allongée sont aussi généralement plus rouges, souvent plus épaisses : il y a quelquefois des épanchements de sang dans les ventricules du cerveau, et même dans la propre substance de ce viscère.

On trouve dans les cavités du corps des personnes qui ont péri par les poisons narcotiques, plus ou moins de sérosité rougeâtre épanchée dans le tissu cellulaire du corps en général.

Les vaisseaux sanguins sont plus pleins de sang qu'ils ne le sont dans les autres cadavres. Les parties molles sont encore généralement ramollies, tendant à la putréfaction ou en étant déjà atteintes.

On a de plus remarqué, dans plusieurs cadavres de personnes empoisonnées par des *narcotiques*, que le canal alimentaire, l'estomac particulièrement, était plus rouge et tendait à l'inflammation, si elle n'était déjà formée; ce qu'il y a de bien certain, c'est qu'elle était alors d'autant plus intense, que le poison narcotique avait paru contenir plus de parties résineuses. On a observé qu'elles dominaient quelquefois tellement dans l'opium, que le vomissement étant promptement survenu dans quelques personnes qui avaient voulu finir leur vie par un profond assoupissement, elles n'avaient pu y parvenir de cette manière (1).

L'ouverture des corps de personnes empoisonnées par des *champignons*, a aussi fait voir qu'il y avait constamment, dans les premières voies, toutes les marques de l'inflammation, et quelquefois encore un léger engorgement des vaisseaux sanguins du cerveau : ce qui explique pourquoi de pareils malades, après avoir éprouvé des douleurs violentes de colique, avec ou sans vomissements, étaient tombés dans un assoupissement mortel.

3° Quant à l'ouverture des corps après des *poisons septiques*, on n'observe souvent aucune trace d'inflammation dans les voies alimentaires, ni aucune pléthore des vaisseaux sanguins du cerveau ; mais le tissu des parties est dans un état de relâchement remarquable et avec une disposition à la putréfaction, si elle n'a déjà lieu.

En général, dans ces cadavres les membres conservent de la flexibilité après la mort.

On voit, d'après ce qui vient d'être dit, que ce n'est pas sans raison que les médecins ont compris les poisons dans les trois classes dont nous avons parlé ci-dessus.

(1) *Voyez* mon Instruction sur le traitement des empoisonnés par les opiacés.

Quant au *traitement* de tous les empoisonnés, voici en deux mots la méthode que les médecins praticiens suivent généralement. Il est nécessaire d'en rappeler l'idée, avant de parler du traitement qu'on veut leur substituer.

Lorsque les médecins qui sont appelés arrivent auprès du malade avant que les signes d'inflammation abdominale soient prononcés, ils prescrivent les vomitifs et les lavements purgatifs le plus promptement possible, afin d'expulser hors du corps le foyer vénéneux de quelque nature qu'il soit.

Mais si les symptômes de l'inflammation sont déjà annoncés, comme cela arrive presque toujours, par les violents vomissements, les douleurs vives du bas-ventre, la tension des parois musculaires de cette cavité, les mouvements convulsifs, la fièvre plus ou moins vive ; par les urines qui sont rouges, sanguinolentes, alors, de quelque espèce que soit le poison avalé, le médecin ne prescrit ni ne doit prescrire le vomitif, parce qu'il serait funeste et qu'il ajouterait à la cause du mal au lieu de la détruire. Le vomissement même, s'il était survenu, quoique n'étant qu'un effet de l'irritation tendant plus ou moins à l'inflammation, si elle n'existait déjà, proscrirait toute espèce de remède irritant ou vomitif, parce que celui-ci la confirmerait ou l'augmenterait. Dans quelles funestes erreurs n'est-on pas tombé à cet égard et ne tombe-t-on pas encore très-souvent! Mais n'est-ce pas ici le cas de dire, comme on l'a si souvent dit en médecine : *Si non juves, saltem non lædas.*

Les boissons adoucissantes, émollientes, légèrement anodynes, sont les seules qui conviennent alors; aussi doivent-elles être abondamment prescrites, car elles tendent toujours à produire ce double effet, d'énerver l'action délétère des poisons, et de diminuer les fâcheuses impressions que ces derniers, de quelque nature qu'ils soient, pourraient avoir faites ou qu'ils feraient encore sur les parois de l'estomac ou du reste du canal alimentaire. Ces boissons ne peuvent jamais, nous le répétons, être nuisibles en pareil cas, quand bien même elles faciliteraient les vomissements, parce qu'elles n'opéreraient cet effet qu'en relâchant le tissu des parties et non en l'irritant.

On seconde les effets de ces boissons par des bains et des lavements émollients, ainsi que par des fomentations de même nature.

Le temps presse : il faut diminuer l'inflammation qui existe déjà, et s'opposer promptement à ses progrès. Plusieurs fois on a été forcé de recourir à la saignée du bras, et l'on en a retiré d'heureux effets : elle est bien préférable alors à l'application locale des sangsues.

Ce n'est que lorsque l'empoisonnement est le résultat des poisons narcotiques, qu'on prescrit, après les vomitifs ; si toutefois ils ont pu être conseillés, l'usage ample des boissons émollientes et

relâchantes, d'abord seules, et ensuite rendues légèrement acidules., par le vinaigre particulièrement, dont l'efficacité a été bien reconnue pour
détruire le narcotisme. On conseille aussi alors quelquefois l'application des vésicatoires sur diverses
parties du corps, pour y exciter la sensibilité et
l'irritabilité; enfin les eaux de Bourbonne, de Balaruc, etc., terminent le traitement.

Quant au traitement des personnes empoisonnées par les poisons septiques, après les vomitifs
qu'on prescrit le plus tôt possible, on conseille les
boissons acidules, quelquefois alcalines, ammo-
niacales; les astringents, les spiritueux, les amers,
le quinquina particulièrement, en boisson, en lavements, en fomentations, ou de toute autre manière. Les cautérisations, les vésicatoires, le moxa,
sont aussi souvent employés dans cette espèce d'empoisonnement.

Voilà quel est le traitement général des empoisonnés, adopté par les médecins praticiens, parce
qu'ils en retirent tous les jours les plus heureux effets. Les livres contiennent un si grand nombre
d'exemples plus ou moins remarquables par leurs
succès, qu'on ne peut concevoir comment on peut
les méconnaître au point de proposer d'autres méthodes de traiter les empoisonnés d'après de simples
vraisemblances, plutôt que d'après des faits bien
constatés et soigneusement recueillis.

Nous ne tairons cependant pas que les médecins
ont différencié du traitement général des empoi-

sonnés, celui par le tartre stibié, celui par les champignons, et celui par le plomb, parce qu'ils ont reconnu que ces empoisonnements exigeaient chacun quelques modifications au traitement commun, quand il n'existe pas toutefois des symptômes d'inflammation, car alors ils rentrent dans la classe de tous les autres poisons, et réclament la saignée, les boissons rafraîchissantes, les bains et tous les antiphlogistiques reconnus. Mais si cette puissante contre-indication des traitemens qui leur sont propres n'a pas lieu, il faut, dans le cas d'empoisonnement par le tartre stibié, prescrire l'infusion de quinquina (1); et dans celui par les champignons, conseiller le tartre stibié, comme vomitif, ensuite de doux purgatifs (2).

Quant à l'empoisonnement par le plomb, toutefois les symptômes de l'inflammation abdominale n'existant pas, on prescrit d'abord les vomitifs et ensuite les purgatifs drastiques avec les précautions convenables.

C'est de cette manière que tant de belles cures

(1) On avait depuis long-temps réuni une grande quantité de tartre stibié au quinquina, pour le prescrire intérieurement dans quelques fièvres. MM. *Fourcroy* et *Bertholet* ont cité d'heureux exemples de guérison d'inflammation abdominale, causée par de fortes doses d'émétique, par la boisson de l'infusion de quinquina.

(2) M. *Paulet*, savant médecin de l'ancienne Faculté de Paris, résidant à Fontainebleau depuis plusieurs années, a confirmé cette doctrine par de nombreuses et heureuses observations.

ont été et sont opérées journellement à Paris, et particulièrement dans l'hôpital de la Charité (1).

Tel est le précis du traitement des empoisonnés, généralement adopté des médecins, et qui a été confirmé par une multitude de bons effets auxquels nous avons souvent pris une part très-heureuse; ce qui nous a déterminé à en faire la base de notre Instruction populaire.

Quant au traitement des empoisonnés par des spécifiques, recommandés aujourd'hui par quelques habiles chimistes et par des médecins dont la clinique n'est pas encore bien avancée, presque toujours d'après les seuls résultats de quelques expériences sur des animaux vivants, il consiste à prescrire 1° dans le cas d'empoisonnement par les acides sulfurique et nitrique : la magnésie, l'eau de chaux;

2° Contre l'arsenic ou l'acide arsénieux : les sulfures alcalins ;

3° Contre les sels de cuivre (vert-de-gris ou acétate de cuivre) et de mercure (sublimé corrosif) : le blanc d'œuf très-divisé;

4° Contre les sels de plomb, tels que l'acétate et le carbonate sursaturé : les sulfates de potasse, de soude et de magnésie;

5° Dans le cas d'empoisonnement par les sels d'antimoine, l'émétique ou tartrite antimonié de potasse : la noix de galle, le quinquina.

(1) Voyez les ouvrages de plusieurs médecins de Paris. J'ai rapporté le traitement des empoisonnés par le plomb à la suite de mes Instructions sur le méphitisme.

Tels sont les remèdes particuliers ou antidotes que l'on conseille aujourd'hui contre les principaux poisons. Nous disons aujourd'hui, car des médecins antérieurs en ont prescrit d'autres encore qu'ils ont dit aussi être spécifiques, principalement *Lanzoni*, *Vicat*, *Navier* sur-tout, et dont l'efficacité n'a pas été constatée par les résultats de l'observation.

Les nouveaux spécifiques sont encore dans le même cas : à peine peut-on citer quelques exemples de leurs succès; tandis qu'il y a une si grande quantité d'heureux traitements par la méthode que je viens d'exposer, que nos livres en sont pleins; succès enfin si nombreux et si remarquables, que les remèdes auxquels on les doit sont devenus usuels dans les villes et dans les campagnes.

Si ces traitements sont insuffisants, c'est seulement lorsque les poisons sont si violents qu'ils produisent promptement la désorganisation des parties. On conçoit en effet, à l'égard des poisons, que, soit par leurs qualités, leurs doses ou leur quantité, ils peuvent être si délétères qu'on ne puisse les empêcher de causer la mort, et même le plus promptement, quelques remèdes qu'on prescrive.

CONCLUSION.

Il résulte de tout ce que nous venons de dire, que si l'on conclut, pour l'adoption d'une des deux méthodes proposées, d'après les résultats de l'expérience, comme on le fait généralement, et comme on doit le faire, à l'égard de tous les remèdes, nul

doute qu'on ne doive donner la préférence à la méthode si souvent heureusement éprouvée par les
praticiens, sur celle qu'on veut lui substituer. Mais,
si à cette conclusion on veut encore ajouter quelques inductions rationnelles, ne peut-on pas dire
que les boissons abondantes, anodynes, relâchantes,
que l'on recommande aussi, ont le double effet de
diminuer non-seulement l'activité du poison,
mais encore celui d'affaiblir, d'atténuer plus ou
moins vite les impressions fâcheuses qu'il peut
avoir faites sur les parties molles, et qui ne peuvent
faire que des progrès rapides, même bientôt mor-
tels; au lieu que les contre-poisons chimiques proposés jusqu'ici ne peuvent produire un tel avantage, étant tous plus propres à augmenter l'irritation des parties avec lesquelles ils seront en contact,
qu'à l'éteindre aussi promptement qu'on le fait par
les abondantes boissons que l'on conseille.

Ne pourrait-on pas craindre que la permutation
des poisons, en un agrégat non nuisible, ne se fît
pas dans l'estomac, agité par de vives convulsions,
aussi parfaitement et aussi vite qu'elle pourrait se
faire dans un récipient maintenu en un repos
parfait? Il faudrait à cet égard des résultats bien
positifs pour croire autrement.

Ne pourrait-on pas encore dire contre la méthode de traiter les empoisonnés par des spécifiques,
ce qu'on a déjà dit, et avec juste raison, à l'égard
des dissolvants pour des concrétions pierreuses dans
la vessie, que ces prétendus dissolvants produisent

plus vite de plus fâcheux effets sur l'organe qui contient ces concrétions, qu'ils n'en opèrent d'utiles en agissant sur les concrétions pierreuses elles-mêmes, d'où résulte une augmentation de mal plutôt qu'une diminution.

N'abandonnons donc pas avec trop de précipitation une méthode avantageusement éprouvée, pour une autre qui ne l'est pas. N'oublions jamais, en médecine sur-tout, que les succès qui ne sont que vraisemblables relativement à la théorie, ne peuvent être comparés avec ceux qui sont certifiés par les nombreux résultats d'une heureuse et longue expérience.

QUELQUES CONSIDÉRATIONS

Sur la membrane pupillaire, sur la nature du liquide contenu dans les deux chambres de l'œil, et sur les matières muqueuses qui remplissent la cavité du tympan dans le fœtus humain; d'après lesquelles on peut croire que les enfants, du moins un très-grand nombre, ne voient ni n'entendent que plus ou moins de temps après leur naissance,

Lues à l'académie royale des sciences (1818).

Les anciens n'avaient aucune connaissance de la membrane pupillaire, de cette membrane qui bouche complétement l'ouverture de la pupille des fœtus. *Riolan* a bien soutenu, vers la fin du quinzième siècle, que les enfants n'y voient pas en naissant, *nascendo*, *infantes non vident* (1); mais il n'en attribue point la cause à l'existence de la membrane pupillaire dont il ne parle même pas.

Littre a dit aussi à l'académie des sciences, en 1707, que des cécités de naissance avaient été produites par une membrane qui oblitérait la pupille; mais il n'en a donné aucune description. Il paraîtrait que cet anatomiste n'a considéré la membrane pupillaire que comme un état pathologique extraordinaire.

Wachendorf, médecin allemand, est le premier qui l'ait fait connaître par la voie de l'impression, en 1740 (2). Deux années après, en 1742, *Haller*, qui ne connaissait pas la dissertation de *Wachendorf*, en donna une autre description plus exacte, avec une figure (3), croyant être le premier qui eût bien observé cette membrane; mais *Haller* eut bientôt après connaissance des observations anatomiques de *Wachendorf* sur ce sujet, comme il nous l'apprend dans sa grande Physiologie (4). Ce qu'il y a de remarquable, c'est qu'*Albinus*, l'immortel maître des deux grands anatomistes que je viens de nommer, réclama cette découverte en

(1) *Anthropogr.*, pag. 409, in-fol.

(2) *Comment. litter.*, Nuremberg, 1740.

(3) *De membranâ pupillariâ observationes*, 1742, dans les Opuscules de la société d'Upsal.

(4) *Element. physiol.*, tom. V, pag. 372.

1756, dans ses *Annotationes anatomicæ*, assurant avoir reconnu la membrane pupillaire en 1737. Mais comme *Wachendorf* ni *Haller* n'en avaient jamais entendu parler à *Albinus*, ils ne peuvent être blâmés de ne l'avoir pas reconnu comme auteur de la découverte : *Quibus confirmes, nullam vel Wachendorfii culpam fuisse, vel nostram, si priora viri illustrissimi jura ignoravimus* (1).

Ces remarques historiques sont consignées dans mon Histoire de l'Anatomie, publiée en 1770. J'y ai dit de plus « que c'était en examinant les yeux des fœtus morts dans le sein de leur mère, que M. *de Haller* aperçut, dans l'humeur aqueuse, un lacis de vaisseaux qui lui parurent flottants; mais comme il savait que les vaisseaux sont soutenus par quelques membranes, il soupçonna que la pupille du fœtus était bouchée par une membrane. Ce soupçon le détermina à faire des recherches suivies, et il se convainquit que la pupille de trois fœtus qu'il disséqua était bouchée par une membrane blanche assez forte, parsemée de vaisseaux qui de l'iris se prolongeaient sur elle. Cette membrane, qui a paru blanche à M. *de Haller*, bouche, dit il, si strictement la pupille, qu'elle empêche l'humeur aqueuse de s'écouler, lorsqu'on a vidé celle de la chambre antérieure par une incision de la cornée. »

Tel est le précis de la description que *Haller* a donnée de la membrane pupillaire : elle laisse peu à désirer. Cependant ce sujet a encore fixé l'at-

(1) Haller, *ibid.*

tention de plusieurs anatomistes, et particulièrement de *Zinn*, qui non-seulement l'a plus amplement décrite, mais qui de plus a indiqué la méthode à suivre pour la bien voir et la démontrer (1).

Des anatomistes célèbres, *Hunter* et le docteur
Blumenbach, entre autres, ont aussi connu et démontré la membrane pupillaire; *Wrisberg* sur-
tout en a donné une description très-détaillée,
avec de belles figures coloriées, dans ses *Commen-
tationes medicæ*, publiées à Gottingue en 1800.

J'ai, depuis cette époque, donné une description
succincte de la membrane pupillaire dans mon
Anatomie médicale, en 1804, après en avoir
parlé, et même après l'avoir plusieurs fois démontrée dans des fœtus pendant l'espace de trente ans,
dans mes cours publics et particuliers. J'ai vu cette
membrane dans des fœtus de cinq à sept mois,
ainsi que dans ceux de huit et de neuf mois, qui
étaient mort-nés.

Ordinairement on ne trouve pas la membrane
pupillaire dans les enfants qui ont vécu quelque
peu de temps après l'accouchement (2), ce qui m'a
fait croire, après *Gataker*, célèbre anatomiste allemand, et *Haller* (3), que cette membrane, si elle

(1) *Voyez* son bel ouvrage sur l'œil, enrichi de plusieurs bonnes figures. *Descriptio oculi humani, iconi-
bus illustrata.* Gott., 1775, in-4°, pag. 94.

(2) Académie des sciences, 1797.

(3) Haller, *Elementa physiolog.*, tom. V, pag. 372.

n'est déjà rompue par des causes qui nous sont inconnues , comme cela a lieu', puisqu'on ne la trouve pas toujours; que cette membrane , dis-je , se rompt pendant l'accouchement ou peu de temps après , soit par l'effet des contractions des muscles du globe de l'œil lorsque l'enfant est venu au monde , soit par suite de l'abondante sécrétion de l'humeur aqueuse des deux chambres, qui survient après la naissance; ce qui , en les agrandissant, doit nécessairement produire une extension de l'iris, d'où peut provenir la rupture de la membrane pupillaire. Ce surcroît de l'humeur aqueuse est d'autant plus remarquable que la cornée transparente des fœtus qui n'ont pas respiré est généralement plus affaissée , moins saillante que celle des enfants qui ont vécu; et que de plus, alors, cette humeur est trouble, épaisse, d'une couleur foncée ou plus ou moins noire , tandis qu'au contraire elle est plus limpide, beaucoup plus claire, dans les enfants qui ont respiré pendant quelque temps. Il paraît que cette humeur perd de son opacité à proportion qu'elle est mêlée, délayée à la nouvelle humeur aqueuse qui afflue après la naissance dans les deux chambres de l'œil. Ne peut-on pas croire encore que l'impression de la lumière sur la rétine , qui détermine les contractions de l'iris dans tout le cours de la vie, en excite de plus fortes dans l'enfant qui vient de naître , et qu'il en résulte ainsi une rupture de la membrane pupillaire? Je me suis convaincu , en examinant les yeux de quelques enfants qui avaient vécu un ou deux jours, qu'il restait encore autour du trou de la pupille quelques petits fragments de cette membrane, qui disparaissent ordinairement plus ou moins vite, ce qui est bien moins surprenant que l'annihilation de diverses autres parties du fœtus qu'on ne trouve plus dans la suite de la vie, ainsi que je l'ai dit en parlant de l'annihilation du cristallin altéré par l'opération chirurgicale ou par d'autres causes, dans un mémoire sur cet objet (1).

J'y ai dit que cette destruction, opérée par la nature, n'était pas plus surprenante que celle qu'elle opère sur d'autres parties, parmi lesquelles j'ai compris les fragments de la membrane pupillaire dont l'ouverture de l'iris est bouchée, et qui se déchire après la naissance. Que deviennent ces fragments membraneux ? ils sont décomposés, détruits, et rentrent dans les voies de la circulation, comme les parcelles du cristallin désorganisé. Il ne reste ensuite que le léger bourrelet qui termine l'iris et forme le contour du trou de la pupille (2).

(1) Annales du Muséum d'histoire naturelle, 1805, tom. VI.

(2) *Winslow* et d'autres anatomistes ont admis autour du trou de la pupille des fibres musculaires circulaires ; mais *Haller* ne reconnaît pas cette structure. Il ne la reconnaît pas non plus dans les fibres rayonnées de l'iris. (Element. physiol., tom. V, pag. 371.) M. *Maunoir*, de Genève, rappelant d'anciennes opinions, prétend que

Mais la membrane pupillaire ne se rompt pas toujours au moment de la naissance. On l'a reconnue plusieurs fois dans son état d'intégrité, six à huit jours après, et bien plus tard encore.

Le célèbre *Acrel* était persuadé, d'après les résultats de quelques observations particulières, que cette rupture n'avait lieu que vers la septième semaine après la naissance.

Nous avons dit plus haut que *Littre* croyait que la cécité qui persiste pendant le reste de la vie, pouvait être un effet de la présence (1) de la membrane pupillaire. J'ai aussi dit, dans mon Anatomie médicale, que, si la rupture de cette membrane n'avait pas lieu, les enfants resteraient aveugles.

Telle était sans doute la cause de la cécité de naissance dont quelques oculistes ont parlé; sans bien connaître cette cause, ils ont conseillé la perforation de l'iris, pour y pratiquer une espèce de prunelle, non pour ouvrir celle qui était oblitérée par la membrane pupillaire qu'ils ne connaissaient

des fibres circulaires et des fibres rayonnées contractiles forment l'iris : ses recherches n'ont pas encore porté dans ce sujet toute la clarté désirable.

(1) *Wrisberg* a reconnu que cette membrane était intacte dans les deux yeux d'un enfant né aveugle, et qui le fut jusqu'à l'âge de trois ans et demi, époque où il mourut de la petite-vérole. *Wrisberg* fit l'examen anatomique des yeux. *Voyez* ses Comment. méd. *Gotting.*, 1800.

pas, mais en d'autres endroits de l'iris, plus ou moins voisins du lieu où l'ouverture de la pupille devait résider pour moins s'éloigner de l'axe visuel; opération qui a été heureusement faite, soit pour cette cause de naissance, soit pour d'autres qui avaient donné lieu à l'oblitération de la pupille.

La membrane pupillaire, qui est circulaire, a si peu d'étendue, qu'elle n'a tout au plus que deux à trois lignes de diamètre, la pupille étant, chez le fœtus qui n'a pas vu le jour, dans sa plus grande dilatation. En l'examinant de près ou à la loupe, on voit qu'elle adhère intimement au bord intérieur de la circonférence de la pupille; elle paraît unie et polie du côté des deux chambres, et si mince dans quelques endroits, sur-tout dans son centre, qu'elle paraît transparente lorsqu'on l'examine au-devant d'une lumière (1), on y voit diverses lignes plus ou moins opaques, flexueuses, dont plusieurs sont en forme de rayons; elles sont formées par les ramuscules des vaisseaux qui communiquent avec ceux de l'iris.

Cette membrane est formée d'un tissu cellulaire plus ou moins rapproché. Il m'a été impossible de la diviser en lames. Cette membrane *caduque*, s'il m'est permis de parler ainsi, est incomparablement plus mince que l'iris, dans lequel on peut

(1) *Wrisberg* a aussi remarqué que cette membrane était extrêmement mince et composée de beaucoup de vaisseaux provenant de l'iris; elle en diffère cependant d'une manière remarquable à l'aspect et par sa structure.

considérer, 1º une partie de la membrane qui tapisse la chambre antérieure; 2º la lame antérieure propre de l'iris parsemée de vaisseaux diversement colorés; 3º la membrane postérieure de l'*iris*, à laquelle on a donné le nom d'*uvée* par rapport à sa couleur noire; 4º une partie de la membrane hyaloïde qui tapisse la chambre postérieure.

Toutes ces membranes, réunies par un tissu cellulaire commun, en donnant plus d'épaisseur à l'iris, en distinguent essentiellement la structure de celle de la membrane pupillaire, qui est, comme nous l'avons dit, plus mince, plus ténue et très-facile à déchirer. J'ajouterai ici que c'est de la membrane hyaloïde qui tapisse sans interruption les deux chambres, en y comprenant les deux faces de l'iris et le limbe du trou de la pupille, que provient le tissu cellulaire dont elle est formée (1).

Qu'il me soit permis d'ajouter à cette petite notice sur la membrane pupillaire, dont l'existence peut empêcher les enfants de voir en naissant, que je suis également persuadé qu'ils n'entendent pas plus, en venant au monde, qu'ils ne voient, et même plus généralement. Voici sur quoi je me fonde.

Il est certain qu'il y a beaucoup de surdités qui

(1) J'ai rendu un compte très-détaillé, dans le 4ᵉ vol. de l'Histoire de l'Anatomie, des recherches que MM. *Demours* père et *Descemet* avaient faites sur cette membrane, ainsi que de leurs écrits polémiques. Mes observations m'ont paru infirmer celles de M. *Descemet*.

ne proviennent que de ce que la cavité du tambour
est pleine de mucosités ou d'autres humeurs. Les
résultats des observations anatomiques et pathologiques l'ont si souvent prouvé, qu'on ne peut révoquer en doute cette espèce de surdité. Or, comme,
dans les fœtus, la cavité du tympan est toujours
pleine d'une très-grande quantité de matières muqueuses, ainsi que la *trompe* d'*Eustachi*, comme je
m'en suis plusieurs fois convaincu par un examen
attentif de leur oreille interne, je ne doute pas que
cette abondante mucosité ne produise essentiellement une vraie surdité qui dure tant que ces cavités en sont pleines. Il paraît que ce n'est que lorsque l'enfant a respiré et que la membrane pituitaire s'est dégagée des matières muqueuses qu'elle
contient et qui remplissent les cavités nasales,
ainsi que celles des trompes et des deux tympans,
que les enfants commencent à entendre.

En effet, quand on examine les oreilles de ceux
qui ont vécu quelques heures, on ne les trouve
plus également remplies de ces substances muqueuses comme elles l'étaient auparavant; c'est ce
que j'ai vérifié quelquefois. Je ne doute pas que
plusieurs enfants ne soient muets de naissance par
cette cause, si elle est permanente, ou parce que
la cavité du tympan reste engorgée de quelque autre manière; d'autres fois il existe un défaut de développement des cavités auriculaires, vice organique que j'ai reconnu dans un sourd de naissance.

Les remarques que je viens de faire à l'égard de

la cécité et de la surdité plus ou moins durables des nouveau-nés, ne peuvent-elles pas encore trouver quelque application à l'organe de l'odorat? Les cavités du nez à peine formées étant pleines de matières glutineuses, comment les corpuscules odorants pourraient-ils parvenir jusqu'aux nerfs olfactifs de l'enfant qui vient de naître, pour y produire une stimulation capable d'exciter la sensation des odeurs? Ce n'est, sans doute, qu'après des éternuments répétés et l'excrétion de la substance pituitaire des narines, qui existe toujours dans les nouveau-nés, qu'ils peuvent jouir de la sensation de l'odorat.

On peut aussi croire, quand on considère la couche de matière visqueuse qui revêt la peau de l'enfant dans toute son étendue, que celle-ci ne jouit de sa pleine sensibilité que lorsqu'elle est dépouillée de cette enveloppe qui est quelquefois si glutineuse qu'on a besoin de laver les enfants dans une eau de savon, pour pouvoir la détacher de la peau.

Ces remarques démontrent quelles sages précautions prend la nature pour garantir un être délicat des impressions trop fortes qui pourraient compromettre son existence à peine commencée.

NOTICE

SUR LA MALADIE ET LA MORT DE MADAME LA BARONNE
DE STAEL.

J'ai donné verbalement l'histoire de la maladie
dont madame de *Staël* est morte , au Cercle médical (société académique dont les membres s'assem-
blent de temps en temps pour se rendre compte des
résultats plus ou moins importants de leur clinique) , mais d'une manière trop concise ; ce qui m'a
déterminé d'en donner moi-même une notice plus
étendue , cette maladie étant rare , généralement
peu connue des médecins , et le public ayant tenu
à ce sujet des propos très-divers.

Madame la baronne de *Staël* , fille du célèbre
M. *Necker*, dernier ministre des finances du malheureux Louis XVI, et aussi célèbre elle-même
par ses écrits également estimés que par ses opinions politiques, qui lui avaient attiré l'exil de la
France, sa patrie , pendant la révolution, et mérité l'accueil des principaux souverains de l'Europe;
madame de *Staël* , dont j'avais été le médecin dès
sa première jeunesse, ainsi que de son père (1), m'a

(1) J'ai donné , dans mon ouvrage sur les maladies du
foie, pag. 443, l'histoire d'une colique hépatique avec
jaunisse et hydropisie anasarque , dont M. *Necker* fût at-

consulté, à son retour à Paris, pour une enflure œdémateuse aux jambes, qu'elle portait depuis quelque temps. et qui avait fait des progrès. Son teint, naturellement brun, s'était encore plus rembruni, et ses yeux même avaient une couleur jaune; ses digestions étaient pénibles; elle éprouvait des insomnies fatigantes, qu'elle ne pouvait vaincre depuis long-temps que par l'usage d'un ou deux grains d'opium gommeux qu'elle prenait tous les soirs (1).

Madame de *Staël* n'avait cessé d'être réglée que depuis peu de temps, quoiqu'elle fût âgée d'environ cinquante-trois ans.

Je crus devoir lui prescrire quelques apéritifs légèrement diurétiques; des pilules avec le savon médicinal; les extraits de saponaire, de houblon, de gentiane, par parties égales, incorporées avec le fiel de bœuf. Quatre de ces pilules, de quatre grains chacune, furent données le matin à jeun en deux prises, à une heure de distance, et deux

teint et guéri; observation qu'il est d'autant plus important de rapprocher de celle-ci, que la maladie de madame de *Staël* a eu beaucoup de rapports avec celle de son père, mais qui a plus malheureusement terminé pour elle. Madame de *Staël* lui ressemblait singulièrement par son port, la forme de son visage, ses traits, et par son teint bilieux. *Voyez* Malad. héréd.

(1) Dont elle n'a pas suspendu l'usage pendant sa maladie, quelques observations que je lui aie faites à cet égard.

tasses d'une tisane faite avec les racines de patience, de chiendent, les feuilles de scolopendre, dans laquelle on faisait infuser une, pincée de cerfeuil et où l'on ajoutait dix grains de sel de nitre.

Ce simple traitement rappela en peu de jours les urines et diminua l'œdématie. Cependant madame de *Staël*, ayant éprouvé quelques légères évacuations alvines et se ressouvenant qu'elle avait, quelque temps auparavant, été affectée d'un dévoiement contre lequel des toniques divers lui avaient été enfin utilement prescrits avec un peu plus d'opium qu'elle ne prenait habituellement le soir, elle crut devoir, non-seulement suspendre le traitement que je lui avais conseillé, mais encore consulter un médecin, M. ***, qui lui prescrivit des poudres irritantes, qui provoquèrent de légères vomituritions, et firent bientôt cesser les évacuations alvines. Madame de *Staël* profita de quelques jours d'intervalle pour faire des visites dans Paris et recevoir la très-grande société chez elle ; mais l'œdématie des jambes s'étant renouvelée et même ayant augmenté, et la couleur du visage ayant acquis une teinte plus jaune encore, je fus appelé pour de nouveaux avis. Je prescrivis le même traitement que j'avais déjà conseillé, en faisant observer à la malade qu'il lui était nécessaire pour rappeler les urines et pour faciliter les digestions et les selles ; je lui fis remarquer en outre que je comptais sur les effets de ces remèdes, non-seulement pour diminuer l'œdématie existante, mais encore pour en empêcher l'augmentation, qui pourrait facilement devenir trop considérable. Ma prescription eut un prompt succès; mais la malade fut encore effrayée de quelques légères évacuations bilieuses, quoique nécessaires, que le traitement produisit; elle l'abandonna et consulta un autre médecin, M. ***, qui lui conseilla de prendre une plus grande dose d'opium que celle qu'elle prenait habituellement tous les soirs : les selles furent bientôt supprimées, les urines diminuèrent considérablement, la peau reprit la couleur d'un jaune plus foncé que jamais, et madame de *Staël* fut dans un assoupissement qui dura quelque temps.

Je fus encore appelé pour la traiter : je trouvai dans le pouls un mouvement de fièvre non équivoque; les urines étaient peu abondantes et très-rouges, laissant déposer un sédiment plus rouge encore; la langue était rouge, les joues et les lèvres étaient aussi de la même couleur; le reste du visage était très-jaune, un peu bouffi, les mains et les pieds sur-tout étaient œdématiés. Je prescrivis une limonade un peu forte, à laquelle on ajoutait dans chaque verre quelques gouttes d'éther nitreux. On donna aussi à la malade quelques lavements légèrement purgatifs : elle sortit bientôt de sa somnolence, mais la fièvre fut prononcée. Il y eut un redoublement tous les soirs, bien marqué; les urines peu abondantes continuaient d'être rouges et épaisses.

Cette maladie me parut être une vraie fièvre

bilieuse, d'autant plus qu'on reconnaissait au tact un gonflement douloureux avec rénitence dans l'hypochondre droit. Je fus persuadé que le traitement devait consister en de doux relâchants, l'irritation étant extrême, réunis aux apéritifs. La malade diminua la quantité de la limonade pour boire de temps en temps de l'eau de poulet légèrement nitrée, et d'une tisane de chiendent et de cerfeuil aussi nitrée, édulcorée avec du sirop des cinq racines apéritives. Ce traitement fut secondé par quelques lavements émollients. Il y eut un véritable amendement de la maladie. Vers le sixième ou septième jour, je conseillai d'y réunir la boisson des eaux de Vichi, d'abord coupées avec de l'eau de poulet, pour les donner ensuite pures, et, sur la fin de la maladie, y ajouter de la terre foliée de tartre.

Ce traitement eut un heureux succès, puisque la fièvre déclina journellement et qu'elle se termina vers le douzième ou quatorzième jour. Les urines étaient progressivement devenues abondantes et claires, et les excrétions alvines avaient acquis proportionnellement une couleur plus jaune, bilieuse, au lieu de la couleur grisâtre qu'elles avaient auparavant. La bouffissure du visage et l'œdématie des mains et des pieds étaient aussi considérablement diminuées. La région du foie n'était plus ni aussi proéminente ni aussi dure; celle de la rate resta un peu tuméfiée.

C'est vers le déclin de cette fièvre bilieuse que fut

appelé M. *Lucas*, médecin de S. A. R. Madame, chevalier de l'ordre du roi , et médecin des eaux de Vichi. Il jugea à propos de continuer le traitement que j'avais conseillé , et il fut, comme moi, d'avis de réunir aux eaux de Vichi de la terre foliée de tartre. On n'en prescrivit d'abord qu'un demi-gros pour les deux verres que la malade prenait le matin, et dans peu on en augmenta la dose jusqu'à un gros dans chaque tasse ; les selles continuèrent d'être bilieuses sans être trop abondantes.

Madame de *Staël* parut aller de mieux en mieux. On lui conseilla de se lever ; mais, ayant éprouvé de la difficulté à se tenir debout, et encore plus à marcher , elle fut bientôt forcée de se remettre au lit ; elle se plaignit pendant long-temps de douleurs et de spasmes dans les extrémités inférieures ; les urines diminuèrent en quantité , la peau réprit la couleur jaunâtre , il y eut des borborygmes, de l'élévation dans le bas-ventre , sans tension ; l'œdématie des extrémités inférieures fut bientôt très-considérable ; celle des mains, des bras même , fut aussi remarquable.

Les diurétiques éprouvés furent prescrits , tels que la tisane avec les cinq racines apéritives , dans laquelle on faisait infuser du cerfeuil , en y ajoutant de l'oxymel scillitique , etc. Quelques lavements légèrement purgatifs furent aussi conseillés ; les urines augmentèrent en quantité. Cependant l'œdématie , ou plutôt l'anasarque qui survenait , nous parut indiquer l'application des vésicatoires aux jambes. Nous nous y déterminâmes d'autant plus facilement, que la malade avait eu pendant plusieurs années au visage une éruption de nature dartreuse, qui n'existait plus depuis long-temps, mais qui parut cependant devoir être prise en considération. Ces vésicatoires produisirent le plus heureux effet, mais la malade ne put malheureusement les conserver aussi long-temps que nous l'eussions voulu.

Les eaux de Vichi furent suspendues et remplacées par les sucs des plantes, le cresson, la bourrache, le pissenlit, le cerfeuil, le trèfle d'eau, les cloportes écrasés en vie et en grande quantité. Ces sucs bien dépurés, avec addition de l'oxymel scillitique, furent donnés, dans la matinée, à la dose de cinq à six onces en deux fois. La malade prenait encore dans la journée quelques tasses d'infusion de houblon et de cerfeuil, avec de l'éther nitreux et de la teinture de digitale, qu'on employa aussi en frictions, en poudre, dans une liqueur mucilagineuse.

Ce traitement eut le succès le plus efficace, et tel, que madame de *Staël* se rétablit assez pour pouvoir être portée dans sa voiture, et sortir, le temps d'ailleurs paraissant favorable; elle sortit même plusieurs fois, mais ce bon état ne se soutint pas : elle se plaignit un jour, en revenant de sa promenade, qu'en la montant dans sa calèche elle avait été froissée à une de ses extrémités inférieures, que ses douleurs étaient redoublées, et qu'elle ne pouvait plus absolument faire deux pas ni se tenir debout, éprouvant un engourdissement considérable et une faiblesse extrême dans les extrémités supérieures, et encore plus dans les inférieures, quoique par intervalles très-douloureuses.

Un savant médecin appelé, croyant toujours le siége de la maladie dans le foie, conseilla l'usage du mercure dans un excipient gommeux, à l'usage duquel je ne pus souscrire, ne pensant pas que la cause des symptômes actuels de la maladie provînt uniquement du foie, et le mercure ne me paraissant pas indiqué dans cette circonstance, d'autant plus qu'il y avait quelques aphthes à la langue et dans le reste de la bouche. Ce traitement fut cependant commencé, mais bientôt interrompu, la maladie ayant paru faire d'ultérieurs progrès.

Je voulus qu'on s'assurât de l'état de la matrice, la malade ayant cessé d'être réglée il y avait peu de temps, comme je l'ai déjà dit. Un accoucheur célèbre, qu'on fit appeler, crut reconnaître dans ce viscère une augmentation de volume, ce qui fut contredit par un très-habile chirurgien, qui décida que cet organe n'était nullement altéré, mais qu'il croyait que la maladie résidait dans la moelle épinière, opinion que j'avais déjà annoncée et que je partageai par conséquent avec lui (1), mais bien persuadé que si la moelle épinière était affectée, ce n'était que secondairement à l'affection du foie et

____

(1) M. *Buttini*, savant médecin de Genève, qui avait été consulté, était aussi de cet avis.

des plexus des nerfs abdominaux, comme cela a lieu à la suite de quelques fièvres bilieuses (1), des coliques hépatiques des peintres, et autres, indépendantes des lésions des organes biliaires. La paralysie de madame de *Staël* était donc une espèce de *rachialgie* (2), quoique sans de vives douleurs dans le bas-ventre (3), survenue après une affection du foie bien reconnue par l'intumescence de cette région, par la jaunisse et par la fièvre bilieuse, qui pendant long-temps a été sans évacuation par les selles, la malade éprouvant une constipation opiniâtre (4), à laquelle s'est réuni l'engourdissement des mains (5), et la lésion du mouvement, particulièrement de quelques doigts, ainsi que la para-

(1) *Sæpè flava bilis hanc* (*paralysin*) *infligit.* Fernel, Pathol., lib V, cap II. *Voyez* aussi *Sauvages*, Nosol., class. VI, *Paralysis biliosa*, art. 9.

(2) *Voyez*, dans la Nosologie de *Sauvages*, l'histoire de plusieurs rachialgies : celle-ci me paraît devoir être rapportée à la rachialgie hépatalgique ou bilieuse, quoiqu'elle ait été sans colique hépatique bien marquée ; mais dans quelle maladie tous les symptômes sont-ils également prononcés avec la même intensité, ou sans quelque modification ?

(3) *Qui cæterùm constantes* (*dolorum*) *non sunt.* Bianchi, Hist. hep., pars III, pag. 574.

(4) *Alvi constipatio, summa pertinacia.*

(5) *Manuum torpor*, Astruc, Sauvages et plusieurs anciens auteurs qui ont connu l'espèce de paralysie dont nous parlons ici.

lysie des extrémités inférieures, d'abord incomplète, puisque la malade y éprouvait des crampes et des douleurs même assez violentes en divers temps, sur-tout dans la soirée et dans la nuit (1). Il y eut une nombreuse consultation. L'usage des sucs des plantes qui avait été si efficace, fut suspendu; et il fut arrêté que des vésicatoires seraient apposés sur la partie supérieure de la colonne vertébrale, et qu'on userait d'un liniment tonique sur la partie inférieure et sur les extrémités. Ce dernier article fut seul exactement suivi, la malade s'opposant fortement à tout traitement douloureux. Ces frictions furent faites pendant long-temps sans aucun succès.

D'ultérieures et nombreuses consultations ont encore eu lieu, et dans toutes on a recommandé des remèdes à-peu près pareils et sans succès. Une friction avec une préparation phosphorique, qui fut proposée par un consultant, eut un effet remarquable. La malade se plaignit d'une augmentation de ses vives douleurs. La difficulté des mouvements des extrémités inférieures fut plus grande, lors même que les supérieures parurent, au contraire, avoir pris un peu plus de mobilité, dans les doigts particulièrement. Cependant madame de *Staël* se plaignait d'un resserrement dans la partie

(1) J'en ai vu d'autres exemples. Il y en a de cités dans l'Hist. anat. de *Lieutaud*, que j'ai publiée part. IV. *Voyez* aussi *Morgagni, de sed. et caus. morbor.*, epist. X, art. 15.

supérieure de la poitrine (1), sur laquelle un médecin nouvellement appelé fit appliquer un large vésicatoire. Un autre médecin consulté, bien connu,
crut reconnaître un commencement d'hydrotho-
rax, et même entendre dans cette cavité une espèce d'ondulation, moyennant un cornet de pa-
pier dont il posa la base sur une partie du thorax,
et dont il introduisit la pointe dans l'une de ses
oreilles (2).

Cette méthode de reconnaître l'intérieur de la
poitrine ne put me convaincre ; je ne partageai pas
l'opinion de ce médecin, quelque considération
que je puisse avoir pour lui, la malade étant presque désenflée, ses urines étant bien rétablies, et se
tenant couchée horizontalement dans son lit presque toute la journée. Mais comme le spasme parais-

(1) Comme dans l'hépatalgie, dans laquelle la douleur
se fait ressentir au thorax pendant les paroxysmes. *Sauvages*, Nosol. ; art. *Rachialgia, chronica fit et paroxy-
sans*, tom. II, pag. 131.

(2) Depuis cette époque, ce médecin, plein de zèle pour
les progrès de la science qu'il professe avec distinction,
a publié plusieurs Mémoires sur cette espèce d'*audition*.
Pour mieux connaître les diverses altérations de la poitrine, il a proposé un instrument qu'il a appelé *pectori-
loque*. Il serait à souhaiter que la médecine clinique pût
retirer quelques avantages de ce nouveau genre de recherches, ou d'autres encore, sur le siége et la nature des
maladies de la poitrine ; car la connaissance de plusieurs
de ces maladies nous manque très-souvent.

4.   22

sait dominer , ce médecin voulut qu'on le com-
battît par l'application de deux plaques aimantées
sur la poitrine. L'insuffisance de ce remède contre
un aussi grand mal fut bientôt reconnue.

Cependant madame de Staël continuait de mai-
grir et d'éprouver de l'engourdissement dans les
extrémités, et une impossibilité totale de marcher.
C'est ce qui me détermina de lui conseiller le lait
d'ânesse , qu'elle a pris pendant quelque temps, et
dont elle a facilement supporté l'usage. Son pouls
était souvent serré , petit, fréquent, avec refroi-
dissement dans la peau , sur tout aux extrémités ;
ensuite il se relevait et était plus développé , plus
mou et avec augmentation de chaleur. On continuait d'ailleurs les autres remèdes excitants ou calmants , selon l'état des douleurs.

Un chirurgien de Genève , justement célèbre ,
a été appelé pour se réunir aux médecins de Paris
qui voyaient habituellement madame de Staël. Il a
proposé l'usage interne de la moutarde (1), pour
ranimer le système nerveux , et des onctions stimulantes sur la colonne vertébrale ; ce qui a été
fait pendant quelques jours , concurremment avec
la boisson de l'infusion de quinquina , que je
prescrivais depuis quelque temps , par rapport à

(1) Remède que j'ai vu plusieurs fois utilement prescrire par mon confrère M. *Geoffroi*, ancien médecin de
la faculté de Paris , mort il y a quelques années. Je l'ai
aussi conseillé quelquefois avec succès dans la paralysie.
Voyez mes Observations sur l'apoplexie, pag. 427.

quelques faiblesses, plus considérables en certains moments que dans d'autres, et aussi pour soutenir les forces digestives. Cependant, malgré tous les secours qui paraissaient indiqués, il survint une rétention d'urine qu'on ne put combattre que par le secours de la sonde.

Mais déjà il y avait une impression gangréneuse sur la région du coccyx, et deux ou trois taches de cette mauvaise nature sur l'extrémité inférieure gauche, que j'avais bien remarquées ; ce qui nous détermina à prescrire le quinquina à plus haute dose, remède antiseptique si souvent heureusement éprouvé.

Les progrès de cette gangrène ont été si rapides, que tous les secours de l'art ont été superflus. Madame de Staël est morte le 14 juillet (1817). à quatre heures du matin, après une maladie de plus de quatre mois, généralement regrettée de tous ceux qui l'ont connue, et sur-tout de ceux qui cultivent la bonne littérature, dans laquelle ses ouvrages lui ont mérité le rang le plus distingué.

Son corps a été ouvert pour être embaumé, et transporté à Coppet (en Suisse), terre de madame de Staël, dans la sépulture de son père et de sa mère. Je n'ai pas été présent à cette opération ; mais j'ai appris par M. Jurine, qui y avait assisté, qu'on n'avait reconnu ni hydropisie de poitrine, ni aucune altération dans le cerveau, ni dans la moelle épinière, ni aucun épanchement dans le canal vertébral. Les autres viscères étaient en bon état ;

le foie a seulement paru endurci et un peu tuméfié dans quelques endroits de son étendue ; mais on n'a pu reconnaître, dans cette légère altération, la seule cause d'une aussi grande maladie.

Il paraît qu'on ne peut l'attribuer qu'à une *cachexie* (1), ou mauvaise disposition du corps, qui pouvait provenir de diverses causes antécédentes, et que la fièvre bilieuse a encore rendues plus intenses ; d'où il est résulté une affection morbide des nerfs des plexus abdominaux qui se répandent dans le foie et autres organes de la bile, de la moelle épinière et des nerfs qu'elle fournit au tronc et aux extrémités (2) ; ce qui a produit la paralysie de celles-ci, ainsi que les *douleurs* de la poitrine, tantôt à sa partie supérieure et tantôt à sa partie inférieure, enfin la gangrène mortelle qui est survenue.

Madame de Staël a conservé l'énergie de ses facultés spirituelles jusqu'au dernier moment de sa vie : elle a passé presque toute sa dernière journée

---

(1) *Dicitur malus corporis habitus.* Castelli Lexicon.

(2) Je savais que *Boerrhaave*, *Wepfer* et *Morgagni* étaient persuadés que des paralysies du tronc, et des extrémités inférieures sur-tout, avaient été produites sans lésion apparente, ni dans le cerveau, ni dans la moelle épinière, par des engorgements morbifiques du tissu cellulaire ou des nerfs eux-mêmes, formant les divers plexus abdominaux qui communiquent avec les nerfs vertébraux, lesquels fournissent ceux du tronc et des extrémités supérieures et inférieures. *Morgagni*, epist. II, art. 20. On peut voir aussi mon Anat. méd., tom. IV., pag. 143.

assise sur son fauteuil, conversant avec ses amis comme à son ordinaire. On l'a remise dans son lit à l'heure où on la couchait tous les soirs depuis plusieurs jours : elle y a dormi peu de temps, et dès qu'elle a été réveillée, elle *a voulu* qu'on lui donnât l'opium qu'elle prenait tous les soirs, non-seulement depuis qu'elle était malade, mais même depuis long-temps auparavant, pour calmer ses insomnies habituelles. Elle s'est endormie dès qu'elle a eu pris ce médicament, et, peu de temps après, on s'est aperçu qu'elle avait cessé de vivre.

LETTRE DE M. PORTAL

A MESSIEURS LES MEMBRES DU JURY DU DÉPARTEMENT DE SEINE-ET-MARNE, DANS L'AFFAIRE CRIMINELLE DE LA VEUVE BRIDOU,.

Pour servir de supplément aux Consultations médico-légales qui viennent de paraître (1811) sur une accusation d'empoisonnement par le sublimé – corrosif ou muriate de mercure suroxidé, etc.

Je crois, messieurs, devoir vous transmettre la réponse que j'ai faite à M. le procureur général impérial de la cour de justice criminelle de Seine-et Marne, sur la question qui a donné lieu à l'ouvrage dont je viens de rapporter le titre. Je ne sais pourquoi, dans un livre qui contient les consultations de plusieurs médecins estimables, ayant été consulté comme eux, la mienne ne s'y trouve pas. Il convenait cependant d'autant plus de la rapporter, qu'elle pouvait tendre à la décharge de la veuve du sieur Bridou (1), prévenue d'avoir empoisonné son mari, et de plus, parce que j'avais établi, par des preuves convaincantes, à la suite de mon Instruction, publiée par ordre du gouvernement, sur le traitement des asphixiés et des empoisonnés, qu'on ne pouvait déterminer l'empoisonnement ni par les symptômes qui précèdent la mort, ni par les altérations qu'on découvre par l'ouverture des corps, dans un temps où les médecins n'avaient pas encore bien apprécié ce point important de médecine légale.

Pour donner plus de poids à mon avis, je n'avais pas manqué de l'appuyer du témoignage de plusieurs auteurs célèbres, dont les noms eussent pu donner plus d'importance à l'avis de MM. les consultants.

(1) Condamnée à mort par le tribunal criminel de Seine-et-Marne; ledit jugement cassé par la cour de cassation, la veuve Bridou fut renvoyée par-devant la cour des assises du département de la Seine, et acquittée à l'unanimité par le jury, le vendredi 28 juin 1811, à cinq heures au soir : M. Le Bon, avocat, défenseur de l'accusée.

Lettre de M. le procureur général près la cour de justice criminelle de Seine-et-Marne, à M. Portal.

A Melun, le 14 juillet 1810.

« Monsieur,

» Je prends la liberté de vous adresser un rapport de médecins et pharmaciens, tendant à constater un empoisonnement. J'espère de votre amour pour la justice, que vous voudrez bien l'examiner, et me donner votre avis sur le mérite et les résultats de l'opération.

» M'adresser à celui des plus célèbres médecins qui, dans un ouvrage *ex professo*, a témoigné le plus de réserve dans l'admission des preuves d'empoisonnement, c'est prouver que je cherche la vérité.

» Je me flatte, monsieur, que vous ne me refuserez pas le secours de vos lumières. Si vous avez la complaisance de me l'accorder, je vous prie de me faire parvenir votre réponse le 19 de ce mois au plus tard, jour indiqué pour l'ouverture des débats.

. » J'ai l'honneur d'être, avec la plus parfaite considération, Monsieur,

» Votre très-humble et très-obéissant serviteur,

» Le procureur général près la cour de justice criminelle de Seine-et-Marne,

» DESPATYS. »

P. S. « J'ai fait ménager, à la suite de l'expédi-
tion, trois pages en blanc, plus que suffisantes pour
l'émission de votre avis, qui peut être écrit à la
suite. J'ai eu pour objet de vous éviter, s'il est possible, le travail d'une analyse préalable de l'exposé
fait par les experts. »

La lettre de M. le procureur général est datée du
14 juillet, et ma réponse devait lui être parvenue
avant le 19, jour indiqué pour l'ouverture des
débats. J'ai répondu le 17.

Réponse de M. Portal à M. le procureur général.

« MONSIEUR,

» J'ai lu le rapport que vous m'avez adressé des
médecins et pharmaciens de l'arrondissement de
Provins, tendant à constater l'empoisonnement du
sieur Bridou.

» Le premier objet concerne les altérations qu'on
a découvertes à l'ouverture du corps, et qu'on a
regardées comme un effet réel du poison.

» Le second, une expérience qu'on a faite sur
un chien vivant auquel on a fait avaler une partie
de la liqueur trouvée dans l'estomac du cadavre;
ce chien, ayant poussé des cris lamentables, avec
des mouvements annonçant ses tortures, et jetant
par la gueule un sang écumeux, est mort vingt minutes après.

» Le troisième contient l'analyse de cette liqueur, et dont le résultat a été de conclure qu'elle renfermait du sublimé corrosif.

» En réponse au premier article, je dirai, 1° que les anatomistes rapportent des exemples bien constatés d'excoriation et d'érosion du canal alimentaire, de la bouche jusqu'à l'anus inclusivement, non-seulement de sa membrane interne, mais de toutes ses membranes, avec épanchement d'un liquide de couleur verte, noire, hors de ce canal alimentaire, après des maladies inflammatoires, après le *cholera-morbus* notamment. En effet, la bile est dans cette maladie d'une telle acrimonie, qu'elle corrode toutes les parties qu'elle touche.

» 2° Qu'on a vu périr des animaux bientôt après qu'on leur avait fait avaler quelque petite quantité de cette humeur trouvée dans l'estomac des cadavres de ceux qui sont morts du *cholera-morbus* ou des fièvres malignes, et qu'on a reconnu que dans ces animaux le canal alimentaire était corrodé et enflammé; d'où il résulte que je n'ai pu conclure, d'après les résultats du procès verbal de l'ouverture du corps de l'homme réputé empoisonné, qu'il l'eût été réellement, les altérations morbifiques qu'on a reconnues en lui, pouvant être l'effet d'une maladie qu'il aurait éprouvée sans empoisonnement.

» 3° Quant au résultat de l'expérience sur le chien, nous n'oserions non plus croire qu'elle prouve l'empoisonnement du sieur Bridou , à moins que l'analyse ne démontrât évidemment l'existence du poison dans la liqueur trouvée dans l'estomac même du cadavre qui fait l'objet du rapport. Or, comme nous ne sommes pas compétents pour juger une pareille question, n'ayant pas en chimie les connaissances suffisantes pour cela , nous avons eu recours aux lumières de deux de nos confrères, au Muséum d'histoire naturelle , MM. *Vauquelin* et *Laugier*, qui nous ont répondu qu'après avoir lu l'exposé des analyses faites par les pharmaciens de l'arrondissement de Provins, ils ne le jugeaient pas assez bien faites pour pouvoir en adopter la conclusion.

» Voilà , monsieur , tout ce qu'il m'est permis de répondre à votre demande. J'ajouterai ici qu'ayant traité de l'empoisonnement (1), à la suite de mon Instruction sur les asphyxiés et noyés , j'ai dit qu'on ne pouvait rien conclure de l'existence réelle du poison , ni des accidents qui ont précédé la mort , ni des altérations qu'on découvre à l'ouverture du corps , et que ce n'est que lorsqu'on trouve le poison dans l'estomac et les intestins., et qu'on le reconnaît de manière à ne pas s'y méprendre , qu'on doit conclure qu'il a été la cause des inflamma-

(1) Dans un ouvrage publié par ordre de l'ancien gouvernement, imprimerie royale, 1787, et dans celui publié par ordre du gouvernement impérial , en 1805 , pages 113 et 114.

tions et érosions qu'on y découvre; qu'il n'y a que cela de certain (1).

J'ai l'honneur d'être, messieurs, avec une respectueuse considération,

PORTAL.

Le 29 juin 1811.

(1) *Sed res certa erit, ubi in ventriculo, aut proximis intestinis venenum ipsum reperietur facile agnoscendum.* Morgagni, *De sed. et caus. morbor.*, lib. IV, epist. LIX, art. 21.

Un incident imprévu ayant nécessité la remise de ce procès, le procureur général crut devoir m'adresser, le 15 août suivant, l'histoire de la maladie du sieur Bridou par son médecin, pour que je pusse donner de nouveaux éclaircissements sur cette affaire, si je les eusse jugés nécessaires.

J'ai répondu que je n'y trouvais aucune preuve convaincante d'empoisonnement.

FIN.

OUVRAGES DE M. PORTAL,

Dont les principaux se trouvent chez Arthus Bertrand, Libraire.

———————

Dissertatio *medico - chirurgica generales luxationum complectens notiones.* Montpellier, 1764, in-4°.

Cette Dissertation contient un précis des connaissances les plus utiles sur la nature et le traitement des luxations, avec la description et la figure d'une nouvelle machine propre à les réduire, espèce de cric, beaucoup plus fort et plus commode que la machine de J. Louis *Petit,* composée de neuf poulies et d'un grand châssis. Cette machine eut l'approbation de la société royale des sciences de Montpellier et de l'académie de Toulouse. Cependant l'auteur, âgé alors de dix-neuf ans, ayant reconnu l'insuffisance de cette machine dans la pratique, composa, peu de temps après, sur l'abus des machines dans le traitement des luxations, un Mémoire qui mérita les éloges de l'académie de chirurgie de Paris. On ne se sert presque plus, depuis cette époque, de machines dans le traitement des luxations. Ce Mémoire est imprimé en forme de lettre dans le Journal de Médecine, 1766, et dans le premier volume des Mémoires de l'auteur, page 1.

Précis de la Chirurgie pratique, contenant l'histoire des maladies chirurgicales, et la manière la plus en usage de les traiter, avec des observations et remarques critiques sur différents points, avec figures, 2 vol. in-8°. Paris, 1768. Cet ouvrage n'a pas paru sous le nom de l'auteur : il ne doit cependant pas le rejeter, étant le résultat de ses études en chirurgie.

C'est réellement un précis de la chirurgie pratique, clair et méthodique, dans lequel on expose les diverses manières de pratiquer les opérations, avec une courte description des maladies médicales, d'après laquelle on peut juger si l'opération est ou n'est pas nécessaire. L'édition de cet ouvrage a eu du succès, malgré qu'il soit susceptible de corrections et de beaucoup d'augmentations, d'après les bons ouvrages publiés en France, surtout par MM. *Sabatier*, *Pelletan*, *Boyer*, *Dupuitren*, *Larrey*, *Léveillé*, *Roux*, *Delpech*, et plusieurs autres grands chirurgiens étrangers.

Histoire de l'Anatomie et de la Chirurgie, contenant l'origine et les progrès de ces sciences, avec un tableau chronologique des principales découvertes, et un catalogue des ouvrages d'anatomie et de chirurgie, des mémoires académiques, des dissertations insérées dans les journaux, et de la plupart des thèses qui ont été soutenues dans les facultés de médecine de l'Europe, 7 vol. in-8°. Paris, 1770.

Cet ouvrage est le résultat d'un immense travail ; l'auteur y donne la notice, et souvent de longs extraits, d'un très-grand nombre d'ouvrages ou dissertations qu'il juge et qu'il compare entre eux, pour pouvoir déterminer les véritables auteurs des découvertes.

Peu d'ouvrages ont eu plus de succès que celui-ci ; il a mérité à l'auteur les plus grands éloges de l'académie des sciences, et une place honorable dans les principales académies de l'Europe : des savants du premier ordre en ont profité pour écrire sur l'histoire de l'anatomie, de la physiologie et de la chirurgie, principalement *Haller*, qui a donné à l'auteur le tribut de reconnaissance le plus honorable en divers endroits de ses ouvrages. Cet immense travail, susceptible sans doute de beaucoup d'additions et corrections sur l'histoire de l'anatomie et de la chirurgie, est d'une si grande nécessité, qu'on ne peut écrire, si on ne l'a consulté auparavant, sur aucun point de ces deux sciences, sans s'exposer à donner pour nouveau ce qui ne le serait nullement. Il serait à souhaiter que cette Histoire, qui finit en 1775, fût continuée jusqu'à nos jours.

Lettre de M. Antoine *Portal* à M. Antoine *Petit*, au sujet d'une critique sur l'Histoire de l'Anatomie, par M. *Duchanoy*, son disciple. Paris, in-12, 1771.

Cette Lettre, d'un style simple et clair, nullement polémique, est pleine de remarques historiques et curieuses.

Rapport fait par ordre de l'académie des sciences, sur les effets des vapeurs méphitiques dans le corps de l'homme, et principalement sur la vapeur du charbon, avec un précis des moyens les plus efficaces pour rappeler à la vie ceux qui ont été suffoqués. Paris, 1774; in-12.

C'est un des ouvrages qui a été le plus souvent réimprimé, puisque l'auteur en a donné quinze à vingt éditions, qu'il a été imprimé dans divers départements de France, et qu'il a été traduit en plusieurs langues étrangères. C'est sous le ministère de M. *Turgot*, que l'académie des sciences fit publier ce Rapport, et qu'il fut distribué, pour la première fois, dans toute l'étendue de la France : depuis que cet ouvrage a paru, on ne confond plus l'asphyxie par le méphitisme, avec la suffocation des noyés; l'auteur a prouvé que, dans les asphyxiés, les

muscles, le cœur sur-tout, perdent de leur irritabilité;
que les noyés, au contraire, périssent suffoqués par l'eau
qui s'introduit dans leurs bronches; conséquemment,
qu'il y a des différences très-remarquables entre la nature
et les causes des asphyxies, de la mort des noyés, et
des apoplexies. C'est d'après ces différences, bien cons-
tatées, que l'auteur a indiqué les traitements de l'asphyxie; traitement dont le succès a été confirmé par de
nombreuses expériences, et l'est encore tous les jours.
L'auteur a sur-tout prouvé que les fumigations par le
fondement étaient nuisibles aux asphyxiés, et inutiles
aux noyés.

*Observations sur la nature et sur le traitement de la
rage, suivies d'un Précis historique et critique de divers
remèdes qui ont été employés contre cette maladie.* Yver-
dun, 1779, in-12.

Par extrait, à Alençon, 1780, petit in-12.

Traduit en allemand par M. *Spielman*, in-8°, 1780;
et en italien, par l'abbé *Louis*, in-12, 1780.

Suivant l'auteur, la rage est une maladie convulsive
dont on ne connaît pas la véritable nature. M. *Portal* en
a tracé un tableau effrayant; il a donné un précis des ouvertures des corps que les anatomistes ont faites, et de
celles qu'il a faites lui-même; il croit qu'on peut en prévenir l'invasion par la cautérisation de la partie mordue,
avec un bouton de feu, ou avec le beurre d'antimoine,
ou avec l'acide nitrique; que l'usage intérieur des antispasmodiques et des bains peut, toutefois après les cautérisations, être de quelque utilité.

On trouve le précis de ce traitement sur la rage dans
l'*Instruction sur les asphyxiés et noyés* que le comité d'instruction publique et le directoire républicain ont fait

réimprimer, ainsi que dans celle que l'auteur a encore publiée par ordre de M. de *Champagny*, alors ministre de l'intérieur. On trouve de plus, dans cette Instruction, un avis concernant le traitement des nouveau-nés qu'on peut rappeler à la vie, et celui des personnes empoisonnées par divers poisons.

Ces points de doctrine avaient été plus amplement traités par l'auteur, mais avec quelques erreurs de théories, en 1787, 1 vol. in-8°, de l'imprimerie royale.

M. *Troia*, docteur en médecine, a traduit en italien le Rapport sur l'asphyxie, 1777.

L'Instruction publiée par ordre du ministre de l'intérieur, a été traduite en allemand par M. Henri *Bruhl*, et imprimée à Mayence, in-8ⁿ, 1808.

Par extrait, en espagnol. Madrid, 1806, petit in-12.

Depuis cette époque, cette Instruction a été réimprimée plusieurs fois par ordre de M. de *Montalivet* et de M. *Laîné*, ministres de l'intérieur.

Observations sur la nature et le traitement de la Phthisie pulmonaire, 1 vol. in-8°, Paris, 1792.

L'auteur établit quatorze différentes espèces de phthisie pulmonaire, dont il donne une description méthodique; il rend compte de ses revers et de ses succès. Cet ouvrage est terminé par des généralités.

Il a paru en italien en 1781, en 3 vol. in-8°, par M. *Federigo*, médecin de Venise, qui y a ajouté plusieurs observations importantes.

En allemand, en 1782, par M. *Muhry*, qui y a aussi réuni des remarques et observations intéressantes. Hanovre, 2 vol. in-8°.

L'auteur a donné une 2ᵉ édition de la Phthisie pulmonaire, en 2 vol. in-8°, Paris, 1809, dans laquelle il a

cru devoir joindre les notes de ces deux savants com-
mentateurs, avec quelques réponses.

Observations sur la nature et le traitement du Rachitisme ou des Courbures de la colonne vertébrale, et de
celle des extrémités supérieures et inférieures, 1 vol. in-8°,
Paris, 1779.

Cet ouvrage a été traduit en allemand, Leipsick, 1798,
in-8°; en italien, Venise, 1802.

M. *Portal* a traité beaucoup de rachitiques avec le
docteur *Bouvart*, qui administrait ordinairement le sirop
mercuriel, dit de *Bellet*. M. *Portal* a cru devoir associer
ce sirop aux antiscorbutiques et aux amers; il rapporte
dans cet ouvrage un très-grand nombre d'observations
extrêmement curieuses en faveur de ce traitement; il reconnaît plusieurs causes de cette maladie, et il explique
comment elles peuvent affecter les os.

Les traitements du rachitisme conseillés dans cet ouvrage sont devenus usuels.

Cours d'Anatomie médicale, 5 vol. in-4° et in-8°, 1804.

L'auteur a donné, dans ce grand ouvrage, une description exacte et précise des différentes parties du corps
humain, d'après ses dissections et démonstrations, pendant un très-grand nombre d'années, dans ses cours particuliers et publics au collége de France et au Jardin du
Roi, à laquelle description il a joint, comme il le faisait dans ses leçons, les résultats de ses remarques anatomiques sur le siége et les causes des maladies la plupart
reconnues par l'ouverture du corps des personnes mortes
de diverses maladies, et à la plupart desquelles l'auteur
avait donné des soins inutiles. Nous n'avons aucun ouvrage aussi complet sur l'anatomie médicale. Il a été tra-

4. 23

duit en espagnol par M. *Garcia - Suelto.* Madrid, in-4°, 1807.

Observations sur la nature et le traitement de l'apoplexie et sur les moyens de la prévenir, un vol. in-8°, 1811.

L'auteur prouve, par plusieurs faits remarquables, que diverses apoplexies qu'on croyait séreuses étaient sanguines, et que la saignée eût été nécessaire pour leur guérison. Il a cité plusieurs exemples d'apoplexie après des repas copieux, que la saignée a guérie. On trouve dans cet ouvrage un exposé des diverses espèces d'apoplexie qui n'avaient pas encore été bien distinguées.

Observations sur la nature et le traitement des maladies du foie, 1 vol. in-8° et in-4°, 1813.

C'est un traité général sur les maladies du foie, très-ample, et cependant un précis sur cette vaste et importante matière, que l'auteur a considérée d'après ses lectures, ses recherches anatomiques et sa vaste clinique. Nous n'avons aucun ouvrage en ce genre qui soit fondé sur un aussi grand nombre de faits.

M. *Portal* a publié *Historia anatomico-medica, auctore Josepho* Lieutaud ; *Recensuit et suas observationes numero plures adjecit, uberrimumque indicem nosologico ordine concinnavit Antonius* Portal, 2 vol. in-4°, Paris, 1767.

Anatomie historique et pratique, par *Lieutaud*, nouvelle édition, augmentée de diverses remarques historiques et critiques, et de nouvelles planches, par A. *Portal*, 2 vol. gr. in-8°, Paris, 1776.

Traité de la Structure du cœur, de son action et de ses maladies, par *Senac*, deuxième édition, corrigée et

-augmentée par A. *Portal*, avec figures, 2 vol. in-4°,
Paris, 1774.

Opuscules et Mémoires.

Observations d'Antoine *Portal* sur la Petite-Vérole,
publiées par M. *Salmade*, à la suite de son Instruction
sur la pratique de l'inoculation de la Petite-Vérole, 1 vol.
in-8°, Paris, an 7.

Mémoires sur la nature et le traitement de plusieurs
maladies, par A. *Portal*, avec le Précis des expériences
sur les animaux vivants, et un Cours de Physiologie pathologique, 4 v. in-8°, Paris, 1800, 1808 et 1819.

Ces mémoires se trouvent pour la plupart dans les
Volumes de l'Académie des Sciences et de l'Institut :

Sur deux reins monstrueux, 1767.

Sur la structure et les usages de l'ouraque dans l'homme,
1769.

Sur l'action du poumon pendant la respiration, etc.,
Académie des Sciences, 1769.

Sur divers points d'anatomie, *ibid.*, 1770.

Sur les tumeurs et engorgements de l'épiploon, 1771.

Sur la situation des viscères du bas-ventre chez les
enfants, et sur le déplacement qu'ils éprouvent dans un
âge plus avancé, *ibid.*, 1771.

Sur l'utilité de recourir à l'art dans la difformité de la
taille qui survient dans un âge avancé, 1772.

Sur une nouvelle méthode d'amputer les extrémités,
1773.

Sur la situation du foie, et sur la manière de reconnaître ses maladies par le tact, 1773.

Sur quelques maladies du foie qu'on attribue à d'autres
organes, 1777.

Sur la structure et les altérations des glandes du poumon, avec des remarques sur la phthisie pulmonaire, 1780.

Sur l'apoplexie, 1781.

Sur la phthisie de naissance, 1781.

Sur des morts subites occasionées par la rupture du ventricule gauche du cœur, 1784.

Sur la nature et le traitement d'une maladie singulière, 1784.

Sur le traitement de la rage, 1786.

Observations qui prouvent que la pleurésie n'est pas essentiellement différente de la péripneumonie ou de la fluxion de poitrine, 1789.

Sur quelques voies de communication du poumon avec les bras et avec les parties extérieures de la poitrine, lu à l'académie des sciences, 1789. Il n'a pas été imprimé dans ses volumes.

Sur un mouvement qu'on peut observer dans la moelle épinière. Institut, an 7 de la république.

Sur quelques maladies de la voix, *ibid.*, an 7.

Mémoire de la société médicale d'émulation, an 6.

Sur la nature et le traitement du *mœlena*, ou de la maladie appelée vulgairement maladie noire, *ibid.*, an 7, et dans le volume de l'Institut.

Sur la nature et le traitement des fièvres qui ont régné dans la Vendée. Institut, an 7.

Second mémoire sur l'apoplexie, *ibid.*, 1803.

Sur le traitement de l'épilepsie, Recueil des Mémoires, tom. II.

Le troisième volume des Mémoires de M. *Portal*, qui a paru en 1809, contient ses observations sur les excroissances fongueuses du canal intestinal, etc., 1807.

Sur les fausses concrétions membraneuses, 1808.

Sur le *croup*, l'aphonie, les maladies héréditaires, etc.

Observations sur un abcès dans le foie et le poumon, avec érosion du diaphragme et épanchement du pus dans la poitrine.

Ces Mémoires sont, pour la plupart, imprimés dans le même volume de l'Institut de la même année 1808.

Le petit mais utile ouvrage sur les maladies héréditaires a été réimprimé séparément in-4°, 1808, chez *Baudouin*. Il a été traduit en italien par *Mazzoni*, avec des remarques intéressantes, Florence, in-4°, 1809. Il a été imprimé de nouveau à Paris en 1814, en un vol. in-8°; troisième édition, augmentée de plusieurs observations de l'auteur, de celles de M. *Mazzoni*, professeur d'anatomie et de chirurgie à Florence, et de celles de M. John *Adams*, secrétaire honoraire de la société de médecine de Londres, etc.

On trouve, en outre, d'Antoine *Portal*, dans les Recueils de l'académie des sciences, plusieurs autres Mémoires d'anatomie :

Sur le canal thoracique, dans lequel l'auteur s'est convaincu qu'il n'y avait pas un réservoir du chyle dans l'homme, tel que *Pecquet* l'avait décrit en 1769.

Sur les parties de la génération de la femme, 1770.

Sur le cœur du veau marin, *ibid.*, 1772.

Sur le grand nerf sympathique dans l'homme. Institut, 1804.

Sur des cataractes guéries par l'annihilation du cristallin, opérée par la nature ou par les secours de l'art, Annales du Muséum d'histoire naturelle, par les professeurs de cet établissement, tom. VI.

Enfin, les Mémoires contenus dans ce quatrième volume sur l'inflammation du péricarde, du péritoine; sur les maladies du cœur, sur le vomissement, sur la membrane pupillaire, sur les antidotes ou contre-poisons, etc.

L'auteur s'occupe à rédiger son Cours sur la nature et le traitement des maladies, qu'il fait au collége de France depuis un grand nombre d'années. Ce Cours, si l'auteur peut le finir, sera la suite de celui qu'il a donné sur l'anatomie médicale. Il contiendra non-seulement le résultat de sa clinique, mais encore un aperçu de celle des médecins les plus célèbres de Paris, ses contemporains.

De l'imprimerie de Cellot, rue des Grands-Augustins, n° 9.

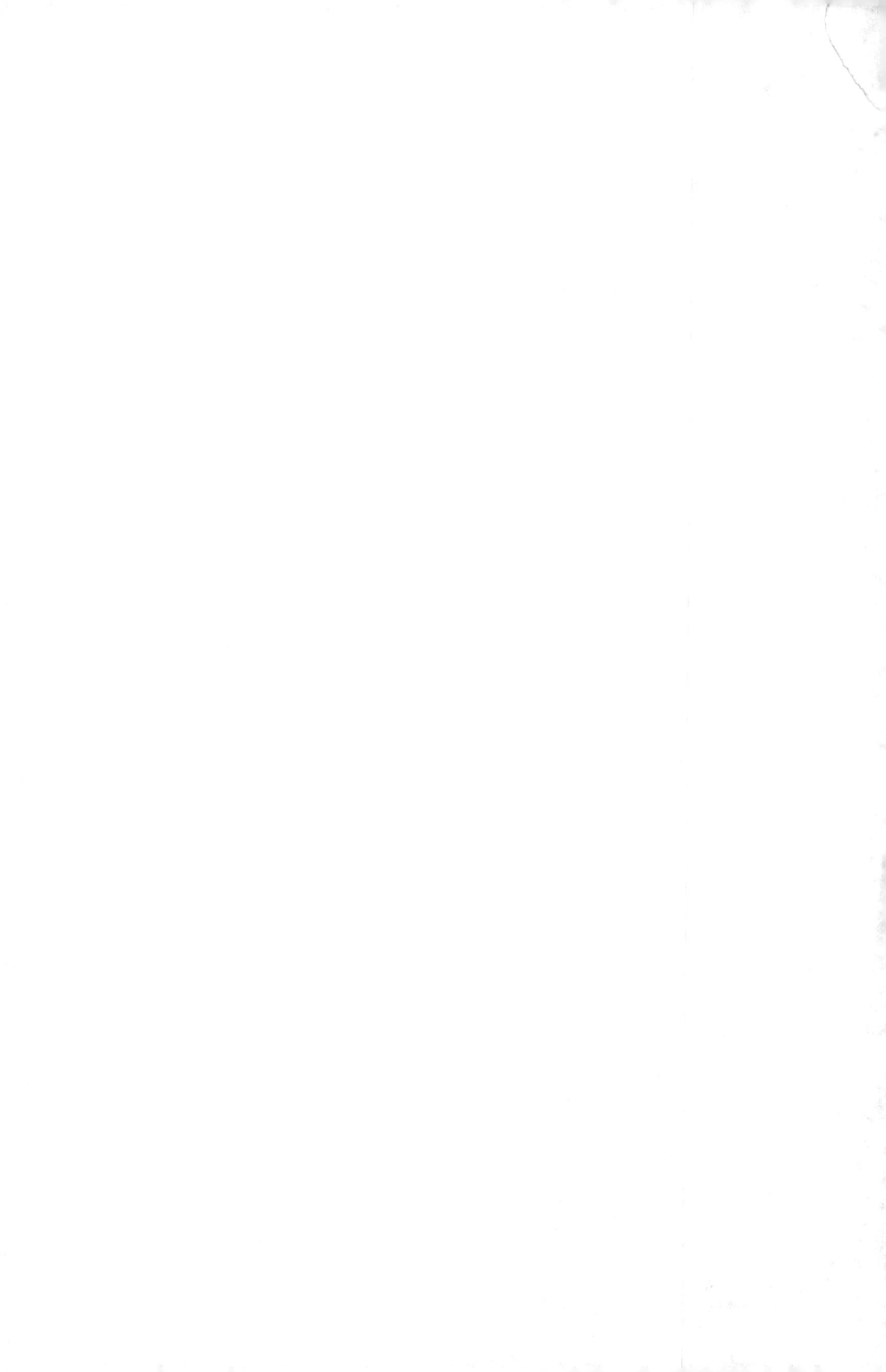

www.ingramcontent.com/pod-product-compliance
Lightning Source LLC
LaVergne TN
LVHW010738060726
842527LV00002B/309